编委会名单

—————— 主 编

李新华 （湖南中医药大学）

韩永明 （湖北中医药大学）

—————— 副主编

关建军 （陕西中医药大学）

罗亚非 （贵州中医药大学）

欧阳厚淦 （江西中医药大学）

廖 君 （湖南中医药大学）

翟晓艳 （山西中医药大学）

胡光民 （安徽中医药大学）

蒋 葵 （广西中医药大学）

郝 莉 （河南中医药大学）

牟芳芳 （上海中医药大学）

—————— 编 委(以姓氏笔画为序)

马欣宇 （长春中医药大学）

王中星 （伊春职业学院）

王媛媛 （北京中医药大学）

朴美虹 （湖南中医药大学）

刘海兴 （辽宁中医药大学）

李建平 （邵阳学院）

张士斌 （河北中医药大学）

张义伟 （宁夏医科大学）

陆　莹 （贵州中医药大学）

陈　丹 （山东中医药大学）

陈彦文 （甘肃中医药大学）

陈家能 （南京中医药大学附属张家港医院）

林检生 （湖南中医药大学）

赵冬梅 （滨州医学院）

柯　晖 （湖北中医药大学）

钟　铧 （成都中医药大学）

袁立明 （湖南师范大学）

郭　峰 （昆明医科大学）

郭文平 （广州中医药大学）

储开博 （山西中医药大学）

潘建明 （天津中医药大学）

本书配套数字教学资源

普通高等教育中医药类创新课程"十四五"精品教材
全国高等中医药院校教材

局部解剖学

供中医类·临床医学·医学影像学·康复治疗学等专业用

主编

李新华　韩永明

副主编

关建军　罗亚非　欧阳厚淦
廖　君　翟晓艳　胡光民
蒋　葵　郝　莉　牟芳芳

上海科学技术出版社

图书在版编目（CIP）数据

局部解剖学 / 李新华，韩永明主编. -- 上海 ：上
海科学技术出版社，2023.6
普通高等教育中医药类创新课程"十四五"精品教材
全国高等中医药院校教材
ISBN 978-7-5478-6181-3

Ⅰ．①局… Ⅱ．①李… ②韩… Ⅲ．①局部解剖学－
中医学院－教材 Ⅳ．①R323

中国国家版本馆CIP数据核字(2023)第082134号

局部解剖学

主编 李新华 韩永明

上海世纪出版(集团)有限公司
上海科学技术出版社 出版、发行
（上海市闵行区号景路 159 弄 A 座 9F－10F）
邮政编码 201101 www.sstp.cn
江阴金马印刷有限公司印刷
开本 787×1092 1/16 印张 17.25
字数 400 千字
2023 年 6 月第 1 版 2023 年 6 月第 1 次印刷
ISBN 978－7－5478－6181－3/R·2761
定价：78.00 元

本书如有缺页、错装或坏损等严重质量问题，请向印刷厂联系调换

编写说明

本教材是普通高等教育中医药类创新课程"十四五"精品教材和全国高等中医药院校教材,供全国高等中医药院校中医类、临床医学、医学影像学、康复治疗学等专业使用。

局部解剖学是按照人体的局部分区,研究人体各个区域由浅入深的层次结构,以及各器官或结构的位置、毗邻关系和临床应用的一门科学,是基础医学与临床医学之间的一门桥梁课程。学习目的在于通过解剖和观察人体标本,使学生掌握局部解剖学基本知识,培养学生的动手操作能力和对人体层次结构的洞察能力,培养学生的团队合作精神和严谨、科学、求真、探索的科研作风,为学习后续临床课程和临床实践奠定良好的形态学基础。

本教材以全国高等中医药院校教学大纲为依据,遵循"三基""五性""三特定"的教材编写原则,贯穿以学生为中心的教育理念,满足中医药高等教育事业发展和人才培养目标。基于"育人育才"的目标导向,教材中融入了思政元素,着力培养学生"感恩、敬畏、责任、奉献"的医者精神。编写力求做到内容精炼、文字表达准确、名词术语规范、重点突出、图文并茂,注重体现中医药院校的特色,并适当联系临床,具有广泛的实际应用价值。

本教材由绪论、头部、颈部、胸部、腹部、盆部与会阴、脊柱区、上肢及下肢章节组成,各章均包含概述、局部层次解剖、器官与结构的位置、毗邻关系、血液供应、淋巴回流、神经支配与解剖操作以及临床应用等内容。全书约40万字,插图221幅,其中大部分为套色彩图。同时,本教材为融合教材,拓展了数字教学配套资源,以扫描二维码作为本课程学习的辅助模式,包含教学视频、学习课件、课后习题和沟通交流平台等板块,这是出版融合发展方面的积极创新,对切实提高教学质量、促进学生学习和练习、推动本课程建设有着重要意义。

本教材由全国23所高等中医药院校长期工作在人体解剖学教学和科研一线的骨干教师组成的编委会承担编写任务。绪论由李新华和韩永明编写,第一章头部由罗亚非、钟铧和王媛媛编写,第二章颈部由欧阳厚淦、陈彦文和马欣宇编写,第三章胸部由胡光民、陈丹、李建平和王中星编写,第四章腹部由翟晓艳、赵冬梅、张义伟和陈家能编写,第五章盆部与会阴由廖君、牟芳芳、刘海兴和朴美虹编写,第六章脊柱区由郝莉、郭文平、张士斌和陆莹编写,第七章上肢由蒋葵、潘建明、袁立明和林检生编写,第八章下肢由关建军、储开博、柯晖和郭峰编写;最后由主编负责审稿、统稿、定稿而成。

在编写过程中,得到了上海科学技术出版社的大力支持,得到了全国众多兄弟院校同仁的热情帮助,在此一并表示诚挚的谢意!

教材建设是一项长期任务,本教材难免存在不足之处,恳请各位同仁、读者提出宝贵意见和建议,以便进一步修订,使其更臻完善。

《局部解剖学》编委会

2023 年 4 月

目　录

第六章　脊柱区 / 161

绪 论

一、局部解剖学的定义和学习目的

局部解剖学(regional anatomy)是按照人体的局部分区,研究人体各个区域由浅入深的层次结构,以及各器官或结构的位置、毗邻关系和临床应用的一门科学,是基础医学与临床医学之间的一门桥梁课程。

在学习了系统解剖学的基础上,通过亲自解剖和观察人体标本,使学生掌握局部解剖学基本知识,培养学生的动手操作能力和对人体层次结构的洞察能力,为学习后续临床课程和临床实践奠定良好的形态学基础。要想成为一名好的临床医生,就必须认真、扎实地学好局部解剖学。

二、局部解剖学的学习方法

学习局部解剖学,必须理论联系实际。这个理论就是系统解剖学和局部解剖学的理论,这个实际就是亲自动手进行标本解剖操作。标本解剖操作是学习局部解剖学最重要的方法,不重视标本解剖操作,不在理论的指导下认真地解剖,是不可能学好局部解剖学的。只有在进行标本解剖操作的同时,认真学习、复习局部解剖学和系统解剖学的理论知识,做到既动手又动脑,才可能较好地掌握人体各局部的层次和毗邻关系,为今后学习临床医学,特别是外科学、妇产科学、影像诊断学和针灸推拿学等学科打下扎实的基础。

三、常用解剖器械及其使用方法

"工欲善其事,必先利其器。"只有先熟悉解剖器械才能更好地使用器械。常用的解剖器械有解剖刀、解剖镊、解剖剪、血管钳、肋骨剪和咬骨钳等(图绪-1)。

1. 解剖刀 解剖刀是最为常用的器械之一,刀刃用于切开皮肤和切断肌肉,刀尖用于修洁血管和神经,刀柄常用来作钝性分离。使用解剖刀时,首先用持针器将刀片安装于刀柄上。持刀方式可随不同需要而异,切开皮肤时宜采用执弓式或抓持式。修洁血管、神经时多采用执笔式。切开浅层组织多用反挑式,以防损伤深层组织(图绪-2)。

2. 解剖镊 解剖镊分有齿镊和无齿镊两种。有齿镊因损伤性较大,仅用于夹持皮肤或非常坚韧的组织,切不可用于夹持血管、神经和肌肉等较为脆弱的结构。无齿镊损伤性较小,常用来夹持和分离血管、神经和肌肉等。使用解剖镊一般采用执笔式,即将镊柄夹于拇指与示指和中指的指腹之间(图绪-3)。

3. 解剖剪 解剖剪有弯剪和直剪两型,剪刀尖有尖头和圆头之分。圆头剪一般用于剪开组织或剪断血管、神经,有时也可以用于撑开或分离组织。尖头剪用于剪断较坚韧的结构或用

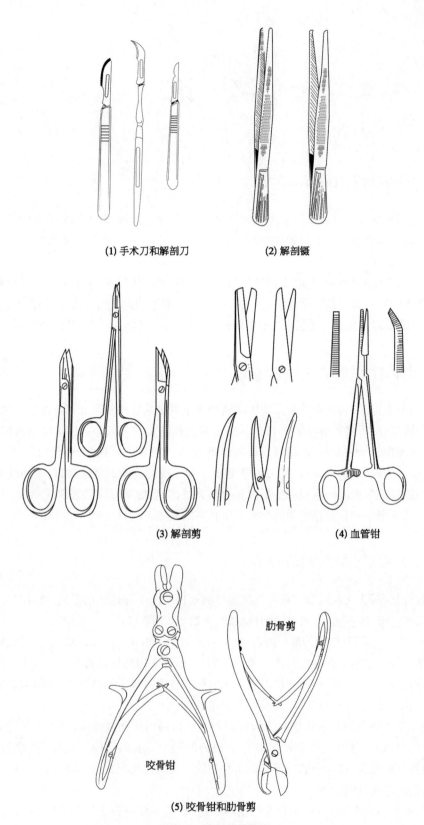

(1) 手术刀和解剖刀　　　(2) 解剖镊

(3) 解剖剪　　　(4) 血管钳

肋骨剪

咬骨钳

(5) 咬骨钳和肋骨剪

图绪-1　常用解剖器械

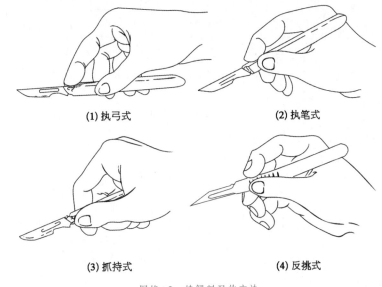

(1) 执弓式　　　　　　　　(2) 执笔式

(3) 抓持式　　　　　　　　(4) 反挑式

图绪-2　持解剖刀的方法

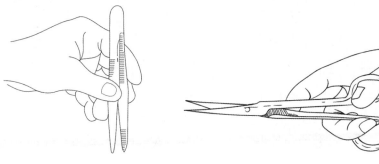

图绪-3　持解剖镊的方法　　　　　图绪-4　持解剖剪的方法

于剪线等。正确的持剪方法应将拇指与环指套入剪柄环内,示指末节贴于剪轴,起到稳定和定向的作用(图绪-4)。

　　4. 血管钳　血管钳通常用于分离血管、神经等软组织,在解剖操作时也可用于钳夹肌腱、韧带、皮肤等作牵引固定之用。持钳方法与持解剖剪一样。

　　5. 其他解剖器械　① 拉钩:一般用于牵拉、暴露和固定结构,以利于解剖操作的进行。② 肋骨剪:在解剖胸腔结构时,用于剪断肋骨。③ 咬骨钳:用于咬碎骨组织,以便暴露深层结构。

四、解剖操作的基本技术

　　1. 解剖皮肤　按各局部规定的皮肤切口要求(图绪-5),可先在标本皮肤上用刀尖背划一线痕,沿该线将刀刃与皮肤呈45°角切开皮肤,切口深度以切透皮肤但不伤及浅筋膜为宜。然后,用有齿镊夹持皮肤的一角,向上翻扯,同时用刀刃与皮片呈45°角细心划割,将皮肤剥离、翻起。勿使过多的皮下组织附于皮片。

　　2. 解剖浅筋膜　浅筋膜的解剖主要是剖露浅静脉、浅动脉和皮神经等,并清除脂肪组织等。浅静脉和浅动脉位于浅筋膜之中,沿其走行方向切开浅筋膜,暴露并分离之。皮神经先在

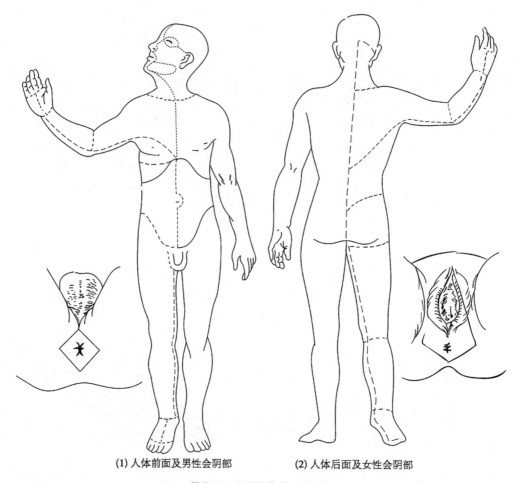

(1) 人体前面及男性会阴部　　　　(2) 人体后面及女性会阴部

图绪-5　全身皮肤切口示意图

浅筋膜深面走行,然后逐渐分支浅出;可从皮神经穿出深筋膜处开始沿其走向剖查并分离之。

　　在某些部位的浅筋膜内有浅淋巴结分布,可用刀尖分离脂肪组织,找到淋巴结后将其挑起,观察与淋巴结相连的输入和输出淋巴管。保留主要的浅动脉、浅静脉、皮神经等结构,其余结构连同疏松结缔组织、脂肪组织一起全部清除,暴露深筋膜。

　　3. 解剖深筋膜　深筋膜覆盖在肌肉的表面,解剖时用有齿镊提起筋膜,使刀刃平贴肌肉,沿肌纤维方向将其切除。人体各部位的深筋膜有很大的差异,四肢与背部的深筋膜厚而致密,可成片切除;躯干部的大部分深筋膜与肌层结合紧密,只能小片切除;某些部位的深筋膜形成腱鞘、筋膜隔、支持带或作为肌肉的起点,则无需除去。

　　4. 解剖血管和神经　解剖血管和神经的原则是由粗到细,由主干到分支,仔细剖查,直到进入器官为止。操作应该以钝性分离为主,先用刀尖沿血管、神经主干的走向,划开包绕它们的血管神经鞘,然后用无齿镊提起血管或神经,沿其两侧用刀尖背面或剪刀仔细作钝性分离,剔除周围的结缔组织、较小的伴行静脉以及缠绕在血管壁上的自主神经丛。如去除较粗大的静脉,应该事先分别作双重结扎,在结扎线之间剪断之。

　　5. 解剖骨骼肌　解剖肌时,首先沿肌纤维方向剥离肌表面的深筋膜,修出肌的边界,然后观察肌的位置、形态、起止、肌腹和肌腱的配布以及血管、神经的分布。有时需按规定将肌切断,以便观察深层结构。切断肌时,用刀柄或手指伸入肌的深面,将其与深面的结构分离,再用剪刀将肌肉剪断,或在肌下垫一刀柄,用刀将肌横断,以免伤及深层结构。

6. 解剖内脏器官　解剖内脏器官的目的是暴露和观察脏器的位置、形态、毗邻、浆膜配布、体表投影和内部结构,探查其血管、神经分布等。打开胸、腹腔后,首先要原位暴露脏器,仔细观察上述内容,然后剖查其血管、神经。必要时切断血管、神经及有关固定装置,整体取出脏器进一步解剖观察。

五、解剖操作的注意事项

1. 体现人文精神　局部解剖所用的标本均来源于具有无私奉献精神的遗体捐献者,是医学生无言的老师。在每次解剖操作之前和结束之后,进行默哀仪式;有条件的学校可在首次解剖课前或解剖课结束后进行献花仪式。解剖过程中,要遵循人道主义精神和医学伦理的规则,自觉地尊重和爱护标本。解剖时要举止庄重,严肃认真,要像在患者身上实施手术一样,精益求精,不随意破坏任何一个结构,借此养成严谨的工作作风和良好的职业风范。

2. 认真做好预习　预习是保证解剖操作顺利进行、提高课堂效果的必要准备。每次解剖操作之前应做好预习,认真阅读局部解剖学的有关内容和系统解剖学的有关章节,参考相关的解剖学图谱,了解将要解剖内容的重点、难点和大致的解剖步骤,做到心中有数。

3. 规范解剖操作　规范的解剖操作是保证解剖质量和学好局部解剖学的前提。应该严格按照教师和教材规定的解剖步骤、操作要求,按层次依次进行。既要解剖清楚,暴露充分;又不可盲目切割,任意行事。

4. 仔细观察辨认　在进行解剖操作时,要勤于动手,多动脑,善于观察,注意辨认,不断总结,并理论联系实际进行思考,充分利用解剖标本的机会学好局部解剖学。

5. 加强分工协作　在进行标本解剖时不可能人人同时操作,故每次解剖操作之前由组长明确分工,如主刀、助手、阅读指导、查图等,其他同学应仔细观察所解剖出的每一结构,认真总结、记录。

6. 整理实验环境　实验人员必须遵守解剖实验室规章制度,严格按实验要求进行规范操作。每次解剖操作结束时,应清洗解剖器械,妥善保存;把标本盖好,不得暴露在外,以防干燥;将解剖下来的脂肪组织碎片收拾干净,倒入指定容器,以便于统一处理和保持实验室的清洁卫生。

【附】针灸穴位的着色方法

如系针灸推拿学专业的学生,在解剖操作前对该解剖区域内的主要穴位先进行定位,然后进行穴位着色,以便观察和记录这些穴位的层次解剖结构。首先在该穴位处用磨尖的粗钢针刺一洞穴,其深度参照每一穴位的针刺常规深度。洞穴内着色有以下 6 种方法。

1. 乳胶注射法

乳胶	50 ml
蒸馏水	30～50 ml
色料	适量

市售乳胶液(含胶量50%左右),加入色料与蒸馏水混合,搅拌均匀,用纱布过滤后备用。抽取乳胶之前,注射器内应涂上凡士林或肥皂水,可以减少因乳胶凝结致使的注射器粘连毁坏。在乳胶内加入乳化硅油也可减少对器械的粘连,便于注射操作。当向穴位区域内注射时,先用粗针筒套粗针头抽取乳胶混合液,然后将针头插入穴位区,边推边退缓慢注入乳胶混合液,压力不宜过大(最好使用金属注射器)。穴位洞穴注射乳胶凝固后弹性良好,韧性很强。一般在解剖前1～2日注射,也可以采用下次解剖的内容,在本次实验时注射后备用。

2. 明胶注射法

明胶	10～20 g
广告色(或银朱)	5～10 g
水	100 ml

明胶或动物胶加温能溶解液化,冷却后凝结固化。配制方法是:先把明胶片擦干净,放入盛有水的烧杯内浸泡,再将杯置于水溶锅内加热(40～50℃)溶解。在溶解过程中,要时时搅拌,待胶液完全溶解后,再加入色料继续搅拌,直到颜色均匀为止(也可用2～4层纱布过滤一次)。趁热注射,必要时可加0.1 g麝香草酚(先溶于少量酒精内),作为防腐剂。注射后1～2日后就可以解剖。

3. 淀粉注射法

淀粉	30 g
广告色(或银朱)	10 g
甘油	10 ml
水	50 ml

淀粉作为注射填充剂使用时,可分加热和不加热两种处理方法。加热法是用水浴加温至淀粉变成悬浮液,冷却,用纱布过滤后注射。不加热法是研细过滤后即可使用。

4. 琼脂注射法 琼脂常用浓度为3%～5%水溶液,加适量色料,隔水加温溶化后注射。在40℃左右开始凝固,属于热填充剂。

5. 模型泥插入法 先在穴位处用磨尖的粗钢针刺一洞穴,再将有颜色的模型泥细条向穴位孔穴插入后备用。

6. 甲紫着色法 先用粗钢针在穴位处刺一洞穴,再用粗钢针蘸甲紫在洞穴内着色,反复插入数次,使各层次结构均染上颜色。

本书配套数字教学资源

第一章
头　部

导学

掌握 头部的体表标志；额顶枕区、颞区的层次结构；面部浅层结构中的血管、神经分布；穿经腮腺的结构，面神经、下颌神经及上颌动脉的分支分布。

熟悉 头部的境界与分区；面部的皮肤及浅筋膜的特点，面肌的名称、位置及神经支配；颅底内面的形态结构，颅内外静脉交通及其意义。

第一节　概　述

头部由颅部和面部两部分组成。颅部以颅腔容纳脑及其被膜；面部有视器、前庭蜗器、口和鼻等器官。

一、境界与分区

头部以下颌骨下缘、下颌角、乳突尖端、上项线和枕外隆凸的连线为界与颈部区分。头部又以眶上缘、颧弓上缘、外耳门上缘至乳突的连线为界，分为后上方的颅部和前下方的面部。

二、表面解剖

（一）体表标志

1. 眉弓（superciliary arch）　为位于眶上缘上方的弓状隆起，男性隆起较明显（图1-1）。眉弓适对大脑额叶的下缘，其内侧份的深面有额窦（frontal sinus）。眉弓表面覆盖眉毛，眉毛内侧端为攒竹穴，外侧端为丝竹空穴。

2. 眶上切迹（supraorbital notch）或眶上孔（supraorbital foramen）　位于眶上缘的中、内1/3交界处，距前正中线约2.5 cm，眶上血管、神经由此通过（图1-1）。

3. 眶下孔（infraorbital foramen）　位于眶下缘中点的下方约0.8 cm处，距前正中线约2.5 cm，眶下血管、神经由此通过（图1-1、图1-2）。此处为眶下神经阻滞麻醉的部位。四白穴正当该孔处。

4. 颏孔（mental foramen）　位于下颌第2前磨牙根下方，下颌体上、下缘连线的中点，距前正中线约2.5 cm，颏血管、神经由此通过（图1-1、图1-2）。此孔呈卵圆形，开口多向后上外方。此处为颏神经麻醉的穿刺部位。

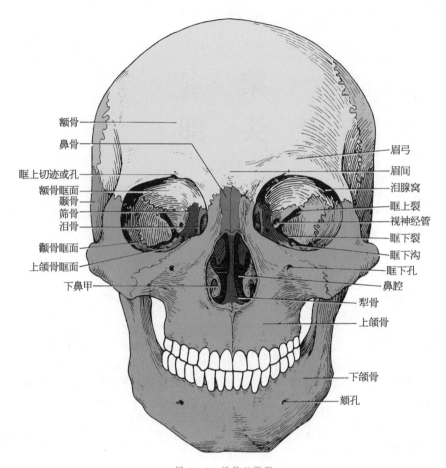

左侧标注（从上到下）：额骨、鼻骨、眶上切迹或孔、额骨眶面、颧骨、筛骨、泪骨、颧骨眶面、上颌骨眶面、下鼻甲

右侧标注（从上到下）：眉弓、眉间、泪腺窝、眶上裂、视神经管、眶下裂、眶下沟、眶下孔、鼻腔、犁骨、上颌骨、下颌骨、颏孔

图 1-1 颅骨前面观

　　眶上切迹或孔、眶下孔和颏孔三者之间的连线，常为一条直线。三者是临床上检查三叉神经压痛点的部位。

　　5. 人中（philtrum）　为人类所特有，为上唇外表面正中线上的纵行浅沟。其上、中 1/3 交界处为水沟穴，为临床上常用的急救穴。

　　6. 鼻唇沟（nasolabial sulcus）　为鼻翼外侧向口角外侧延伸的浅沟，为上唇与颊的表面分界线，左、右对称。面神经麻痹时，此沟可变浅或消失。

　　7. 翼点（pterion）　为颞窝内，额、顶、颞、蝶 4 骨汇合之处，位于颧弓中点上方约两横指（约 3.8 cm）处，多呈"H"形的缝（图 1-2）。此处骨质薄弱，其内面有脑膜中动脉前支通过。此处受暴力打击时，易发生骨折，并常伴有上述动脉的破裂出血，形成硬膜外血肿。太阳穴正当此处。

　　8. 颧弓（zygomatic arch）　由颧骨颞突和颞骨颧突共同构成，全长在体表均可触及（图 1-2）。其上缘相当于大脑颞叶前端的下缘。颧弓下缘与下颌切迹间的半月形中点，为咬肌神经封闭和上、下颌神经阻滞麻醉的进针点；下关穴正当此处。

　　9. 耳屏（tragus）　为位于外耳门前方的扁平突起。在耳屏前方约 1 cm 处可触及颞浅动脉的搏动。

　　10. 髁突（condylar process）　位于颧弓的下方、耳屏的前方。在做张口、闭口运动时，可触及髁突向前、后滑动。在耳屏和髁突之间有耳门、听宫和听会三穴位，宜张口取穴。

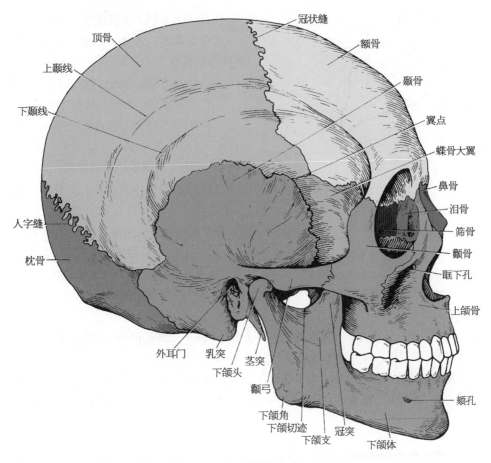

图 1-2 颅骨侧面观

11. 下颌角(angle of mandible) 为下颌体下缘与下颌支后缘相交处的拐角(图 1-2)。其位置突出,为下颌骨骨折的好发部位。下颌角前上方一横指处为颊车穴,下颌角后方与胸锁乳突肌前缘之间为天容穴。

12. 乳突(mastoid process) 位于耳垂后方(图 1-2)。其基部前内方有茎乳孔,面神经由此孔出颅;其后部的颅骨内面有乙状窦沟,容纳乙状窦。行乳突根治术时,应注意勿损伤面神经和乙状窦。乳突与下颌角之间为翳风穴,乳突后下方为完骨穴。

13. 枕外隆凸(external occipital protuberance) 为枕骨外面正中向后的最突出的隆起,其内面为窦汇。其下方有枕骨导血管,颅内压增高时此导血管常扩张。施行颅后窝开颅术若沿枕外隆凸作正中切口时,应注意勿伤及窦汇和枕骨导血管。枕外隆凸下方凹陷处为风府穴。

14. 上项线(superior nuchal line) 为自枕外隆凸向两侧延伸至乳突的骨嵴,内面与横窦平齐。

(二) 体表投影

1. 标志线 为了描述大脑半球背外侧面主要沟回和脑膜中动脉等的体表投影,也便于针灸取穴定位,确定以下 6 条标志线(图 1-3)。

(1) 下水平线:为通过眶下缘与外耳门上缘的连线。

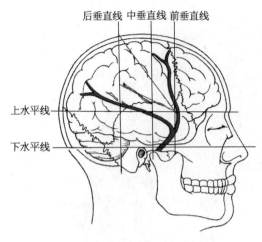

后垂直线 中垂直线 前垂直线

上水平线

下水平线

图 1-3 大脑主要沟回和脑膜中动脉的体表投影

（2）上水平线：为经过眶上缘的水平线。

（3）矢状线：为自鼻根越颅顶正中线至枕外隆凸的弧线。

（4）前垂直线：为通过颧弓中点的垂直线。

（5）中垂直线：为通过髁突中点的垂直线。

（6）后垂直线：为通过乳突基部后缘的垂直线。

2. 颅内重要结构的体表投影

（1）中央沟的体表投影：在前垂直线和上水平线交点与后垂直线和矢状线交点的连线上，介于中垂直线与后垂直线之间的一段。

（2）中央前、后回的体表投影：分别位于中央沟体表投影线前、后各 1.5 cm 宽的范围内。

（3）外侧沟的体表投影：相当于上水平线与中央沟投影线夹角的等分线，介于前、后垂直线之间。

（4）大脑下缘的体表投影：为由鼻根中点上方 1.25 cm 处开始向外，沿眶上缘向后，经颧弓上缘、外耳门上缘至枕外隆凸的连线。

（5）脑膜中动脉的体表投影：主干在下水平线与前垂直线交点附近；前支通过前垂直线与上水平线交点，走向上方略偏后；后支通过中垂直线与上水平线交点，走向后上方。

第二节 颅 部

颅部由颅顶、颅底和颅腔 3 部分组成。颅顶分为额顶枕区和颞区，由颅顶软组织及其深面的颅顶诸骨等构成。颅底有内、外面之分；内面分为颅前窝、颅中窝和颅后窝 3 部分。颅底有许多重要的孔道，是血管、神经出入颅的部位。本节主要叙述颅顶和颅底内面。

一、颅顶

（一）额顶枕区

1. 境界 前为眶上缘，后为枕外隆凸和上项线，两侧借上颞线与颞区分界。

2. 层次结构 覆盖于此区的软组织由浅入深分为皮肤、浅筋膜、帽状腱膜与枕额肌、腱膜下疏松结缔组织和颅骨外膜 5 层（图 1-4）。其中浅部 3 层紧密结合，难以将其各自分开，常合称头皮。

（1）皮肤：厚而致密，移动性较大，有两个显著特点：一是含有大量毛囊、汗腺和皮脂腺，为疖肿、皮脂腺囊肿的好发部位；二是具有丰富的血管，外伤时易致出血，但创口愈合较快。

（2）浅筋膜：由致密结缔组织和脂肪组织构成。致密结缔组织形成许多纵向的纤维束，使皮肤与帽状腱膜紧密相连，并将脂肪组织分隔成许多小格，内有血管和神经穿行。此层感染

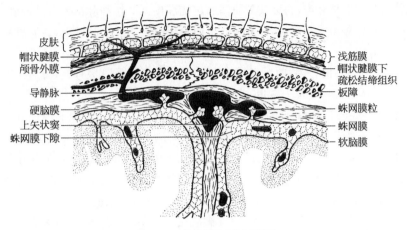

图 1-4　颅顶层次(冠状断面)

时,炎性渗出物不易扩散,早期即可压迫神经末梢引起剧痛。此外,小格内的血管多被周围结缔组织固定,创伤时血管断端不易自行收缩闭合,故出血较多,常需压迫或缝合止血,如头皮针起针后应注意压迫止血。浅筋膜内的血管和神经多相伴成辐辏状走形,按其位置和分布可分为前、后、外侧 3 组(图 1-5)。

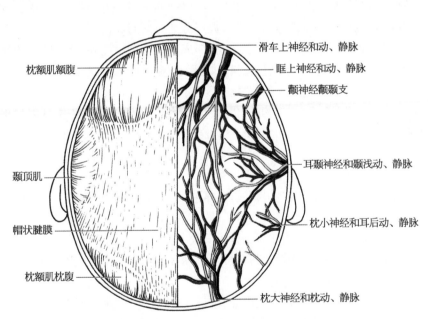

图 1-5　枕额肌和颅顶部的血管、神经

　　1) 前组:分为内、外侧两组。内侧组距正中线约 2 cm,包括**滑车上动、静脉和神经**;外侧组距正中线 2.5 cm,包括**眶上动、静脉和神经**,分布于额区、顶区内侧部。眶上动脉系眼动脉的终支之一,与眶上神经伴行,在眼眶内于上睑提肌和眶上壁之间前行,至眶上孔(眶上切迹)处绕眶上缘到达额部。滑车上动脉亦是眼动脉的终支之一,与滑车上神经伴行,绕额切迹至额部。眶上神经和滑车上神经均系眼神经发出的额神经的分支。

　　2) 后组:有**枕动、静脉和枕大神经**,分布于枕部。枕动脉是颈外动脉的分支,从颈部向后走行,经颞骨乳突的枕动脉沟,斜穿枕部肌肉而达枕部皮下。枕静脉汇入颈外静脉。枕大神经为第 2 颈神经后支,穿颈深部肌群,在上项线平面距正中线约 2 cm 处穿斜方肌腱膜,然后与枕动脉伴行。

3) 外侧组:分为耳前、耳后两组。耳前组有颞浅动、静脉和耳颞神经;耳后组有耳后动、静脉和枕小神经。分布于额顶区外侧部(详见颞区)。

颅顶血管和神经的行径和分布特点具有重要的临床意义:① 颅顶的神经分布相互重叠,故在局部麻醉时,常需扩大神经阻滞范围,否则达不到满意效果。② 颅顶的血管和神经均是从颅周围向颅顶走行,故在行头皮单纯切开术时,应采取放射状切口,以避免损伤血管和神经;在开颅手术做皮瓣时,皮瓣的蒂应在下方,以保留入蒂的血管神经干,利于皮瓣的存活及保留感觉功能。③ 颅顶的动脉有广泛的吻合,故而在头皮发生大块撕裂时不易坏死。

(3) 帽状腱膜(epicranial aponeurosis)与枕额肌(occipitofrontalis):帽状腱膜位于此区中部,前连枕额肌的额腹,后连枕腹,两侧逐渐变薄续于颞筋膜。整个帽状腱膜都很厚实坚韧,并与浅层的皮肤和浅筋膜紧密相连。头皮裂伤如伴有帽状腱膜横向断裂时,由于枕额肌的收缩,则伤口裂开较大;若未伤及帽状腱膜时,则伤口裂开不明显。缝合头皮时,应将腱膜仔细缝合,以减少皮肤的张力,有利于止血和伤口愈合。

(4) 腱膜下疏松结缔组织:又称腱膜下间隙(subaponeurotic space),是位于帽状腱膜与颅骨外膜之间的薄层疏松结缔组织。头皮借此层与颅骨外膜疏松连接,移动性较大;开颅时可经此间隙将皮瓣游离后翻起,头皮撕脱伤也多沿此层分离。此间隙范围较广,前至眶上缘,后达上项线;故而腱膜下间隙内出血时,易广泛蔓延,形成较大血肿。此外,此间隙内的静脉,经颅骨导静脉与颅骨板障静脉及颅内硬脑膜窦相通,若发生感染,可经上述途径继发颅骨骨髓炎或颅腔感染,故临床上常称此层为颅顶部的"危险区"。

(5) 颅骨外膜:由致密结缔组织构成,借少量结缔组织与颅骨表面相连,两者易于剥离;但在骨缝处则结合紧密,不易分开,故而骨膜下感染或血肿常局限于一块颅骨的范围内。

(二) 颞区

1. 境界　位于颅顶两侧,上界为上颞线,下界为颧弓上缘,前界为额骨与颧骨的结合部,后界为上颞线的后下段。

2. 层次结构　此区的软组织由浅入深分为皮肤、浅筋膜、颞筋膜、颞肌和颅骨外膜 5 层。

(1) 皮肤:颞区的皮肤前部较薄,后部较厚,移动性较大。手术时无论选择纵行或横行切口,均易缝合,且愈后的瘢痕也不明显。

(2) 浅筋膜:所含脂肪组织较少,其内的血管和神经分为耳前和耳后两组(图 1-5)。

1) 耳前组:有颞浅动、静脉和耳颞神经,三者伴行,出腮腺上缘,越颧弓至颞区。颞浅动脉为颈外动脉的终支之一,其搏动可在耳屏前方触及。颞浅静脉汇入下颌后静脉。耳颞神经是三叉神经第 3 支下颌神经的分支。

2) 耳后组:有耳后动、静脉和枕小神经。耳后动脉起自颈外动脉。耳后静脉汇入颈外静脉。枕小神经属颈丛的皮支,来自第 2、第 3 颈神经的前支。

(3) 颞筋膜(temporal fascia):上方附着于上颞线,向下分为浅、深两层,浅层附着于颧弓的外面,深层附着于颧弓的内面;两层之间夹有脂肪组织,颞中动脉(发自上颌动脉)、静脉由此经过。

(4) 颞肌(temporalis):呈扇形,起自颞窝和颞筋膜深面,肌束向前下集中,经颧弓深面,止于下颌骨冠突。经颞区开颅术切除部分颞骨鳞部后,颞肌、颞筋膜有保护脑膜和脑组织的作用,故颞区为开颅减压术常采用的入路。颞肌深面有颞深动、静脉和神经上行入此肌;颞深动脉起自上颌动脉,颞深神经来自下颌神经。

(5) 颅骨外膜:较薄,紧贴于颞骨表面,因而此区很少发生骨膜下血肿。骨膜与颞肌之间含有大量脂肪组织,称颞筋膜下疏松结缔组织,并经颧弓深面与颞下间隙相通,再向前与面部颊脂体相连续,因而颞筋膜下疏松结缔组织有出血或炎症时,可向下蔓延至面部,形成面深部的血肿或脓肿;而面部炎症,如牙源性感染也可蔓延至颞筋膜下疏松结缔组织中。

二、颅底内面

颅底在结构、邻接上有其特点(图1-6)。颅底损伤时除本身的症状外,还可出现邻近器官的损伤症状,故需了解颅底结构的特点:① 颅底的各部骨质厚薄不一,由前向后逐渐增厚,颅前窝最薄,颅后窝最厚,骨质较薄的部位在外伤时易骨折。② 颅底的孔、裂、管是血管、神经进出颅腔的通道,而某些颅骨内部又形成空腔性结构如鼻旁窦、鼓室等,这些部位都是颅底本身的薄弱环节,不但外伤时易骨折,而且常伴有脑神经和血管损伤。③ 颅底与颅外的一些结构不仅关系密切,而且紧密连接,如翼腭窝、咽旁间隙、眼眶等,这些部位的病变如炎症、肿瘤等可蔓

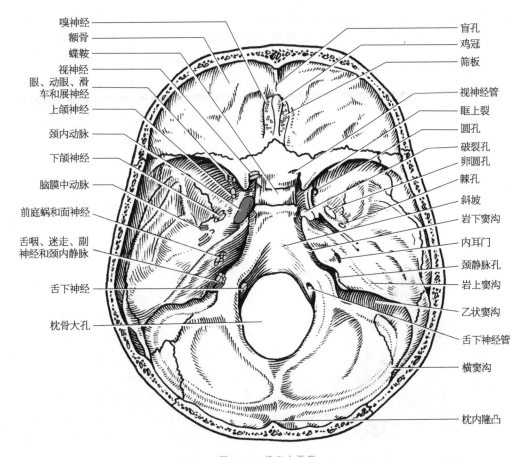

图1-6 颅底内面观

延入颅腔;反之,颅内病变也可引起其中某些部位受累的症状。④ 颅底骨与脑膜紧密愈着,外伤后不会形成硬膜外血肿,但脑膜往往同时损伤,引起脑脊液外漏。

(一)颅前窝

颅前窝(anterior cranial fossa)容纳大脑额叶,由额骨眶部、筛骨筛板和蝶骨小翼构成。正中部凹陷处为筛骨筛板,构成鼻腔顶,其上有许多筛孔。颅前窝骨折伤及眶顶时,血液可漏入眼眶,导致眶内淤血、青紫、肿胀,形成"熊猫面容";若伤及筛板时,常伴有脑膜和鼻腔顶部黏膜的撕裂,脑脊液直接漏至鼻腔,形成脑脊液鼻漏;若伤及嗅神经可导致嗅觉障碍。

(二)颅中窝

颅中窝(middle cranial fossa)容纳大脑颞叶和垂体,呈鞍形,前界为蝶骨小翼后缘,后界为颞骨岩部上缘及鞍背。可分为较小的中央部(蝶鞍区)和两个较大而凹陷的外侧部。

1. 蝶鞍区　位于蝶骨体上面,指蝶鞍及其周围区域。该区主要的结构有垂体、垂体窝及两侧的海绵窦等。

(1) **垂体及垂体窝**:**垂体**(hypophysis)呈椭圆形或圆形,位于蝶鞍中央的**垂体窝**(hypophysial fossa)内,借漏斗穿**鞍膈**(diaphragma sellae)与第3脑室底的灰结节相连。垂体肿瘤可突入第3脑室,引起脑脊液循环障碍,导致颅内压增高。

垂体窝的前方为**鞍结节**(tuberculum sellae),前外侧界为视神经管,后方为**鞍背**(dorsum sellae),两侧为海绵窦,顶为硬脑膜形成的**鞍膈**,底隔薄层骨壁与蝶窦相邻。鞍膈的前上方有视交叉和视神经,垂体前叶肿瘤可将鞍膈前部推向上方,压迫视交叉,出现双眼外侧视野缺损。垂体肿瘤向下生长可使垂体窝深度增加,甚至侵及蝶窦;向两侧扩展可压迫海绵窦,发生海绵窦淤血及脑神经受损的症状。在垂体肿瘤切除术中,应注意避免损伤视神经、视交叉、海绵窦和颈内动脉等。

(2) **海绵窦**(cavernous sinus):位于蝶鞍和垂体的两侧,前达眶上裂内侧部,后至颞骨岩部尖端,为一对重要的硬脑膜窦。窦内有许多结缔组织小梁,将窦腔分隔成许多相互交通的小腔隙。两侧海绵窦经鞍膈前、后和垂体下方的海绵间窦相互交通,故一侧海绵窦的感染可蔓延至对侧。窦内血流缓慢,感染时易形成栓塞。

海绵窦的上壁向内侧与鞍膈相移行;下壁借薄的骨壁与蝶窦相邻;外侧壁内自上向下有动眼神经、滑车神经、眼神经和上颌神经通过;内侧壁上部与垂体相邻;窦内有颈内动脉及其下外侧的展神经通过(图1-7)。海绵窦一旦发生病变,可出现海绵窦综合征,表现为上述神经麻痹或神经痛、结膜充血水肿等症状。

海绵窦的前端向前借眼静脉与面静脉交通,向下经卵圆孔的小静脉与翼静脉丛交通,故而面部感染可蔓延至海绵窦,引起海绵窦炎和血栓形成,导致海绵窦综合征。窦的后端与枕骨斜坡上的基底静脉丛相连,后者向下续于椎内静脉丛,而椎内静脉丛又可与体壁的静脉相通,故腹膜后隙的感染可经此途径蔓延至颅内。

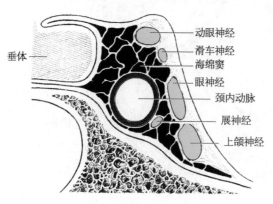

图1-7　海绵窦(冠状断面)

2. 颅中窝外侧部 容纳大脑半球的颞叶。其前部的眶上裂内有动眼神经、滑车神经、眼神经、展神经及眼上静脉穿行。在眶上裂内侧端的后方、蝶鞍的两侧,由前内向后外依次有圆孔、卵圆孔和棘孔呈弧形排列,分别有上颌神经、下颌神经和脑膜中动脉通过。其后部为颞骨岩部,岩部前部中份有隆起的**弓状隆起**(arcuate eminence),其深面为内耳前骨半规管。在弓状隆起的外侧为**鼓室盖**(tegmen tympani),由薄层骨板构成,分隔鼓室与脑膜和颞叶。岩部尖端处有**三叉神经压迹**(trigeminal impression),三叉神经节位于此处。在岩部尖端内侧为破裂孔,该孔续于颈动脉管内口,颈内动脉由此进入颅腔。

颅中窝由于有许多孔、裂和腔,为颅底骨折的好发部位,多发生于蝶骨中部和颞骨岩部。蝶骨中部骨折时,常同时伤及脑膜和蝶窦,使蝶窦与蛛网膜下隙相通,血性脑脊液可经此漏入鼻腔,形成脑脊液鼻漏;若伤及颈内动脉或其分支和海绵窦,可形成动静脉瘘,而引起眼静脉淤血,并伴有搏动性突眼症状;若累及穿过海绵窦内和窦壁的神经,则出现眼球运动障碍和三叉神经刺激症状。颞骨岩部骨折伤及鼓室盖且伴有鼓膜撕裂时,血性脑脊液可经外耳道溢出,形成脑脊液耳漏,穿经岩部内的面神经和前庭蜗神经亦可能受累。

(三) 颅后窝

颅后窝(posterior cranial fossa)由颞骨岩部后面和枕骨内面构成,容纳小脑和脑干。在 3 个颅窝中,此窝最深,面积最大。

窝底的中央有**枕骨大孔**(foramen magnum),为颅腔与椎管相接处,孔的前后径约 3.6 cm,左右径约 3 cm,延髓经此孔与脊髓相连,并有左、右椎动脉和副神经的脊髓根通过。脑的 3 层被膜在此处与脊髓被膜相应的 3 层相互移行,但硬脊膜在枕骨大孔周缘与枕骨紧密愈着,故椎管硬膜外隙与颅腔不相通。

枕骨大孔的前方为**斜坡**(clivus),承托脑桥和延髓。在枕骨大孔的前外侧缘有**舌下神经管**(hypoglossal canal),为舌下神经出颅的部位。枕骨大孔的前外方为颞骨岩部,其中部有**内耳门**(internal auditory foramen),面神经、前庭蜗神经以及迷路动、静脉由此通过。枕骨外侧与颞骨岩部之间有**颈静脉孔**(jugular foramen),舌咽神经、迷走神经、副神经和颈内静脉由此通过。枕骨大孔的后上方有一个"十"字形凸起称**枕内隆凸**(internal occipital protuberance),枕内隆凸为**窦汇**(confluence of sinuses)所在处。枕内隆凸向两侧延续为**横窦沟**(sulcus for transverse sinus),容纳横窦。横窦沟向前内延续为**乙状窦沟**(sigmoid sulcus),容纳乙状窦,其末端接续颈静脉孔。

小脑幕(tentorium cerebelli)是一个由硬脑膜形成的宽阔的半月襞,介于大脑枕叶与小脑之间,并构成了颅后窝的顶(图 1-8)。小脑幕圆凸的后外侧缘附着于横窦沟及颞骨岩部的上缘,达后床突;其凹陷的前内侧缘游离,向前延伸附着于前床突,形成**小脑幕切迹**(tentorial incisura)。小脑幕切迹与鞍背共同形成一卵圆形的孔,围绕着中脑。小脑幕切迹上方与大脑半球颞叶的海马旁回和钩紧邻。当幕上的颅内压显著增高时(如颅内血肿),海马旁回和钩被推移至小脑幕切迹的下方,形成小脑幕切迹疝,使脑干受压,并导致动眼神经和锥体束损伤,出现同侧瞳孔扩大、对光反射消失、对侧肢体瘫痪等体征。

颅后窝骨折时,由于出血和渗漏的脑脊液无排出通道,容易被忽视,而更具危险性;当小脑或脑干受累时,可出现相应症状,严重者可危及生命。枕骨大孔的后上方紧邻小脑半球下面内侧部的小脑扁桃体,颅内压增高时,因受挤压可移位而嵌入枕骨大孔,形成枕骨大孔疝(小脑扁桃体疝),从而压迫延髓的呼吸中枢和心血管运动中枢(生命中枢),将危及患者生命。

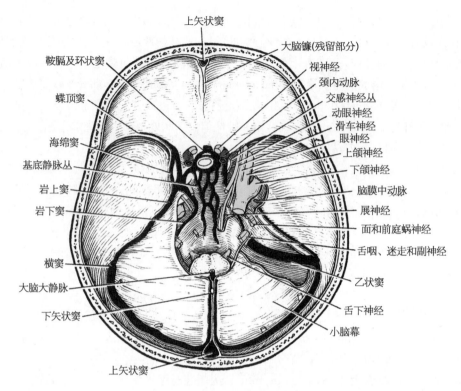

图 1-8　小脑幕及颅底的硬脑膜窦

第三节　面　部

面部位于颅的前下部,以面颅骨为支架构成。面部分为眶区、鼻区、口区和面侧区,面侧区又分为颊区、腮腺咬肌区和面侧深区。本节仅叙述面部浅层结构和面侧区。

一、面部浅层结构

(一) 皮肤和浅筋膜

面部皮肤薄而柔软,富于弹性,血管和感觉神经末梢丰富,并含有较多的皮脂腺、汗腺和毛囊,为皮脂腺囊肿和疖肿的好发部位。面部皮肤表面有不同走向的皮纹,面部皮肤切口应尽可能与皮纹一致。

浅筋膜由疏松结缔组织等构成,其中颊部脂肪聚成团块,称颊脂体;而睑部皮下组织少而疏松,一般不含脂肪,故心、肾疾患时易形成水肿。浅筋膜内有血管、神经和腮腺管穿行。面部的小动脉有丰富的血管运动神经分布,反应灵敏,当情绪激动或患某些疾病时,面部色泽也随之产生明显变化。面部的静脉与颅内的海绵窦之间借多条途径相交通,且面部静脉内静脉瓣甚少,因而面部感染有向颅内扩散的可能,尤其是两侧口角至鼻根的三角形区域,感染向颅内扩散的可能性更大,故称"危险三角"。

（二）面肌

面肌又称表情肌，属于皮肌，薄而纤细，起自颅骨或筋膜，止于皮肤。主要围绕在睑裂、口裂、鼻孔的周围，有缩小或开大孔裂的作用，收缩时可牵动面部皮肤，使面部呈现各种表情。面肌由面神经支配，面神经受损时，可引起面瘫。面肌的部位名称、形态与位置、作用和神经支配见表 1-1、图 1-9。

表 1-1 面 肌

部位	名 称		形状与位置	作 用	神经支配
颅顶	枕额肌	枕腹	长方形；枕部皮下	向后牵拉帽状腱膜	面神经耳后支
		帽状腱膜			
		额腹	长方形；额部皮下	提眉，产生额纹	面神经颞支
睑裂周围	眼轮匝肌	睑部	环状；围绕睑裂	眨眼	
		眶部	环状；围绕眼眶	闭眼	面神经颞支和颧支
		泪部	束状；泪囊后面	扩大泪囊，使泪液流通	
鼻孔周围	鼻肌	横部	鼻背	缩小鼻孔	面神经颊支
		翼部	鼻翼后部	开大鼻孔	
口裂周围	浅层	口轮匝肌	环状；围绕口裂	闭口	面神经颊支和下颌缘支
		提上唇肌	近四边形；眶下缘与上唇之间	上提上唇，开大鼻孔	面神经颧支和颊支
		颧肌	束状；提上唇肌的外上方	牵拉口角向外上方	面神经颧支
		笑肌	束状；横向位于口角外侧	牵拉口角向外	面神经颊支
		降口角肌	三角形；口角下方	牵拉口角向下	面神经下颌缘支
	中层	提口角肌	束状；尖牙窝至口角	上提口角	面神经颊支
		降下唇肌	菱形；下唇下方	下降下唇	面神经颊支
	深层	颊肌	长方形；横向位于颊部	使唇颊紧贴牙龈，参加咀嚼与吮吸	面神经颊支
		颏肌	锥形；颏隆凸两侧	上提颏部皮肤，前送下唇	面神经下颌缘支

（三）血管、淋巴及神经

1. 血管 分布于面部浅层结构的动脉主要为面动脉，有同名静脉伴行。

（1）面动脉（facial artery）：在颈动脉三角内起自颈外动脉，行向前内上方，经二腹肌后腹与茎突舌骨肌深面进入下颌下三角，继而经下颌下腺深面，在咬肌止点前缘处绕下颌骨体下缘，转至面部；在面部迂曲行向内上，经口角和鼻翼外侧至眼内眦，改称内眦动脉。面动脉的分支主要有下唇动脉、上唇动脉、鼻外侧动脉等。在下颌骨下缘与咬肌前缘相交处可触及面动脉的搏动；面部出血时，可压迫此处止血。

（2）面静脉（facial vein）：起自内眦静脉，伴行于面动脉的后方，位置较浅，行程不如面动脉迂曲，至下颌角下方，与下颌后静脉前支汇合，穿深筋膜注入颈内静脉（图 1-10）。面静脉通过

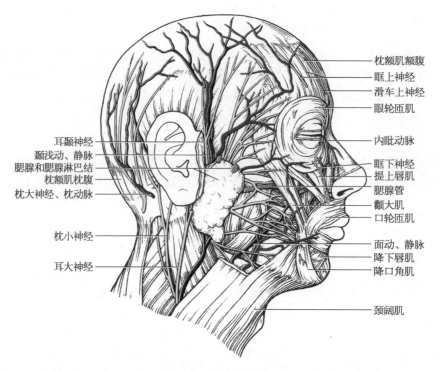

图 1-9　面部浅层结构

枕额肌额腹
眶上神经
滑车上神经
眼轮匝肌
内眦动脉
眶下神经
提上唇肌
腮腺管
颧大肌
口轮匝肌
面动、静脉
降下唇肌
降口角肌
颈阔肌

耳颞神经
颞浅动、静脉
腮腺和腮腺淋巴结
枕额肌枕腹
枕大神经、枕动脉
枕小神经
耳大神经

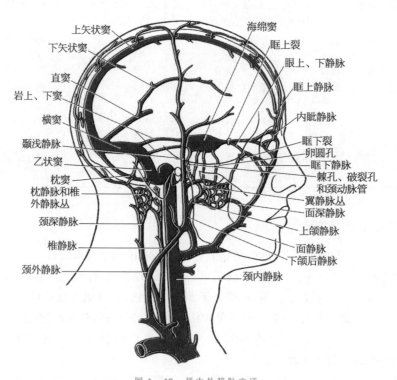

图 1-10　颅内外静脉交通

上矢状窦
下矢状窦
直窦
岩上、下窦
横窦
颞浅静脉
乙状窦
枕窦
枕静脉和椎外静脉丛
颈深静脉
椎静脉
颈外静脉

海绵窦
眶上裂
眼上、下静脉
眶上静脉
内眦静脉
眶下裂
卵圆孔
眶下静脉
棘孔、破裂孔和颈动脉管
翼静脉丛
面深静脉
上颌静脉
面静脉
下颌后静脉
颈内静脉

内眦静脉、眼静脉与海绵窦交通，也可通过面深静脉和翼静脉丛等与海绵窦交通；口角平面以上的面静脉常无静脉瓣，挤压或面肌的收缩可使血液逆流进入颅内。

2. 淋巴　面部浅层的淋巴管非常丰富，吻合成网。这些淋巴管通常注入下颌下淋巴结和颏下淋巴结。此外，面部还有一些不恒定的淋巴结，如位于眶下孔附近的颧淋巴结、颊肌表面的颊淋巴结和位于咬肌前缘的下颌淋巴结；以上淋巴结的输出管，均注入下颌下淋巴结（图1－11）。

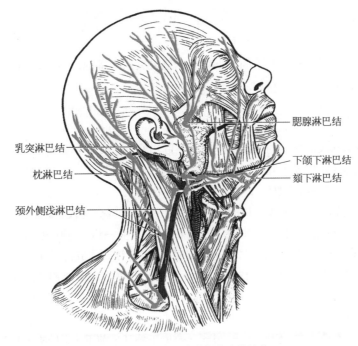

左侧标注：
乳突淋巴结
枕淋巴结
颈外侧浅淋巴结

右侧标注：
腮腺淋巴结
下颌下淋巴结
颏下淋巴结

图1－11　头颈部浅淋巴管和淋巴结

3. 神经　面部的感觉神经来自三叉神经，面肌的运动神经来自面神经。

（1）三叉神经（trigeminal nerve）：为混合性脑神经，其中躯体运动纤维支配咀嚼肌，躯体感觉纤维分布于头面部皮肤、眶内结构、鼻腔、口腔等处。三叉神经发出眼神经、上颌神经和下颌神经三大分支，分别经眶上裂、圆孔和卵圆孔出颅。其主要的终末支如下。

1）眶上神经（supraorbital nerve）：为眼神经的分支，与同名血管伴行，经眶上切迹（或眶上孔）至皮下，分布于额顶部皮肤。

2）眶下神经（infraorbital nerve）：为上颌神经的分支，与同名血管伴行，经眶下孔穿出，分布于睑裂与口裂之间的皮肤（鼻背皮肤除外）。

3）颏神经（mental nerve）：为下颌神经的分支，与同名血管伴行，经颏孔穿出，分布于下唇和颏部的皮肤。

（2）面神经（facial nerve）：由茎乳孔出颅，向前进入腮腺，先分为上、下两干，再各分为数支并相互交织成丛，最后呈扇形分出5组分支，由腮腺上缘、前缘和下端穿出，支配面肌。

1）颞支（temporal branches）：常为2支，经腮腺上缘穿出，斜越颧弓行向前上，支配枕额肌额腹和眼轮匝肌上部。

2）颧支（zygomatic branches）：常为2～3支，由腮腺前缘上部穿出，支配颧肌、眼轮匝肌下部和提上唇肌。

3）颊支（buccal branches）：常为3～5支，由腮腺前缘穿出，支配颊肌和口裂周围肌。

4）下颌缘支（marginal mandibular branches）：常为1～3支，从腮腺下端穿出，行于颈阔肌深面，越过面动、静脉的浅面，沿下颌骨体下缘前行，支配降下唇肌和颏肌。

5）颈支（cervical branches）：常为1～2支，从腮腺下端穿出，在下颌角附近至颈部，行于颈阔肌深面，支配颈阔肌。

二、面侧区

面侧区为位于颧弓、鼻唇沟、下颌骨下缘和胸锁乳突肌上部前缘围成的区域，包括颊区、腮腺咬肌区和面侧深区。本节重点叙述后两个区域。

（一）腮腺咬肌区

此区是指腮腺和咬肌所在的下颌支外面和下颌后窝，上界为颧弓和外耳道，下界为下颌骨下缘，前界为咬肌前缘，后界为乳突和胸锁乳突肌上部前缘。下颌支后缘以后的部分称下颌后窝。此区主要结构有腮腺、咬肌以及有关的血管和神经等。

1. 腮腺咬肌筋膜　为颈筋膜浅层向上的延续，在腮腺后缘分为浅、深两层，包绕腮腺形成腮腺鞘；浅、深两层在腮腺前缘处融合，覆盖于咬肌表面，称咬肌筋膜。腮腺鞘有以下特点：① 腮腺鞘与腮腺结合紧密，并发出许多间隔深入腮腺实质内，将腮腺分隔成许多小叶，因此腮腺化脓时可形成多个散在的小脓腔，在切开排脓时，应注意引流每个脓腔。② 腮腺鞘浅层致密，深层薄弱且不完整；故腮腺化脓时，脓肿不易从浅层穿透，而易穿入深层，形成咽旁脓肿或穿向颈部。

2. 腮腺及腮腺管

（1）腮腺的位置和形态：腮腺（parotid gland）位于外耳道前下方，上缘邻近颧弓、外耳道和颞下颌关节，下缘平下颌角，前邻咬肌、下颌支和翼内肌的后缘，后邻乳突前缘和胸锁乳突肌上部前缘。

腮腺呈不规则的锥体形，底向外侧，尖向内侧突向咽旁。通常以下颌支后缘或以穿过腮腺的面神经丛平面为界，将腮腺分为浅、深两部：浅部多呈三角形向前延伸，覆盖于咬肌后部的浅面；深部位于下颌后窝及下颌支的深面，向内延伸至咽旁（图1-12）。

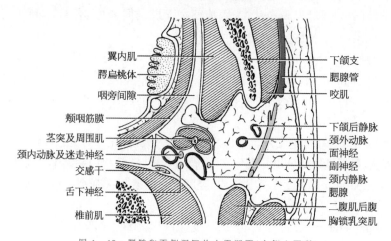

翼内肌
腭扁桃体
咽旁间隙
颊咽筋膜
茎突及周围肌
颈内动脉及迷走神经
交感干
舌下神经
椎前肌

下颌支
腮腺管
咬肌
下颌后静脉
颈外动脉
面神经
副神经
颈内静脉
腮腺
二腹肌后腹
胸锁乳突肌

图1-12　腮腺和面侧深区的水平断面（右侧上面观）

（2）**腮腺管**（parotid duct）：由腮腺浅部的前缘发出，在颧弓下一横指（约 1.5 cm）处，向前横跨咬肌表面，至咬肌前缘呈直角急转向内侧，穿颊肌和颊脂体，开口于平对上颌第 2 磨牙的颊黏膜上的腮腺乳头，临床上可经此乳头插管，进行腮腺造影。腮腺管的体表投影相当于自鼻翼与口角间的中点至耳屏间切迹连线的中 1/3 段（图 1 - 13）。

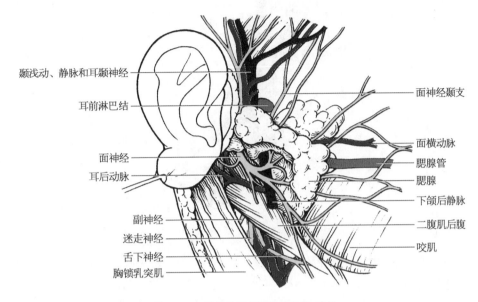

颞浅动、静脉和耳颞神经
耳前淋巴结
面神经
耳后动脉
副神经
迷走神经
舌下神经
胸锁乳突肌

面神经颞支
面横动脉
腮腺管
腮腺
下颌后静脉
二腹肌后腹
咬肌

图 1 - 13　腮腺及穿经腮腺的血管、神经

（3）**腮腺淋巴结**（parotid lymph nodes）：位于腮腺表面和实质内。浅淋巴结引流耳郭、颅顶前部和面上部的淋巴；深淋巴结收集外耳道、中耳、鼻、腭和颊深部的淋巴，其输出管均注入颈外侧淋巴结。

3. **穿经腮腺的结构**　腮腺内有血管神经纵横穿行，纵行的有颈外动脉、下颌后静脉、颞浅动脉、颞浅静脉及耳颞神经，横行的有上颌动脉、上颌静脉、面横动脉、面横静脉及面神经分支。上述血管神经的位置关系：由浅入深依次为面神经分支、下颌后静脉、颈外动脉及耳颞神经（图 1 - 12～图 1 - 14）。

（1）**面神经**：在颅外的行程中，因穿经腮腺而分为 3 段。

第 1 段：即腮腺前段，是面神经干从茎乳孔穿出至进入腮腺以前的一段，位于乳突与外耳道之间的切迹内，此段长 1～1.5 cm。此段虽被腮腺所遮盖，但尚未进入腮腺实质，故显露面神经干可在此处进行。

第 2 段：即腮腺内段，面神经干于腮腺后内侧进入腮腺。在腮腺内，面神经干位于下颌后静脉和颈外动脉的浅面，分为上、下两干，自干再发出 9～12 条分支，彼此交织成丛，最后形成颞支、颧支、颊支、下颌缘支和颈支 5 组分支。正常情况下，面神经外膜与腮腺组织容易分离，但在病变时两者常紧密粘连，术中分离较为困难。腮腺切除术时应注意保护面神经，以免引起面瘫。

第 3 段：即腮腺后段，为面神经穿出腮腺以后的分支。面神经 5 组分支分别由腮腺浅部的上缘、前缘和下端穿出，呈扇形分布至相应区域，支配面肌。

（2）**下颌后静脉**（retromandibular vein）：颞浅静脉和上颌静脉与同名动脉伴行，穿入腮腺，然后汇合成下颌后静脉。继而在颈外动脉的浅面下行至腮腺下端，分为前、后两支；前支与面

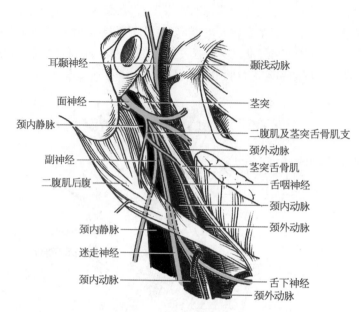

图 1-14 腮腺深面的结构

静脉汇合成面总静脉,注入颈内静脉;后支与耳后静脉等汇合成颈外静脉,注入锁骨下静脉。

(3) 颈外动脉(external carotid artery):由颈部上行,经二腹肌后腹和茎突舌骨肌深面,进入下颌后窝,由深面穿入腮腺,行于下颌后静脉的后内侧,至下颌颈平面分为上颌动脉和颞浅动脉两个终支。上颌动脉经下颌颈内侧入颞下窝;颞浅动脉在腮腺深面发出面横动脉后,越过颧弓根部表面至颞区。

(4) 耳颞神经(auriculotemporal nerve):在腮腺深面上行,出腮腺至颞区。当耳颞神经因腮腺肿胀或受肿瘤压迫时,可引起由颞区向颅顶部放射的剧痛。

4. 咬肌(masseter) 起自颧弓下缘及其深面,止于下颌支外侧面的咬肌粗隆。该肌后上部为腮腺浅部所覆盖,表面覆以咬肌筋膜,浅面有面横动脉、面横静脉、腮腺管以及面神经的颊支和下颌缘支横过。咬肌深面与下颌支之间有一间隙,称咬肌间隙。咬肌与颞肌、翼内肌、翼外肌共同组成咀嚼肌(图 1-12、图 1-13、表 1-2)。

表 1-2 咀嚼肌

层次	名称	起点	止点	作用	神经支配
浅层	颞肌	颞窝 颞筋膜深面	下颌骨冠突	前部:提下颌骨(闭口) 后部:拉下颌骨向后	颞深神经(V_3)
	咬肌	浅层:颧弓前2/3 深层:颧弓后1/3	咬肌粗隆	上提下颌骨(闭口)	咬肌神经(V_3)
深层	翼内肌	翼突窝和上颌结节	翼肌粗隆	单侧:使下颌骨向对侧移动 双侧:上提下颌骨,并前移	翼内肌神经 (V_3)
	翼外肌	颞下面 翼突外侧板	翼肌窝 颞下颌关节囊	单侧:使下颌骨向对侧移动 双侧:协助开口	翼外肌神经 (V_3)

(二) 面侧深区

此区位于腮腺咬肌区前部深面、颅底下方、咽的外侧。其上部为**颞下窝**,其内主要有翼内肌、翼外肌、上颌动脉、上颌静脉、下颌神经及其分支(图1-15、图1-16)。

1. 翼内、外肌 **翼内肌**(medial pterygoid)起自翼突窝,肌纤维斜向外下,止于下颌支内侧面的翼肌粗隆。翼内肌单侧收缩时,使下颌骨向对侧移动;双侧收缩时,使下颌骨上提并前移。

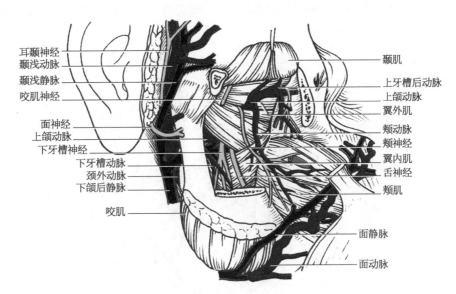

图1-15 面侧深区的血管和神经(浅部)

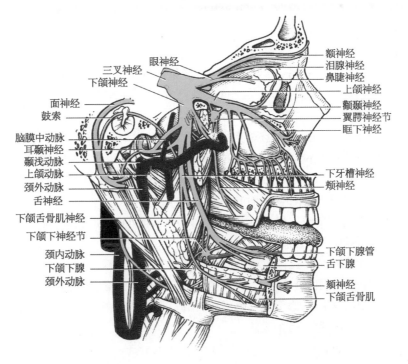

图1-16 面侧深区的血管和神经(深部)

翼外肌(lateral pterygoid)有两头,上头起自蝶骨大翼的颞下面,下头起自翼突外侧板的外面,两束肌纤维均斜向外后方,止于下颌颈前面的翼肌凹。翼外肌单侧收缩时,使下颌骨向对侧移动;双侧收缩时,拉下颌骨向前下(开口)。

在翼内、外肌的肌腹之间及其周围的疏松结缔组织中,有血管与神经交错穿行。

2. 翼静脉丛(pterygoid venous plexus)　是位于颞下窝内翼内、外肌与颞肌之间的静脉丛。收纳与上颌动脉分支伴行的静脉,最后汇合成上颌静脉,回流至下颌后静脉。翼静脉丛可通过面深静脉与面静脉交通,并可经卵圆孔网及破裂孔导血管与海绵窦交通,故口、鼻、咽等部位的感染,可沿上述途径蔓延至颅内(图1-10、图1-17)。

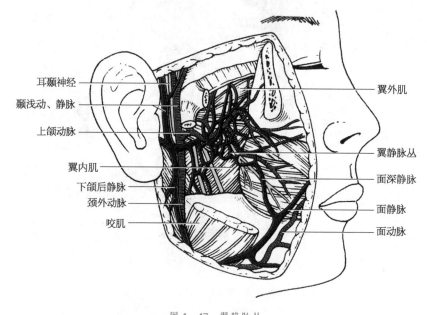

图1-17　翼静脉丛

3. 上颌动脉(maxillary artery)　平下颌颈高度起自颈外动脉,经下颌颈深面入颞下窝,行于翼外肌的浅面或深面,经翼外肌两头之间入翼腭窝。上颌动脉以翼外肌为标志分为3段(图1-15、图1-18)。

第1段:位于下颌颈深面,自起点至翼外肌下缘。此段主要分支有:① 下牙槽动脉(inferior alveolar artery)经下颌孔入下颌管,分支至下颌骨、下颌牙及牙龈,终支出颏孔改名颏动脉,分布于颏区。② 脑膜中动脉(middle meningeal artery)行于翼外肌深面,穿耳颞神经两根之间垂直上行,经棘孔入颅,分布于颞顶区内面的硬脑膜。

第2段:位于翼外肌的浅面或深面。分支至翼内肌、翼外肌、咬肌和颞肌,另发出颊动脉与颊神经伴行,分布于颊肌和颊黏膜。

第3段:位于翼腭窝内。此段主要分支有:① 上牙槽动脉(superior alveolar artery)向前下穿入上颌骨后面的牙槽孔,分布于上颌窦黏膜、上颌后份牙槽突、牙及牙龈等。② 眶下动脉(infraorbital artery)经眶下裂、眶下沟及眶下管,出眶下孔,沿途发出分支,分布于上颌前份牙槽突、牙和牙龈以及下睑、眶下方的皮肤。

4. 下颌神经(mandibular nerve)　为三叉神经最大的分支,自卵圆孔出颅进入颞下窝,居于翼外肌深面。下颌神经发出咀嚼肌神经支配咀嚼肌,还发出以下4条感觉支(图1-16)。

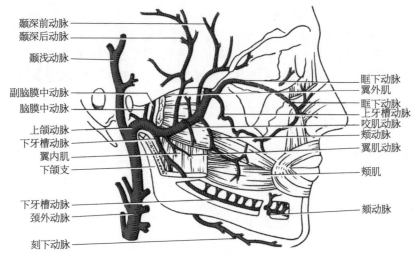

图 1-18 上颌动脉的行程及其分支

（1）**颊神经**（buccal nerve）：经翼外肌两头之间穿出，沿下颌支前缘的内侧下行至咬肌前缘，穿颊肌和颊脂体，分布于颊黏膜、颊侧牙龈以及颊部和口角的皮肤。

（2）**耳颞神经**（auriculotemporal nerve）：以两根起自下颌神经，夹持脑膜中动脉后合成一干，沿翼外肌深面，绕过下颌颈内侧至下颌后窝，穿入腮腺鞘，于腮腺上缘处穿出，分布于外耳道、耳郭及颞区的皮肤。

（3）**舌神经**（lingual nerve）：在翼外肌深面下行，途中接受面神经鼓索，继续向前下呈弓形行走，先经过下颌支与翼内肌之间，达下颌下腺上方，再沿舌骨舌肌的浅面前行至口底，分布于下颌下腺、下颌舌侧牙龈、舌下腺以及舌前 2/3 和口底黏膜。

（4）**下牙槽神经**（inferior alveolar nerve）：位于舌神经的后方，与同名动、静脉伴行，经下颌孔入下颌管，分支分布于下颌骨及下颌牙。终支出颏孔改名为颏神经，分布于颏区皮肤。

（三）面侧区的间隙

面侧区的间隙位于颅底与上、下颌骨之间，散在于筋膜间、筋膜与肌肉间、肌肉与骨膜间的潜在间隙，彼此相通。各间隙内均为疏松结缔组织所充满。间隙感染时，可局限于一个间隙，也可沿间隙扩散，由近及远波及一个或数个间隙。此处主要介绍下述两个间隙（图 1-19）。

1. **咬肌间隙**（masseter space） 为位于咬肌与下颌支之间的狭隙。咬肌的血管、神经通过下颌切迹穿入此间隙，从深面进入咬肌。咬肌间隙下部前邻下颌第 3 磨牙，后为腮腺，许多牙源性感染如第 3 磨牙牙周炎、牙槽脓肿、下颌骨骨髓炎等均有可

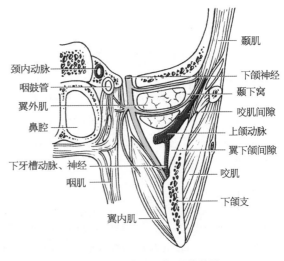

图 1-19 面部的间隙（冠状断面）

能扩散至此间隙。

2. 翼下颌间隙（pterygomandibular space）　为位于下颌支与翼内肌之间的间隙，与咬肌间隙仅隔下颌支，两间隙经下颌切迹相通。此间隙前邻颊肌，后为腮腺，内有舌神经、下牙槽神经和下牙槽动、静脉通过。下牙槽神经阻滞，即注射麻醉药液于此间隙内。牙源性感染常累及此间隙。

第四节　头部的解剖操作

一、解剖颅部

（一）解剖颅顶部软组织

1. 剥离皮肤和浅筋膜　将颅顶正中切口向后延长至枕外隆凸，自颅顶中央翻开 4 个皮片，暴露帽状腱膜。查证颅顶部皮肤借浅筋膜内的结缔组织与帽状腱膜紧密相连，共同形成头皮，不易剥离。

2. 观察帽状腱膜　该腱膜前连枕额肌的额腹，后连枕额肌的枕腹。进一步修洁枕额肌额腹，暴露帽状腱膜的前缘。沿已剖出的滑车上神经和眶上神经及血管向上清理、追踪。

3. 探查腱膜下间隙　沿上述皮肤切口方向切开帽状腱膜，将刀柄插入腱膜下疏松结缔组织中，探查并验证其深面与颅骨外膜之间的腱膜下间隙，将腱膜与颅骨外膜分开。

4. 剖查颅骨外膜　用同样方法切开颅骨外膜，用刀柄插入颅骨外膜深面探查，可见颅骨外膜与骨缝连接紧密，与骨面则连接疏松易于分离。

（二）开颅

前平眉弓上方约 0.5 cm 处，后平枕外隆凸，作一环形线，沿此线将颅骨锯开。此线对应的颞区的骨壁较薄，而在眉弓上方、枕外隆凸和上项线处的骨壁则较厚。锯开颅骨后，先用骨凿或丁字形开颅器插入锯开的缝内，用力撬开颅盖，使颅盖内面与硬脑膜分离。

（三）解剖硬脑膜

（1）查看脑膜中动脉的走行及其前支经过翼点内面的情况。在正中矢状线剪开上矢状窦，寻认突入窦腔的蛛网膜粒。

（2）沿上矢状窦两侧自前向后剪开硬脑膜，再于上述切口中点向两侧呈冠状位切开硬脑膜至耳上方，切断所有进入上矢状窦的大脑上静脉，将硬脑膜作 4 片翻向外下方。

（3）在颅前窝，将额叶轻轻撬起，切断大脑镰在鸡冠的附着点，拉大脑镰向后至其与小脑幕的相连处。

（四）取脑

1. 切断第Ⅰ对脑神经　将头自然后仰下垂，用手指插入额叶与颅前窝之间，轻轻地使额叶与颅前窝分开，当看到嗅球和嗅束后，紧贴嗅球下面切断嗅丝。

2. 切断第Ⅱ、Ⅲ、Ⅳ对脑神经　将额叶继续与颅底分开，看清视神经、视交叉及其后方的漏斗、后外侧的颈内动脉,用刀深入颅底,紧靠视神经管处切断视神经,然后再切断漏斗和两侧的颈内动脉。在漏斗的后方可见鞍背及其向两侧突起的后床突,切断位于后床突外侧的动眼神经和滑车神经。

3. 处理小脑膜 将标本头部转向左侧,切断注入右侧横窦的大脑下静脉,将右侧颞叶前端自颅中窝轻轻推出,使之离开颅中窝,自颞叶与颅中窝的缝隙中辨认小脑膜在颞骨岩部的附着缘,自小脑膜附着缘的前端向后外方切断之。在后方托起枕叶,继续沿横窦沟切断小脑膜后缘直至窦汇处。用相同的方法处理左侧小脑膜。

4. 切断第Ⅴ、Ⅵ、Ⅶ、Ⅷ对脑神经 将额叶和颞叶轻轻向后掀起,使脑桥和延髓腹侧离开斜坡。在颞骨岩部尖端附近,切断三叉神经根。在三叉神经根的下方内侧,切断展神经根。在展神经根的后外方、颞骨岩部后面,切断出入内耳门的面神经和前庭蜗神经根。

5. 切断后 4 对脑神经 用刀伸入颅底枕骨大孔的前外侧,切断穿经颈静脉孔的颈内静脉及舌咽神经、迷走神经和副神经。在延髓前外方切断舌下神经根。在舌下神经根的内侧用刀伸向椎管,于枕骨大孔水平切断左、右椎动脉和脊髓后取出脑。

二、解剖面部

(一) 皮肤切口

标本仰卧,肩下垫木枕,使面部略抬高。由于面部皮肤太薄,切口不宜过深(图绪-5)。

1. 正中矢状切口 从颅顶中央部开始向下经眉间、鼻背、人中至上唇上缘,再由下唇下缘至下颌骨体下缘中点。

2. 冠状切口 自颅顶中央向两侧至耳郭根部上方作一冠状切口。

3. 上横切口 从鼻根中点向外到眼内眦,沿上、下睑缘环切到眼外眦,并继续向外到耳前作一横切口。

4. 下横切口 自下颌骨下缘的中点,沿下颌骨体下缘、下颌角至乳突作一横切口。

5. 环形切口 沿唇红缘、鼻孔周缘,各作一环形切口。

(二) 解剖面部浅层结构

1. 解剖面肌 依次修洁出眼轮匝肌、枕额肌额腹、口轮匝肌、提上唇肌、降口角肌以及口角外侧深部的颊肌和下部的颈阔肌等。解剖时,尽可能注意保留穿经面肌达浅层的血管和神经分支。

2. 解剖面动、静脉 在咬肌前缘与下颌骨下缘交点处寻找面动脉及伴行其后外方的面静脉,并向内上方追踪,可见其经口角、鼻翼外侧延续为内眦血管。依次解剖出面动脉的分支:下唇动脉、上唇动脉和它的终支内眦动脉。在颊肌的表面寻找面静脉与翼静脉丛交通的面深静脉。

3. 解剖眶上、下神经和颏神经

(1) 在眶上缘中、内 1/3 交界处,小心分离眼轮匝肌和额肌,寻找从眶上孔(或切迹)穿出的眶上神经和血管,并在其内侧 0.5~1 cm 处找出滑车上神经和血管。

(2) 在眶下缘中点下方约 1 cm 处纵行切开提上唇肌,找出穿眶下孔而出的眶下神经及其伴行血管。

（3）在口角处向下翻开降口角肌，再在其深面距正中线 2～3 cm 处寻认穿颏孔而出的颏神经及其伴行血管。

（三）解剖腮腺咬肌区和颞肌

1. 解剖腮腺咬肌筋膜及腮腺管　在咬肌后缘浅面，颧弓下方辨认腮腺，剥掉其表面的腮腺咬肌筋膜及腮腺浅淋巴结。在腮腺前缘，平颧弓下缘 1 cm 处寻认横过咬肌表面的腮腺管，此管至咬肌前缘处呈直角转折向内穿颊肌。

2. 解剖腮腺上缘、前缘和下端的结构

（1）在腮腺上缘由后向前依次找出耳颞神经、颞浅动脉、颞浅静脉以及越过颧弓上行的面神经颞支和越过颧骨上行的颧支。

（2）在腮腺前缘上部，腮腺管上、下方找出面神经的颊支及位于管上方与颊支伴行的面横动、静脉，在腮腺前缘下部找出沿下颌骨体下缘走行并跨越面动、静脉浅面的面神经的下颌缘支。

（3）在腮腺下端找出穿行于颈阔肌深面的面神经颈支，寻认下颌后静脉前支，并向下追踪至与面静脉汇合处。

3. 解剖穿经腮腺的结构

（1）解剖面神经主干：沿面神经分支和颞浅血管分离腮腺实质，可见面神经分支交织成丛。将剥离的腮腺浅部连同腮腺管翻向前，剔除腮腺深部的腺组织暴露面神经上、下干和主干至其穿出茎乳孔处。

（2）解剖下颌后静脉：该静脉位于面神经丛的深面，向下分为前、后两支，前支汇入面静脉，后支与耳后静脉、枕静脉汇合注入颈外静脉。

（3）解剖颈外动脉及其分支：颈外动脉由颈部入下颌后窝，从深面穿入腮腺，行于下颌后静脉的内侧，剖出其分支：枕动脉、耳后动脉、颞浅动脉和上颌动脉的起始处。

（4）解剖耳颞神经：该神经在腮腺深面上行，从其上缘处穿出至颞区。

（5）辨认腮腺床诸结构：位于腮腺深面的颈内动、静脉，茎突及茎突诸肌和后 4 对脑神经，它们共同组成腮腺床。

4. 解剖咬肌　除去咬肌表面的筋膜及残余腮腺组织，观察咬肌的起止和纤维方向。于咬肌起点的前、后缘锯断颧弓，将颧弓带咬肌边剥离边向下翻，切断经下颌切迹处进入咬肌的血管和神经，继续将咬肌翻至下颌角处，观察咬肌间隙。

5. 解剖颞肌　在尽量保留行于浅筋膜内的颞浅动、静脉和耳颞神经的前提下，修洁颞筋膜。并沿上颞线切开颞筋膜，由前向后翻起，暴露颞肌，观察其起止、形态。斜形锯断冠突，将冠突连着颞肌止端向上翻起，用刀柄钝性剥离起自颞窝的颞肌纤维，找出经颞肌深面、贴颅骨表面上行的颞深神经和血管。

（四）解剖面侧深区

1. 暴露面侧深区

（1）剪断下颌颈：用刀柄自下颌颈后缘深面插入，使其与深面的软组织分离。紧靠颞下颌关节下方用肋骨剪剪断下颌颈。

（2）锯断下颌骨体：于正中线旁 1 cm 处锯断下颌体，切断翼内肌在下颌角内面的止点，紧靠下颌孔剪断下牙槽神经和血管。

（3）切断下颌舌骨肌：清理并游离面动、静脉后，沿下颌骨体下缘切断下颌舌骨肌。

（4）除去下颌骨：经口腔前庭切断唇、颊与下颌骨体的联系，除去已游离的一段下颌骨。

2. 观察翼内、外肌 察看其位置、起止和走行，并查看翼静脉丛及其属支。

3. 解剖上颌动脉及其分支 上颌动脉自颈外动脉发出后经下颌颈深面向前内行，经颞下窝至翼腭窝，全长分为3段。

第1段自下颌颈至翼外肌下缘，主要分支有脑膜中动脉和下牙槽动脉。向上追踪脑膜中动脉经翼外肌深面至棘孔，向下追踪下牙槽动脉至下颌孔与同名神经一起进入下颌管。

第2段通常行经翼外肌的浅面，有时通过翼外肌下头的深面，其分支至咀嚼肌和颊肌。

第3段经翼外肌两头之间进入翼腭窝，其终支为眶下动脉和上牙槽动脉。

4. 解剖下颌神经及其分支

（1）解剖颊神经：可见颊神经于翼外肌两头之间穿出行向前下至颊肌的表面。

（2）解剖耳颞神经：切断翼外肌的止点，寻找耳颞神经，查看耳颞神经的两个根夹持着脑膜中动脉，合成一干，向后经髁突的内侧至下颌后窝穿腮腺至颞部。

（3）解剖舌神经和鼓索：在下牙槽神经的前方，翼内肌表面的脂肪组织内找出舌神经，向下追踪至舌骨舌肌表面。翻起翼外肌，在舌神经的后缘与颅底之间寻认向前下方汇入舌神经的鼓索。

（4）解剖下牙槽神经：下牙槽神经自翼外肌下缘处向下，与同名血管伴行至下颌孔进入下颌管。在进入下颌孔的稍上方发出下颌舌骨肌神经。

【临床应用】

一、颞浅动脉的临床应用

颞浅动脉在耳屏前方的位置恒定而浅表，是临床上常用的摸搏点和压迫止血部位。颞浅动脉管径粗大且具有较大的扩张性，在颈内、外动脉吻合时，为理想的供血动脉。在颌面部恶性肿瘤患者，还可经该动脉逆行插管注入化疗药物。颞浅动脉、上颌动脉和颈外动脉三者的位置关系对逆行性插管术关系重要。多数颞浅动脉与颈外动脉呈一直线，但少数可呈一定角度（120°~170°），尤其老年人的颞浅动脉多迂曲，以致与颈外动脉分叉点之间形成距离，这是决定插管长度的重要标志。此外，颞浅动脉顶支的管径（约1.7 mm）和长度都适合颅内、外搭桥术中使用。

二、腮腺解剖的临床应用

由于腮腺鞘与腺体结合紧密并发出小隔分隔腮腺，故当腺体化脓时可使腮腺小叶成为独立散在的小脓灶。腮腺鞘浅层厚，深层薄，腮腺化脓时脓肿不易穿透浅层，而易穿透深层向深部蔓延，形成咽旁脓肿或向颈部蔓延。由于腮腺紧邻外耳道，故腮腺脓肿常可蔓延至外耳道和中耳。腮腺肿胀可压迫耳垂使其移向外上方，此为腮腺肿胀特有的体征。腮腺脓肿切开引流时，应避免损伤面神经和形成腮腺瘘。

腮腺切除术时,保留面神经是首要问题。一般采用两种方法保留面神经:一是在外耳道下方剥离腮腺鞘直达乳突前方显露面神经主干,再向远端分离其分支。二是在咬肌前缘下颌体下缘,面动、静脉的浅面找出面神经的下颌缘支,然后沿此支向后上深入腮腺追踪面神经主干,再分离其他分支后切除腮腺。

三、颅底骨折

颅底结构复杂,有许多孔、裂和管,有重要的血管、神经通过,颅底又与硬脑膜愈着紧密,故颅底骨折常伴有血管、神经损伤和硬脑膜撕裂。

1. 颅前窝骨折 颅前窝骨折涉及筛板时,常伴有脑膜和鼻腔顶部的黏膜撕裂,引起鼻衄和脑脊液流出,若伤及嗅神经可导致嗅觉丧失;若骨折线经过额骨眶板时,则可见球结膜下出血或眶周淤血,额窦亦常受累。

2. 颅中窝骨折 由于颅中窝孔、裂和腔隙较多,是颅底骨折的好发部位,骨折多发生在蝶骨中部和颞骨岩部。当蝶骨中部骨折时,常伤及脑膜和蝶窦黏膜而致蝶窦与蛛网膜下隙相通,血性脑脊液经鼻腔流出;当伤及颈内动脉和海绵窦时,可形成动静脉瘘而引起眼静脉淤血,出现搏动性突眼症状;如累及穿过窦内和窦壁的神经时,可出现眼球运动障碍及三叉神经刺激症状;当颞骨岩部骨折伴有鼓膜撕裂时,血性脑脊液可经外耳道溢出,穿经岩部内的面神经和前庭蜗神经亦可受累。

3. 颅后窝骨折 颅后窝骨质较厚,发生骨折也较少。当颅后窝确有骨折时,骨折线常在枕骨大孔附近,后果极为严重。如有小脑或延髓受累时,可出现相应的症状,骨折数日后乳突部皮下可出现瘀斑。枕底骨折常不易查出,常在伤后数小时,逐渐在乳突、枕下及颈部出现血斑,这时才考虑枕底骨折。

四、小脑幕切迹疝

附着于前床突的小脑幕切迹与鞍背所围成的孔为小脑幕孔,此孔有中脑的上丘、大脑脚和动眼神经等通过。中脑周围与小脑幕孔之间,有蛛网膜下隙形成的含有脑脊液的脑池。小脑幕孔的上方有颞叶内侧面的海马旁回和钩越过。当幕上颅内压力过高时,海马旁回和钩可向下被挤入小脑幕孔;当幕下压力过高时,小脑蚓部或小脑前叶可向上被挤入小脑幕孔,形成小脑幕切迹疝。小脑幕切迹疝除阻断脑脊液循环造成脑积水外,还可压迫邻近结构,如动眼神经、滑车神经、展神经和大脑脚等,出现相应的临床症状。

【课程思政】

执着坚守神经外科生命禁区的王忠诚院士

王忠诚,山东烟台人,中国工程院院士,中国神经外科事业的开拓者和创始人之一。1950年毕业于北京大学医学院,半个多世纪以来,王忠诚院士奋战在神经外科第一线,他是全球唯

——一位完成逾万例开颅手术的医生,被人们誉为"万颅之魂"。

王忠诚院士把大半生的精力无私奉献给新中国的神经外科事业,他的崇高医德体现了我国医务工作者的精神风貌,其先后获得何梁何利基金科学与技术成就奖、白求恩奖章、第 12 届世界神经外科最高奖、2008 年度国家最高科学技术奖、2019 年"最美奋斗者"荣誉称号。

本书配套数字教学资源

微信扫描二维码,加入局部解剖学读者交流圈,获取配套教学视频、学习课件、课后习题和沟通交流平台等板块内容,夯实基础知识

第二章
颈　部

导学

1. **掌握**　颈部的境界与分区,体表标志;颈丛皮支;颈筋膜的层次;颈动脉三角的境界及内容;颈动脉鞘的组成及其内容物;锁骨下动脉的分段及其分支分布;椎动脉三角的境界及内容;臂丛的组成及分支分布。

2. **熟悉**　下颌下三角、肌三角、枕三角、锁骨上三角的境界及内容;颈襻的组成、位置;颈交感干的组成、位置及分支分布;甲状腺上、下动脉与喉上、下动脉的关系及意义。

第一节　概　述

颈部以脊柱颈段为支柱,位于头部、胸部与上肢之间。颈部前方正中有呼吸道和消化管的颈段;颈部两侧有纵向走行的大血管和神经;颈根部有胸膜顶、肺尖以及往返于颈部、胸部和上肢之间的动脉、静脉、淋巴管、神经以及气管和食管等。

颈部各结构之间有疏松结缔组织填充,形成筋膜鞘和诸多筋膜间隙。颈部肌肉分为颈浅肌群,舌骨上、下肌群和颈深肌群,可使头、颈灵活运动,并参与呼吸、吞咽和发音等。颈部淋巴结较多,主要沿浅静脉和深部血管、神经排列,肿瘤转移时常易受累,手术清除淋巴结时应避免损伤血管、神经等。

一、境界与分区

1. 境界　颈部上界即头部下界,以下颌骨下缘、下颌角、乳突尖、上项线和枕外隆凸的连线与头部分界;下界以胸骨颈静脉切迹、胸锁关节、锁骨上缘和肩峰至第7颈椎棘突的连线与胸部及上肢分界。

2. 分区　颈部分为固有颈部和项部两部分。位于两侧斜方肌前缘之间和脊柱颈部前方称固有颈部,即通常所指的颈部;两侧斜方肌前缘与脊柱颈部后方的部分称项部,为脊柱区的一部分(见脊柱区)。

固有颈部分颈前区、颈外侧区和胸锁乳突肌区(图2-1)。

(1)颈前区:上界为下颌骨下缘,下界为胸骨柄上缘,两侧界为胸锁乳突肌前缘。颈前区以舌骨为界分成舌骨上区、舌骨下区;舌骨上区含颏下三角和左、右下颌下三角;舌骨下区含左、右颈动脉三角和肌三角。

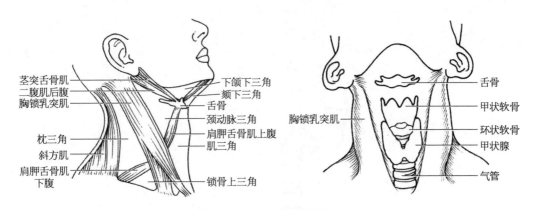

图 2-1 颈部分区及体表标志

（2）颈外侧区：位于胸锁乳突肌后缘、斜方肌前缘和锁骨中 1/3 上缘之间。肩胛舌骨肌下腹将颈外侧区分为上部较大的枕三角和下部较小的锁骨上三角。

（3）胸锁乳突肌区：即胸锁乳突肌前、后缘之间的区域。

二、表面解剖

（一）体表标志

1. 舌骨（hyoid bone） 位于颏隆突的下后方，平对第 3、第 4 颈椎之间的椎间盘（图 2-1）。于前正中线、舌骨体上缘凹陷处为廉泉穴所在。

2. 甲状软骨（thyroid cartilage） 位于舌骨下方（图 2-1）。甲状软骨上缘约平第 4 颈椎高度，颈总动脉在此处分为颈内、外动脉。成年男子甲状软骨左、右板融合处的上端向前突出，形成喉结。喉结旁开 1.5 寸为人迎穴所在。

3. 环状软骨（cricoid cartilage） 位于甲状软骨下方（图 2-1）。环状软骨弓两侧平对第 6 颈椎横突，此处是喉与气管、咽与食管的分界标志，还可作为计数气管环的标志。

4. 颈动脉结节（carotid tubercle） 即第 6 颈椎横突前结节。因颈总动脉行经其前方而得名。平环状软骨弓向后压迫，可暂时阻断颈总动脉血流。

5. 胸锁乳突肌（sternocleidomastoid） 是颈部的重要标志（图 2-1）。胸锁乳突肌的胸骨头、锁骨头与锁骨上缘之间的小凹陷为锁骨上小窝（lesser supraclavicular fossa）。胸锁乳突肌后缘中点处是颈丛皮支浅出至浅筋膜的集中点，故又称神经点，为颈部皮肤浸润麻醉的阻滞点。

6. 胸骨上窝（suprasternal fossa） 是位于胸骨颈静脉切迹上方的凹陷，在此可触及气管颈段。于前正中线上、胸骨上窝中央为天突穴所在。

7. 锁骨上大窝（greater supraclavicular fossa） 是位于锁骨中 1/3 上方的凹陷，在窝底可触及锁骨下动脉的搏动、臂丛和第 1 肋。此窝中央为缺盆穴所在。

（二）体表投影

1. 颈总动脉（common carotid artery）和颈外动脉（external carotid artery） 由乳突尖与下颌角连线的中点，右侧至右胸锁关节、左侧至左锁骨上小窝作一连线，该线以甲状软骨上缘为界，上段为颈外动脉的体表投影，下段为颈总动脉的体表投影（图 2-2）。

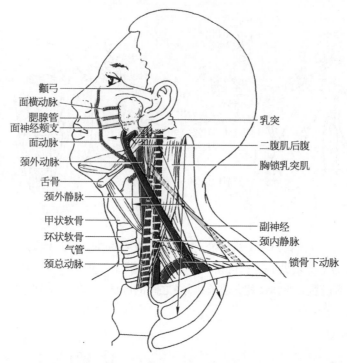

图 2-2　颈部有关器官的体表投影

2. 锁骨下动脉（subclavian artery）　右侧自右胸锁关节、左侧自左锁骨上小窝向外上至锁骨上缘中点画一弓形线，弓形线的最高点距锁骨上缘约 1 cm，即为锁骨下动脉的体表投影（图 2-2）。

3. 颈外静脉（external jugular vein）　下颌角至锁骨中点的连线（图 2-2）。颈外静脉是小儿静脉穿刺的常用部位之一。

4. 副神经（accessory nerve）　自乳突尖与下颌角连线的中点，经胸锁乳突肌后缘中、上 1/3 交点，至斜方肌前缘中、下 1/3 交点的连线（图 2-2）。

5. 臂丛（brachial plexus）　自胸锁乳突肌后缘中、下 1/3 交点至锁骨中、外 1/3 交点稍内侧的连线。臂丛在锁骨中点上方比较集中，位置浅表，易于触及，常作为臂丛锁骨上入路阻滞麻醉的部位。

6. 胸膜顶（cupula of pleura）和肺尖（apex of lung）　位于锁骨内侧 1/3 段上方，最高点距锁骨上缘 2～3 cm。

第二节　颈部的层次结构

一、浅层结构

（一）皮肤

颈部皮肤较薄，移动性较大，皮纹呈横向走行，手术时常采用横切口，以利于皮肤愈合和术后不留瘢痕。

(二) 浅筋膜

颈部浅筋膜为薄层含有脂肪的疏松结缔组织,内有颈阔肌、浅静脉、皮神经等。

1. 颈阔肌(platysma) 是位于颈前外侧部浅筋膜内的一菲薄皮肌,其发育程度,个体差异较大,少数人缺如。颈阔肌深面的浅筋膜内有颈前静脉、颈外静脉、颈外侧浅淋巴结、颈丛皮支和面神经的颈支等(图2-3)。

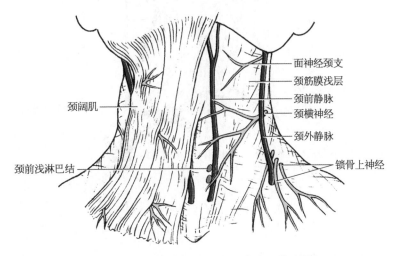

图2-3 颈阔肌及颈部浅层结构(左侧颈阔肌已切除)

2. 浅静脉(图2-4)

(1) 颈前静脉(anterior jugular vein):由颏部小静脉汇合而成,沿颈前正中线两侧下行,至锁骨上方转向外侧,经胸锁乳突肌下份的深面汇入颈外静脉末端或锁骨下静脉。左、右颈前静脉在胸骨上间隙内借一横支相吻合,称颈静脉弓。若左、右颈前静脉合为1支,沿颈前正中线下行,则称颈前正中静脉。

(2) 颈外静脉(external jugular vein):由耳后静脉、枕静脉与下颌后静脉后支等在下颌角附近汇合而成。沿胸锁乳突肌表面斜行下行,于锁骨中点上方约3 cm处穿颈筋膜,汇入锁骨下静脉或静脉角。颈外静脉与颈筋膜紧密结合,当静脉壁受伤破裂时,可导致气体栓塞。当上腔静脉血回流受阻时(如右心衰竭),可致颈外静脉怒张。

3. 神经(图2-4)

(1) 颈丛皮支:共有4条,均于胸锁乳突肌后缘中点穿颈筋膜浅出至浅筋膜,主要分布于颈部、肩部和胸前壁上部皮肤。① 枕小神经勾绕副神经后,沿胸锁乳突肌后缘上升,分布至枕部及耳郭背面上部的皮肤。② 耳大神经较粗大,沿胸锁乳突肌表面伴颈外静脉上行,分布至耳郭及腮腺区皮肤。③ 颈横神经横过胸锁乳突肌中份,穿颈阔肌浅面向前,分布至颈前区皮肤。④ 锁骨上神经分为3支行向外下方,在锁骨上缘处浅出,分布至颈前外侧部、胸前壁上部和肩部等处皮肤。

(2) 面神经颈支:自腮腺下端穿出后,入颈阔肌深面,行向前下方,支配该肌。

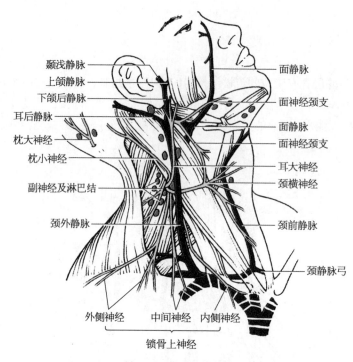

图 2-4 颈部浅层结构

二、颈筋膜及筋膜间隙

（一）颈筋膜

颈筋膜（cervical fascia）即颈深筋膜，包绕颈、项部的诸肌和器官，并在血管和神经周围形成筋膜鞘及筋膜间隙。颈筋膜可分为浅、中、深3层（图 2-5、图 2-6）。

1. 浅层　又称封套筋膜（investing fascia），围绕整个颈部，向两侧包绕斜方肌和胸锁乳突肌，形成两肌的筋膜鞘；向后附着于项韧带和第 7 颈椎棘突；向前于颈前正中线处左、右相延续，形成一个完整的封套结构。此筋膜在下颌下三角和腮腺区分为两层，包裹下颌下腺和腮腺，形成两腺的腺鞘。该筋膜在胸骨柄上方分为前、后两层，向下分别附着于颈静脉切迹的前、后缘。

2. 中层　又称内脏筋膜。此筋膜位于舌骨下肌群深面，包裹咽、食管颈部、喉、气管颈部、甲状腺和甲状旁腺等器官，并形成甲状腺鞘（假被膜）。在甲状腺与气管、食管上端邻接处，腺鞘后层增厚形成甲状腺悬韧带。前下部覆盖于气管者称气管前筋膜（pretracheal fascia）；后上部覆盖颊肌和咽缩肌者称颊咽筋膜（buccopharyngeal fascia）。气管前筋膜向上附于环状软骨弓、甲状软骨斜线及舌骨，向下经气管前方入胸腔与纤维心包相续。

3. 深层　又称椎前筋膜（prevertebral fascia），位于颈深肌群浅面，向上附着于颅底，向下续于前纵韧带和胸内筋膜。两侧覆盖臂丛、颈交感干、膈神经、锁骨下动脉及锁骨下静脉。此筋膜向下外方，由斜角肌间隙开始，包裹锁骨下动、静脉及臂丛，并向腋窝走行，形成腋鞘。

4. 颈动脉鞘（carotid sheath）　是颈筋膜在颈部大血管和迷走神经周围形成的筋膜鞘，上起自颅底，下续连纵隔。鞘内包裹有颈总动脉、颈内动脉、颈内静脉和迷走神经等。

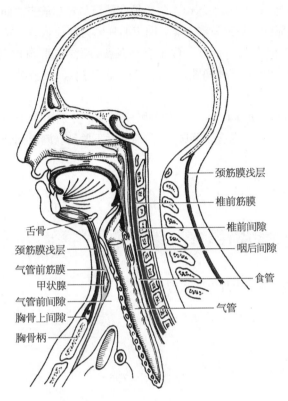

图 2-5　颈筋膜(正中矢状切)

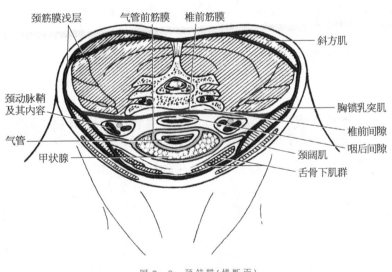

图 2-6　颈筋膜(横断面)

(二) 筋膜间隙及其交通

1. 气管前间隙(pretracheal space)　位于气管前筋膜与气管颈部之间(图 2-5)。上至舌骨,下通上纵隔,内有甲状腺最下动脉、甲状腺下静脉、甲状腺奇静脉丛、头臂干及左头臂静脉,小儿还有胸腺上部。

2. 咽后间隙（retropharyngeal space）　位于椎前筋膜与颊咽筋膜之间（图2-5、图2-6），其延伸至咽侧壁外侧的部分为咽旁间隙。咽后间隙的外侧为颈动脉鞘，向下与后纵隔相通。

3. 椎前间隙（prevertebral space）　位于脊柱颈部，颈深肌群与椎前筋膜之间（图2-5、图2-6）。颈椎结核脓肿多积于此间隙，可向两侧至颈外侧区，经腋鞘扩散至腋窝。脓肿溃破后，可经咽后间隙向下至后纵隔。

4. 胸骨上间隙（suprasternal space）　颈筋膜浅层向下分别附着于胸骨柄前、后缘，两层之间则为胸骨上间隙（图2-5），内有颈静脉弓、颈前静脉下段、胸锁乳突肌胸骨头、淋巴结及脂肪组织等。

第三节　颈前区

颈前区以舌骨为界，分为舌骨上区和舌骨下区。

一、舌骨上区

舌骨上区包括两侧对称的下颌下三角和单一的颏下三角。

（一）下颌下三角

1. 境界　下颌下三角（submandibular triangle）由下颌骨体下缘与二腹肌前、后腹围成，故又称二腹肌三角（图2-1）。此三角浅面有皮肤、浅筋膜、颈阔肌和颈筋膜浅层；深面有下颌舌骨肌、舌骨舌肌和咽中缩肌（表2-1）。

表2-1　舌骨上肌群

名　称	起　点	止　点	作　用	神经支配
下颌舌骨肌	下颌骨内面颌舌线	下颌舌骨肌缝、舌骨体	拉舌骨向前上	下颌舌骨肌神经（三叉神经）
二腹肌	乳突切迹	下颌骨二腹肌窝	降下颌骨，上提舌骨	前腹：三叉神经后腹：面神经
茎突舌骨肌	茎突根部	舌骨大角基部	拉舌骨向后上	面神经
颏舌骨肌	下颌骨颏棘	舌骨体	上提舌骨	舌下神经

2. 内容　主要有下颌下腺、血管、神经和淋巴结等。

（1）下颌下腺（submandibular gland）：包裹在由颈筋膜浅层所形成的筋膜鞘内。此腺呈"U"形夹住下颌舌骨肌后缘，分为浅、深两部。浅部较大，位于下颌舌骨肌浅面，深部位于该肌的后缘和深面。下颌下腺管由腺深部的前端发出，经下颌舌骨肌的深面前行，开口于舌下阜（图2-7）。

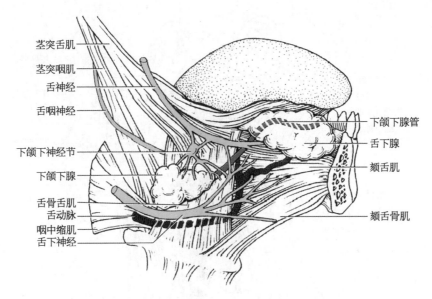

图2-7 下颌下三角的内容(下颌骨右半和部分下颌下腺已切除)

(2) **血管、淋巴结和神经：** ① **面动脉**平舌骨大角起自颈外动脉,经二腹肌后腹的深面进入本三角,沿下颌下腺深面前行,至咬肌前缘处绕过下颌骨体下缘至面部。② **舌动脉**起自颈外动脉,前行至舌骨舌肌后缘深面入舌。③ **下颌下淋巴结**位于下颌下腺周围,有4～6个。④ **舌下神经**在下颌下腺的内下方,行于舌骨舌肌表面,它与二腹肌中间腱之间有舌动脉及其伴行静脉。⑤ **舌神经**从下颌下三角后部达下颌下腺上内侧,经下颌下腺深部内上方与舌骨舌肌之间前行入舌。⑥ **下颌下神经节**位于下颌下腺深部上方和舌神经下方,上方连于舌神经,向下发出分支至下颌下腺和舌下腺。

(二) 颏下三角

1. 境界　颏下三角(submental triangle)是由左、右二腹肌前腹与舌骨体围成的三角区。其浅面为皮肤、浅筋膜及颈筋膜浅层,深面由两侧的下颌舌骨肌及其筋膜构成。

2. 内容　此三角内有1～3个颏下淋巴结。

二、舌骨下区

舌骨下区包括左、右颈动脉三角和肌三角。

(一) 颈动脉三角

1. 境界　颈动脉三角(carotid triangle)由胸锁乳突肌上份前缘、肩胛舌骨肌上腹和二腹肌后腹围成。其浅面有皮肤、浅筋膜、颈阔肌及颈筋膜浅层,深面为椎前筋膜,内侧是咽侧壁及其筋膜。

2. 内容　颈动脉三角内有颈总动脉及其分支、颈内静脉及其属支、舌下神经及其降支、迷走神经及其分支、副神经及部分颈深淋巴结等(图2-8)。

(1) 动脉：① 颈总动脉位于颈内静脉内侧,约平甲状软骨上缘处分为颈内动脉和颈外动脉。颈总动脉末端和颈内动脉起始部的膨大部分为颈动脉窦,窦壁内有压力感受器,可反射性

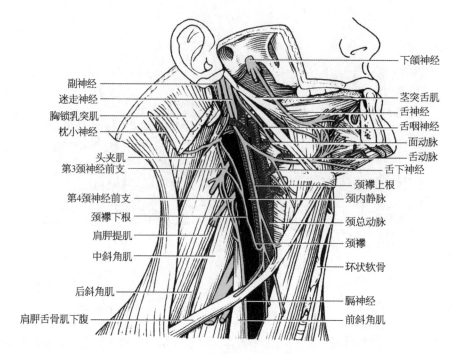

左侧标注（从上到下）：
副神经
迷走神经
胸锁乳突肌
枕小神经
头夹肌
第3颈神经前支
第4颈神经前支
颈襻下根
肩胛提肌
中斜角肌
后斜角肌
肩胛舌骨肌下腹

右侧标注（从上到下）：
下颌神经
茎突舌肌
舌神经
舌咽神经
面动脉
舌动脉
舌下神经
颈襻上根
颈内静脉
颈总动脉
颈襻
环状软骨
膈神经
前斜角肌

图 2-8　颈动脉三角的内容

调节血压。在颈总动脉分叉处的后方,借结缔组织连有一米粒大小的扁椭圆形小体,称**颈动脉小球**,是化学感受器,可反射性调节呼吸。② **颈外动脉**于颈内动脉前内侧上行,从甲状软骨上缘至舌骨大角处自前壁由下而上依次发出甲状腺上动脉、舌动脉和面动脉;近二腹肌后腹下缘处向后上发出枕动脉;自起始部内侧壁向上发出细小的咽升动脉。③ **颈内动脉**由颈总动脉发出后,自颈外动脉的后外方行至其后方,该动脉在颈部无分支。

　　(2) **静脉**:颈内静脉位于颈总动脉和颈内动脉的外侧,大部分被胸锁乳突肌覆盖。其颈部的属支自上至下依次为面静脉、舌静脉和甲状腺上、中静脉。

　　(3) **神经**:① **舌下神经**从二腹肌后腹深面进入颈动脉三角,呈弓形向前越过颈内、外动脉浅面,再经二腹肌后腹深面进入下颌下三角。该神经在弓形处向下发出降支,称颈襻上根。② **副神经**经二腹肌后腹深面入颈动脉三角的后上角,再经颈内动、静脉之间行向后外侧,至胸锁乳突肌上份穿入该肌,并发出分支支配该肌。③ **迷走神经**行于颈动脉鞘内,沿颈内静脉和颈内动脉及颈总动脉之间的后方下降。在迷走神经上端的下神经节处发出喉上神经,在颈动脉三角还发出颈心支,沿颈总动脉表面下降,入胸腔参与组成心丛(图 2-9)。

　　(4) **二腹肌后腹**:是颈动脉三角与下颌下三角的分界标志,也是颈部及颌面部手术的主要标志。其表面有耳大神经、下颌后静脉及面神经颈支等,深面有颈内动脉、颈内静脉、颈外动脉、迷走神经、副神经、舌下神经及颈交感干等;其上缘有耳后动脉、面神经及舌咽神经等,下缘有枕动脉和舌下神经等。

　　(二) 肌三角

　　1. **境界**　**肌三角**(muscular triangle)位于颈前正中线、胸锁乳突肌下部前缘和肩胛舌骨肌上腹之间。其浅面的结构由浅入深依次有皮肤、浅筋膜、颈阔肌、颈前静脉、皮神经和颈筋膜浅

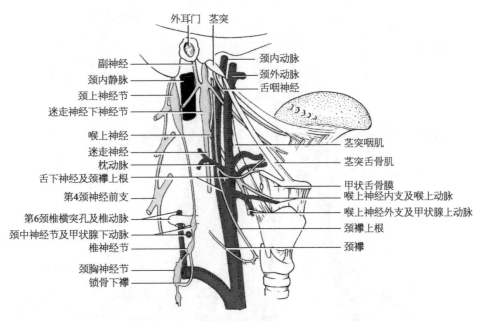

图2-9 颈内、外动脉与脑神经的关系

层,深面为椎前筋膜。

2. 内容 肌三角内浅层有胸骨舌骨肌和肩胛舌骨肌上腹,深层有胸骨甲状肌和甲状舌骨肌(表2-2),在气管前筋膜深部有甲状腺、甲状旁腺、气管颈部和食管颈部等器官(图2-10)。

表2-2 舌骨下肌群

名 称	起 点	止 点	作 用	神经支配
胸骨舌骨肌	胸骨柄及锁骨内侧端后面	舌骨体内侧半	下拉舌骨	颈襻(C_{1-3})
肩胛舌骨肌	肩胛骨上缘、肩胛横韧带	舌骨体外侧半	下拉舌骨	颈襻(C_{1-3})
胸骨甲状肌	胸骨柄、第1肋后面	甲状软骨板斜线	下拉甲状软骨	颈襻(C_{1-3})
甲状舌骨肌	甲状软骨板斜线	舌骨体与大角交界处	下拉舌骨	舌下神经(C_{1-2})

(1) **甲状腺**(thyroid gland)

1) 形态与被膜:甲状腺呈"H"形,分为左、右侧叶及其相连的甲状腺峡。从甲状腺峡向上伸出长短不一的锥状叶(约70%)。甲状腺被气管前筋膜包裹,形成**甲状腺鞘**,又称**甲状腺假被膜**;甲状腺自身的外膜称**真被膜**,即纤维囊。纤维囊与甲状腺鞘之间形成的间隙为**囊鞘间隙**,内有疏松结缔组织、血管、神经及甲状旁腺。假被膜内侧增厚形成的**甲状腺悬韧带**,将甲状腺固定于喉及气管壁上。因此,当吞咽时,甲状腺可随喉的活动上、下移动。

2) 位置与毗邻:甲状腺的两侧叶位于喉下部和气管颈部的前外侧,上极达甲状软骨中部,下极至第6气管软骨环。甲状腺峡通常位于第2～4气管软骨前方。甲状腺前面由浅入深依次为皮肤、浅筋膜、颈筋膜浅层、舌骨下肌群和气管前筋膜;左、右侧叶的后内侧邻近喉与气管、咽与食管以及喉返神经;侧叶的后外侧与颈动脉鞘及颈交感干相邻。当甲状腺肿大时,如向后

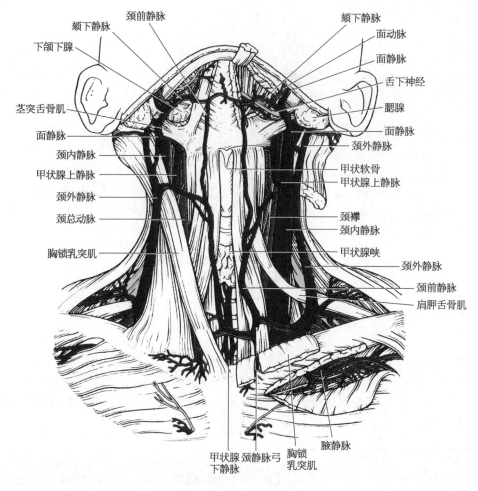

图 2-10　颈前区浅层结构

内侧压迫喉与气管,可出现呼吸、吞咽困难或声音嘶哑;如向后外方压迫颈交感干时,可出现 Horner 综合征,即患侧面部潮红、无汗、瞳孔缩小、眼裂变窄、上睑下垂及眼球内陷等。

3) 甲状腺的动脉和喉的神经

甲状腺上动脉与喉上神经:甲状腺上动脉(superior thyroid artery)起自颈外动脉起始部,与喉上神经外支伴行向前下方,至甲状腺上极附近分为前、后两支进入甲状腺(图 2-11)。甲状腺上动脉还发出喉上动脉,伴喉上神经内支穿甲状舌骨膜入喉。喉上神经(superior laryngeal nerve)是迷走神经的分支,沿咽侧壁下行,于舌骨大角处分内、外两支。内支与同名动脉伴行穿甲状舌骨膜入喉,分布于声门裂以上的喉黏膜及会厌和舌根等处;外支伴甲状腺上动脉行向前下方,在距甲状腺上极 0.5~1.0 cm 处,离开动脉弯向内侧,发出肌支配环甲肌及咽下缩肌。故在甲状腺次全切除术结扎甲状腺上动脉时,应紧贴甲状腺上极进行,以免损伤外支而出现声音低钝或呛咳等。

甲状腺下动脉与喉返神经(图 2-12):甲状腺下动脉(inferior thyroid artery)起自甲状颈干,沿前斜角肌内侧缘上升,至第 6 颈椎平面,在颈动脉鞘后方弯向内侧,近甲状腺侧叶下极潜入其后面,分为两支进入腺体,并与甲状腺上动脉有吻合,分布于甲状腺、甲状旁腺、气管和食管等处。喉返神经(recurrent laryngeal nerve)发自迷走神经,左喉返神经勾绕主动脉弓,右喉返神经勾绕右锁骨下动脉;继而于气管食管旁沟内上行,至咽下缩肌下缘、环甲关节后方进入

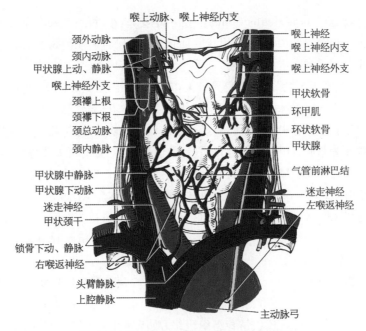

喉上动脉、喉上神经内支

颈外动脉
颈内动脉
甲状腺上动、静脉
喉上神经外支
颈襻上根
颈襻下根
颈总动脉
颈内静脉

喉上神经
喉上神经内支
喉上神经外支

甲状软骨
环甲肌
环状软骨
甲状腺

甲状腺中静脉
甲状腺下动脉
迷走神经
甲状颈干

气管前淋巴结

迷走神经
左喉返神经

锁骨下动、静脉
右喉返神经

头臂静脉
上腔静脉

主动脉弓

图 2-11 甲状腺的位置与血管、神经(前面观)

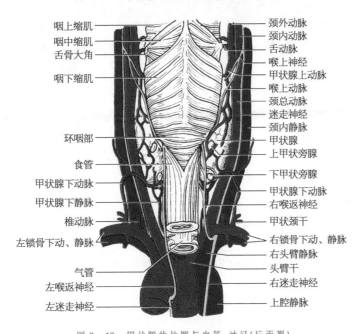

咽上缩肌
咽中缩肌
舌骨大角
咽下缩肌

颈外动脉
颈内动脉
舌动脉
喉上神经
甲状腺上动脉
喉上动脉
颈总动脉
迷走神经
颈内静脉
甲状腺

环咽部
食管
甲状腺下动脉
甲状腺下静脉
椎动脉
左锁骨下动、静脉
气管
左喉返神经
左迷走神经

上甲状旁腺
下甲状旁腺
甲状腺下动脉
右喉返神经
甲状颈干
右锁骨下动、静脉
右头臂静脉
头臂干
右迷走神经
上腔静脉

图 2-12 甲状腺的位置与血管、神经(后面观)

喉内,称喉下神经(inferior laryngeal nerve)。其运动纤维支配除环甲肌以外的所有喉肌,感觉纤维分布于声门裂以下的喉黏膜。左喉返神经行程较长,位置深,多在甲状腺下动脉后方与其交叉;右喉返神经行程较短,位置浅,多在甲状腺下动脉前方与其交叉或穿行于动脉两条分支之间。甲状腺下动脉与喉返神经的相交部位约在侧叶中、下 1/3 交界处的后方。由于喉返神经与甲状腺下动脉的关系在侧叶下极附近比较复杂,因此,行甲状腺次全切除术结扎甲状腺下动脉时,应远离甲状腺下极,以免损伤喉返神经而致声音嘶哑。

甲状腺最下动脉(arteria thyroidea ima)：为一单支，较小，可发自头臂干或主动脉弓等处，沿气管颈部前方上行至甲状腺峡，参与甲状腺动脉之间的吻合。该动脉出现率为 10%，当行低位气管切开或甲状腺手术时应加以注意。

4）**甲状腺的静脉**：甲状腺的静脉变异较大，它们起自甲状腺浅面和气管前面的静脉丛，汇合成甲状腺上、中、下 3 对静脉(图 2-11)。**甲状腺上静脉**与同名动脉伴行，注入颈内静脉。**甲状腺中静脉**起自甲状腺侧缘中部，粗而短，经过颈总动脉的前方，直接注入颈内静脉，此静脉有时缺如。**甲状腺下静脉**起自甲状腺下缘，经气管前面下行，主要汇入头臂静脉。两侧甲状腺下静脉在气管颈部前方常吻合成甲状腺奇静脉丛，故行低位气管切开时，应注意止血。

(2)**甲状旁腺**(parathyroid gland)：为两对扁椭圆形小体。直径 0.6~0.8 cm，表面光滑，呈橘黄色或淡红色，上、下各 1 对，位于甲状腺侧叶的后面，真、假被膜之间，有时可位于甲状腺实质内或被膜外气管周围的结缔组织中。一般上甲状旁腺多位于甲状腺侧叶上、中 1/3 交界处的后方，下甲状旁腺多位于侧叶下 1/3 处的后方(图 2-12)。

(3)**气管颈部**(cervical part of trachea)：上方平第 6 颈椎下缘接环状软骨，下方平胸骨颈静脉切迹处移行为气管胸部。成人长约 6.5 cm，横径为 1.5~2.5 cm，由 6~8 个气管软骨及其间的软组织构成。气管周围有疏松结缔组织包绕，故活动性大。仰头或低头时，气管可上、下移动 1.5 cm。头转向一侧时，气管亦随之转向同侧，食管却移向对侧，故常规施行气管切开术时，头应严格保持正中位，并尽量后仰，使气管接近体表，以免伤及食管及周围的血管和神经。

气管颈部的毗邻：前方由浅入深依次为皮肤、浅筋膜、颈筋膜浅层、胸骨上间隙及其内的颈静脉弓、舌骨下肌群、气管前筋膜和气管前间隙等。平第 2~4 气管软骨前方有甲状腺峡。峡的下方有甲状腺下静脉、甲状腺奇静脉丛及可能存在的甲状腺最下动脉。气管颈部上端两侧为甲状腺侧叶，后方为食管。气管与食管之间的旁沟内有喉返神经上行。其后外侧有颈交感干和颈动脉鞘等。

此外，幼儿的胸腺、左头臂静脉和主动脉弓等常高出胸骨颈静脉切迹，达气管颈部前面。故对幼儿行气管切开术时，应注意不宜低于第 5 气管软骨，以免伤及上述诸结构。

(4)**食管颈部**(cervical part of esophagus)：上端前面平环状软骨下缘、后面平第 6 颈椎下缘平面与咽相接，下端在颈静脉切迹与第 1 胸椎体上缘平面处移行为食管胸部。

食管颈部的毗邻：前方与气管颈部相邻，且位置稍偏左侧，故食管手术入路以左侧为宜；其后方与颈长肌和脊柱相邻；后外侧隔椎前筋膜与颈交感干相邻；两侧为甲状腺侧叶、颈动脉鞘及其内容物。

第四节　胸锁乳突肌区和颈根部

一、胸锁乳突肌区

(一) 境界

胸锁乳突肌区(sternocleidomastoid region)是指该肌在颈部所占据和覆盖的区域。

(二) 内容

1. **颈襻**(ansa cervicalis)　由第1～3颈神经前支的分支构成。来自第1颈神经前支的部分纤维先随舌下神经走行,至颈动脉三角内离开此神经,称**舌下神经降支**,又名**颈襻上根**,沿颈动脉的浅面下行。来自颈丛第2、第3颈神经前支的部分纤维组成**颈襻下根**,沿颈内静脉浅面下行,上、下两根在颈动脉鞘表面合成颈襻,该襻位于肩胛舌骨肌中间腱的上缘附近,适平环状软骨弓水平(图2-8)。该襻分支支配肩胛舌骨肌、胸骨舌骨肌、胸骨甲状肌。甲状腺手术时,多平环状软骨切断舌骨下诸肌,可避免损伤颈襻的肌支。

2. **颈动脉鞘及其内容**　**颈动脉鞘**(carotid sheath)上起自颅底,下续纵隔。在鞘内全长有颈内静脉和迷走神经,鞘内上部有颈内动脉,下部有颈总动脉。其中动脉位于前内侧,静脉位于前外侧,两者之间的后方为迷走神经。

颈动脉鞘浅面有胸锁乳突肌、胸骨舌骨肌、胸骨甲状肌和肩胛舌骨肌下腹、颈襻及甲状腺上、中静脉;鞘的后方有甲状腺下动脉通过,隔椎前筋膜有颈交感干、椎前肌和颈椎横突等;鞘的内侧有咽、食管颈部、喉和气管颈部、喉返神经和甲状腺侧叶等。

3. **颈丛**(cervical plexus)　由第1～4颈神经的前支组成,位于胸锁乳突肌上段的深面,肩胛提肌与中斜角肌的浅面(图2-13)。分支有皮支和肌支,膈神经是其主要肌支。

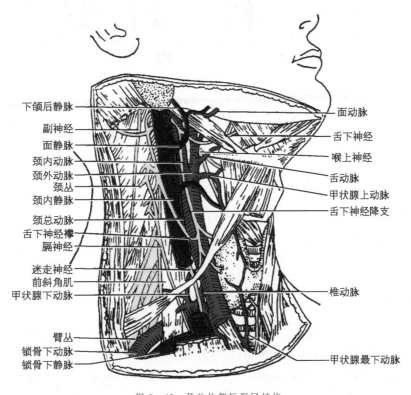

图2-13　颈前外侧区深层结构

4. **颈交感干**(cervical part of sympathetic trunk)　由颈上、中、下交感干神经节及其节间支组成(图2-14),位于脊柱颈段的两侧,椎前筋膜的深面。**颈上神经节**最大,呈梭形,位于第2、

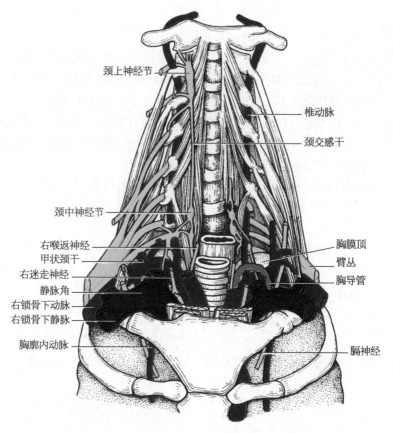

图 2-14 颈根部

第 3 颈椎横突前方。**颈中神经节**最小或不明显,位于第 6 颈椎横突的前方。**颈下神经节**位于第 7 颈椎平面,在椎动脉起始部后方,多与第 1 胸神经节融合为**颈胸神经节**,又称**星状神经节**。以上 3 对神经节各发出心支入胸腔参与**心丛**的组成。

二、颈根部

颈根部(root of neck)是指颈部与胸部之间的接壤区,由进出胸廓上口的诸结构所占据(图 2-14)。

(一)境界

颈根部前界为胸骨柄,后界为第 1 胸椎体,两侧为第 1 肋。其中心标志是**前斜角肌**,在此肌的前内侧主要是往来于颈、胸之间的纵行结构,如颈总动脉、颈内静脉、迷走神经、膈神经、颈交感干、胸导管和胸膜顶等;在此肌的前、后方及外侧是往来于胸、颈与上肢间的横行结构,如锁骨下动、静脉和臂丛等。

(二)内容

1. **胸膜顶**(cupula of pleura) 为覆盖肺尖的壁胸膜,高出锁骨内侧 1/3 上缘 2～3 cm。前、中、后斜角肌覆盖其前、后及外方。上方从第 7 颈椎横突、第 1 肋颈和第 1 胸椎体连至胸膜顶的筋膜，称胸膜上膜，又称 Sibson 筋膜，起悬吊作用。当行肺萎陷手术时，须切断上述筋膜，才能使肺尖塌陷。

2. 锁骨下动脉（subclavian artery） 左侧起自主动脉弓，右侧起自头臂干，该动脉于第 1 肋外侧缘续于腋动脉。以前斜角肌为界，将其分为 3 段。

（1）第 1 段：位于前斜角肌内侧，胸膜顶前方。该段动脉前方的毗邻左、右侧不同，右侧有迷走神经跨过，左侧有膈神经及胸导管跨过。该段动脉的分支有：① 椎动脉沿前斜角肌内侧上行于胸膜顶前面，向上穿经上 6 个颈椎横突孔，经枕骨大孔入颅，分布于脑、脊髓和内耳。② 胸廓内动脉正对椎动脉起始处，起自锁骨下动脉下壁，经锁骨下静脉后方向下入胸腔。③ 甲状颈干起自锁骨下动脉上壁，分出甲状腺下动脉、肩胛上动脉和颈横动脉。④ 肋颈干起自锁骨下动脉第 1 或第 2 段的后壁，分为颈深动脉和最上肋间动脉。

（2）第 2 段：位于前斜角肌后方，上方紧邻臂丛各干，下方跨胸膜顶。

（3）第 3 段：位于前斜角肌外侧、第 1 肋上面，其前下方邻锁骨下静脉，外上方为臂丛。此段动脉有时发出颈横动脉或肩胛上动脉。

3. 锁骨下静脉（subclavian vein） 自第 1 肋外侧缘续于腋静脉。沿第 1 肋上面，经锁骨与前斜角肌之间，向内侧与颈内静脉汇合成头臂静脉。锁骨下静脉壁与第 1 肋、锁骨下肌、前斜角肌的筋膜相愈着，故此处管壁破裂后难以自行闭合，易导致气栓。临床上广泛应用锁骨下静脉插管技术，进行长期输液、心导管插管及中心静脉压测定等。

4. 胸导管与右淋巴导管

（1）胸导管（thoracic duct）：沿食管左侧出胸腔上口至颈部，平第 7 颈椎高度，弓形经过颈动脉鞘后方，椎动、静脉和颈交感干等结构的前方，弯向下内注入左静脉角（图 2 - 14）。左颈干、左锁骨下干及左支气管纵隔干通常注入胸导管末端，也可单独注入静脉。

（2）右淋巴导管（right lymphatic duct）：长 1.0～1.5 cm，在右颈根部接受右颈干、右锁骨下干和右支气管纵隔干后注入右静脉角。由于右淋巴导管出现率仅为 20% 左右，故各淋巴干也可直接注入右锁骨下静脉或右颈内静脉。

5. 迷走神经（vagus nerve） 右迷走神经下行于右颈总动脉与右颈内静脉之间，经右锁骨下动脉第 1 段前面时发出右喉返神经，勾绕右锁骨下动脉的下面和后方返回颈部；左迷走神经在左颈总动脉与左颈内静脉之间下行入胸腔。

6. 膈神经（phrenic nerve） 由第 3～5 颈神经前支组成，下行于前斜角肌前面、椎前筋膜深面，在胸膜顶的前内侧与迷走神经的外侧，穿锁骨下动、静脉之间进入胸腔。

7. 椎动脉三角（triangle of vertebral artery） 外侧界为前斜角肌，内侧界为颈长肌，下界为锁骨下动脉第 1 段，尖为第 6 颈椎横突前结节。三角的后方有胸膜顶、第 7 颈椎横突、第 8 颈神经前支及第 1 肋颈；前方有颈动脉鞘、膈神经及胸导管弓（左侧）等。三角内的主要结构有椎动脉、椎静脉、甲状腺下动脉、颈交感干及颈胸神经节等（图 2 - 15）。

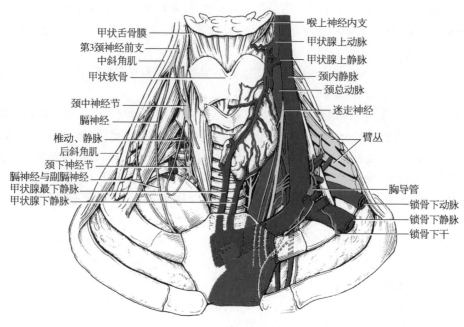

图 2-15 椎动脉三角及其内容

甲状舌骨膜	喉上神经内支
第3颈神经前支	甲状腺上动脉
中斜角肌	甲状腺上静脉
甲状软骨	颈内静脉
颈中神经节	颈总动脉
膈神经	迷走神经
椎动、静脉	
后斜角肌	臂丛
颈下神经节	
膈神经与副膈神经	胸导管
甲状腺最下静脉	锁骨下动脉
甲状腺下静脉	锁骨下静脉
	锁骨下干

第五节 颈外侧区

颈外侧区是由胸锁乳突肌后缘、斜方肌前缘和锁骨中 1/3 上缘围成的三角区,该区被肩胛舌骨肌下腹分为上方较大的枕三角和下方较小的锁骨上三角。

一、枕三角

(一) 境界

枕三角(occipital triangle)位于胸锁乳突肌后缘、斜方肌前缘与肩胛舌骨肌下腹上缘之间,故又称肩胛舌骨肌斜方肌三角(图 2-16)。三角的浅面依次为皮肤、浅筋膜和颈筋膜浅层,深面为椎前筋膜及其所覆盖的前、中、后斜角肌以及头夹肌、肩胛提肌。

(二) 内容

1. 副神经(accessory nerve) 自颈静脉孔出颅后,沿颈内静脉前外侧下行,经二腹肌后腹深面,在胸锁乳突肌上部的前缘穿入并发支支配该肌。其本干在胸锁乳突肌后缘上、中 1/3 交点处进入枕三角,有枕小神经勾绕,是确定副神经的标志。在枕三角内,该神经沿肩胛提肌表面,经枕三角中份向外下方斜行。此段位置表浅,周围有淋巴结排列,颈部淋巴结清除术时应避免损伤副神经。副神经自斜方肌前缘中、下 1/3 交点处进入该肌深面,并支配该肌(图 2-16)。

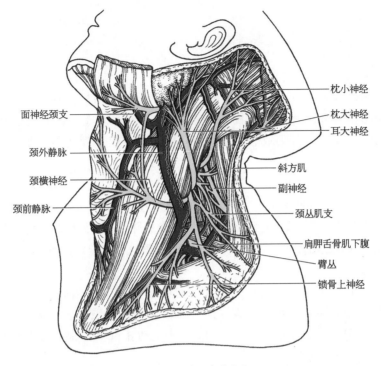

图 2-16　枕三角的内容

2. 颈丛和臂丛的分支　颈丛皮支在胸锁乳突肌后缘中点处穿封套筋膜浅出,分布于头、颈、胸前上部及肩上部的皮肤。臂丛分支有支配菱形肌的肩胛背神经,该神经位于副神经与臂丛上缘之间。此外,还有支配冈上、下肌的肩胛上神经和支配前锯肌的胸长神经等(图 2-17)。

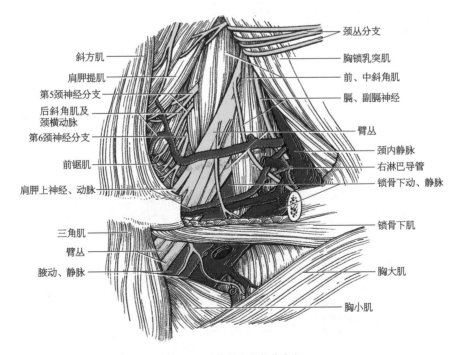

图 2-17　锁骨上三角的内容

二、锁骨上三角

(一)境界

锁骨上三角(supraclavicular triangle)由胸锁乳突肌后缘、肩胛舌骨肌下腹和锁骨上缘中1/3围成,又称肩胛舌骨肌锁骨三角(图2-17)。由于此三角位于锁骨上方,在体表呈明显凹陷,故又称锁骨上大窝。其浅面依次为皮肤、浅筋膜及封套筋膜,深面为斜角肌下份及椎前筋膜。

(二)内容

1. 锁骨下静脉(subclavian vein) 在第1肋外侧缘续于腋静脉。在该三角内锁骨下静脉位于锁骨下动脉第3段的前下方,有颈外静脉和肩胛背静脉汇入。该静脉在前斜角肌内侧与颈内静脉汇合成头臂静脉,汇合处向上外开放的夹角,称静脉角。胸导管和右淋巴导管分别注入左、右静脉角。

2. 锁骨下动脉(subclavian vein) 经斜角肌间隙进入此三角,走向腋窝。位于三角内的是该动脉第3段,其下方为第1肋,后上方有臂丛诸干,前下方为锁骨下静脉。在该三角内可见该动脉的直接和间接的分支,包括肩胛背动脉、肩胛上动脉和颈横动脉,分别至斜方肌深面及肩胛区。

3. 臂丛(brachial plexus) 由第5~8颈神经前支和第1胸神经前支的大部分组成,共计5个根,经斜角肌间隙进入此三角。臂丛在锁骨下动脉后上方合成上、中、下3个干,各干再分为前、后两股。根、干、股组成臂丛的锁骨上部(图2-18)。在锁骨中点上方,为锁骨上臂丛神经阻滞麻醉处。在三角内,臂丛发出肩胛背神经、肩胛上神经和胸长神经等。臂丛与锁骨下动脉均由椎前筋膜形成的筋膜鞘包绕,续于腋鞘。

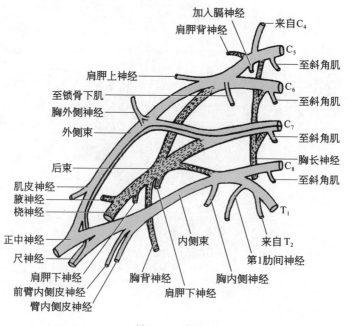

图2-18 臂丛

第六节　颈部的解剖操作

一、皮肤切口与翻皮

1. 切口　标本仰卧，在肩部或项下垫一木枕，使头部尽量后仰。颈部皮肤较薄，做切口要浅。切口如下（图绪-5）：① 沿颈前正中线，自颏部中央向胸骨颈静脉切迹中点处作正中切口。② 自正中切口上端，沿下颌体下缘向两侧切至乳突。③ 自正中切口下端，沿锁骨向外切至肩峰。

2. 翻皮　自中线将皮肤剥离翻向两侧，直至斜方肌前缘处，显露颈阔肌。因该肌是浅筋膜中的结构，其表面无任何重要的血管和神经，故在剥离皮肤时，可直接显露该肌。

二、解剖浅层结构

1. 解剖颈阔肌　观察颈阔肌的起止点和肌纤维走向后，横断该肌中部，并将断端向上、下翻起。此肌深面有颈丛皮支、面神经的颈支和下颌缘支、颈部的浅静脉和浅淋巴结，注意勿损伤这些结构（图2-3）。

2. 解剖颈外静脉和颈前静脉　确定下颌角后，于其后下方沿胸锁乳突肌表面剖出颈外静脉，此静脉下端在锁骨上方穿入深筋膜。沿该静脉向下剖查可发现颈外侧浅淋巴结，观察后清除。在颈部前正中线两侧浅筋膜内寻找颈前静脉，向下追至其穿入深筋膜处。沿途可见颈前淋巴结，观察后清除。

3. 解剖颈丛皮支　从胸锁乳突肌后缘中点处向前、向上、向下清理颈丛皮支，修洁在胸锁乳突肌表面上行的耳大神经及从该肌后缘深面向后上至枕区的枕小神经；在胸锁乳突肌中份表面寻找颈横神经；向下于锁骨内侧端，中份和外侧端处寻找锁骨上神经的3个分支。

三、解剖舌骨上区

1. 解剖颏下三角　清除颏下深筋膜浅层及颏下淋巴结，辨认颏下三角的境界，由左、右两侧二腹肌前腹与舌骨体围成。辨认三角深面的下颌舌骨肌。

2. 解剖下颌下三角　下颌下三角由二腹肌前、后腹和下颌骨下缘围成。显露二腹肌前、后腹，确认下颌下三角的境界后，切开深筋膜浅层形成的下颌下腺鞘，清除邻近的下颌下淋巴结，观察下颌下腺的位置及毗邻结构。

（1）解剖面动脉：在下颌下腺表面找出面静脉，在下颌下腺与下颌骨之间剖出面动脉，可见其在咬肌前缘绕下颌骨下缘至面部。

（2）解剖下颌舌骨肌及神经：将下颌下腺翻向上，修洁二腹肌后腹和茎突舌骨肌，切断二腹肌前腹在下颌骨上的附着点，向下翻转后，修洁三角深面的下颌舌骨肌，此时应注意该肌表面前行的同名神经。

（3）解剖舌骨舌肌浅面的结构：切断下颌舌骨肌在舌骨上的附着部，将下颌舌骨肌翻向上,显露其深面的舌骨舌肌,并在下颌下腺深部的前缘及舌骨舌肌表面寻找下颌下腺管、舌神经及舌下神经。沿舌下神经向后上追踪,并寻找颈襻上根。在舌骨大角上方与舌下神经之间寻认舌动脉,该动脉由舌骨舌肌后缘潜入其深面。舌神经先位于下颌下腺管后上方,然后向前经该管的外侧,勾绕该管的内侧,分布于舌。

四、解剖胸锁乳突肌区

1. 解剖胸锁乳突肌　切断此肌在胸骨柄和锁骨上的起点,翻向上方,注意支配此肌的副神经走向后下方,延入颈外侧区,暂不追查。颈外动脉的分支在此肌上 1/3 深面进入该肌。

2. 修洁舌骨下肌群　在各肌外侧缘筋膜中,剖出颈襻至各肌的分支,并沿分支向上追踪颈襻至颈动脉鞘前面。平胸骨柄上缘切断胸骨舌骨肌,翻向上方,并修洁深层的胸骨甲状肌和甲状舌骨肌。切断胸骨甲状肌下端并翻起,暴露甲状腺、喉、气管等颈部脏器。

3. 解剖气管前筋膜及颈襻　该筋膜紧贴舌骨下肌群后面,覆盖于气管前方,并包裹甲状腺形成腺鞘。在颈动脉鞘前面附近找寻并追踪颈襻的上、下两根。观察来自第颈 1 神经前支的上根与舌下神经的关系和来自颈 2、第 3 神经前支的下根与上根的吻合处。

4. 解剖颈动脉鞘　纵行切开颈动脉鞘,探查鞘内结构。观察颈总动脉、颈内动脉、颈内静脉和迷走神经的位置关系。解剖颈内静脉,仔细清理并观察该静脉的毗邻关系及与锁骨下静脉汇合处形成静脉角的情况,观察颈内静脉的各属支(面静脉、舌静脉,甲状腺上、中静脉)后,分别清除。将颈内静脉和颈总动脉分别向两侧拉开,在两者深面寻找迷走神经。在喉旁找到喉上神经后可追踪至迷走神经发出处。

5. 解剖颈交感干　于颈动脉鞘的后方、迷走神经内侧寻找颈交感干。沿颈交感干向上、下清理,可剖出颈上、中神经节。颈上神经节呈梭形,较大易辨认,颈中神经节不明显。沿颈交感干向下追踪至胸膜顶后方,寻认颈下神经节。

五、解剖舌骨下区

首先清除浅筋膜,观察封套筋膜,注意在胸骨柄上方的胸骨上间隙内寻找连接左、右颈前静脉的颈静脉弓。

1. 解剖颈动脉三角　清除舌骨下区封套筋膜,修洁后查看颈动脉三角的边界由胸锁乳突肌上份前缘、肩胛舌骨肌上腹和二腹肌后腹构成。

(1) 观察颈总动脉的分支:观察颈外和颈内动脉的相互位置关系,辨认颈总动脉末端和颈内动脉起始处的颈动脉窦。在颈内、外动脉分叉处的后方,寻认颈动脉小球以及至小球和窦的舌咽神经分支(颈动脉窦支)后,向上分别修洁颈内和颈外动脉。

(2) 解剖颈外动脉的分支:剖出颈外动脉的起始部后向上依次寻找其分支:① 甲状腺上动脉走向前下,分布于喉和甲状腺。② 舌动脉在舌骨大角上方向前上,潜入口腔底部。③ 面动脉通过二腹肌后腹与茎突舌骨肌深面入下颌下三角。

(3) 解剖舌下神经:在颈外动脉和颈内动脉的浅面剖查舌下神经,可向前上经二腹肌后腹深面追至下颌下三角。

2. 解剖肌三角　查看肌三角是由颈前正中线、胸锁乳突肌前缘和肩胛舌骨肌上腹围成。

（1）解剖甲状腺动脉与神经的关系：在甲状腺上极附近，剖出甲状腺上动脉及伴行走向环甲肌的喉上神经外支。将甲状腺侧叶向内侧翻起，于腺的下极处寻认甲状腺下动脉。剖出该动脉后可追至甲状颈干的发起处。在气管食管旁沟内找寻喉返神经，注意观察该神经与甲状腺下动脉的交叉关系。

（2）解剖甲状腺及其被膜：观察颈筋膜中层包裹甲状腺形成的腺鞘（甲状腺假被膜）。切开假被膜进入囊鞘间隙，再切开甲状腺的外膜（甲状腺真被膜）。注意观察甲状腺侧叶、峡部和锥状叶。

（3）观察甲状旁腺：解剖甲状腺后，于甲状腺侧叶后面上、下部腺实质或结缔组织中寻认上、下甲状旁腺。

六、解剖颈外侧区

1. 确认颈外侧区的境界　将胸锁乳突肌摆回原位，观察颈外侧区由胸锁乳突肌后缘、斜方肌前缘和锁骨中 1/3 上缘围成，该区被肩胛舌骨肌下腹分为枕三角和锁骨上三角。

2. 解剖副神经　副神经由胸锁乳突肌后缘上、中 1/3 交点处斜向外下，至斜方肌前缘中、下 1/3 交点处入斜方肌深面。修洁副神经，并找出沿副神经周围排列的淋巴结。另外，在副神经下方约一横指处有第 3、第 4 颈神经前支的分支与副神经并行，进入斜方肌深面。

3. 解剖颈丛　将颈内静脉和颈总动脉拉向内侧，清出颈丛各根及颈丛分支。颈丛深面为肩胛提肌和中斜角肌，颈丛下方为前斜角肌。追踪颈丛发出的膈神经，该神经从前斜角肌上份的外侧缘，向内下沿前斜角肌表面下降入胸腔。

4. 解剖臂丛及其分支　在前斜角肌外侧解剖臂丛的 3 个干，继续向内侧追踪臂丛的 5 个根。臂丛向外下方，斜经锁骨上三角深部和锁骨后方进入腋窝。如腋腔结构已解剖，则可沿各干向腋腔方向追寻和辨认臂丛的 3 个束。然后，进一步沿臂丛的上干或上干的后股追寻肩胛上神经；沿第 5 颈神经根追寻肩胛背神经，该神经穿中斜角肌到颈外侧区。此外，沿臂丛和中斜角肌之间寻找来自第 5、第 6、第 7 颈神经根的胸长神经，该神经由第 1 肋外侧缘跨越前锯肌上缘进入腋腔。

七、解剖颈根部

1. 解剖椎动脉三角　离断胸锁关节，在锁骨中、外 1/3 交界处锯断锁骨，分离锁骨下肌，取下断离的锁骨。清除颈外侧区深筋膜，观察椎动脉三角的范围，内侧界为颈长肌，外侧界为前斜角肌，下界为锁骨下动脉的第 1 段；剖查三角内的结构，如椎动脉、椎静脉、甲状腺下动脉等。

2. 解剖锁骨下动脉及其分支　在前斜角肌内侧，清理锁骨下动脉第 1 段及其分支，在该段动脉的上壁，由内侧向外侧依次寻找椎动脉和甲状颈干；在下壁与椎动脉起点相对处找出胸廓内动脉，并在动脉后方寻找由其后壁发出的肋颈干；在斜角肌间隙内，清理被前斜角肌覆盖的锁骨下动脉第 2 段；在前斜角肌的外侧，修洁锁骨下动脉第 3 段，有时此段可发出颈横动脉或肩胛上动脉。

3. 解剖静脉角和淋巴导管　清理锁骨下动脉第 3 段前方的锁骨下静脉，该静脉沿前斜角肌前方向内侧与颈内静脉汇合成静脉角。仔细寻认胸导管横过颈动脉鞘后方，再转向前下，跨越左锁骨下动脉前方注入左静脉角。在右静脉角处仔细寻认右淋巴导管,其长度仅约 1 cm,但有时缺如。寻找两导管时,注意辨认同侧的颈干、锁骨下干和支气管纵隔干。

4. 解剖迷走神经及喉返神经 修洁颈内静脉和颈总动脉并向下追踪两者之间后方的迷走神经。右迷走神经经颈内静脉后方,锁骨下动脉第 1 段前方入胸腔,并发出右喉返神经勾绕锁骨下动脉走向后上,进入气管食管旁沟。左迷走神经经左颈总动脉与左锁骨下动脉之间进入胸腔。

【临床应用】

一、甲状腺次全切除术中的解剖要点

1. 切口部位及层次 在颈静脉切迹上方两横指处,顺皮纹横向呈弧形切开皮肤、浅筋膜及颈阔肌,切口两端可稍超过胸锁乳突肌前缘,翻起皮瓣后,沿颈正中线分离颈深筋膜浅层,并横向切断两侧的胸骨舌骨肌和胸骨甲状肌,再进一步分离甲状腺假被膜(囊),显露甲状腺。

2. 甲状腺上动脉的结扎部位 通常在假被膜(囊)外。喉上神经外支伴行于甲状腺上动脉的后内侧,在距甲状腺上极 0.5～1.0 cm 处,外支则离开动脉转向内侧分布于环甲肌,故结扎甲状腺上动脉应紧靠甲状腺上极为宜。但在少数(15%)情况下,神经与动脉紧密伴行或行于动脉分支之间,此时应在囊内甲状腺上极以下结扎甲状腺上动、静脉,方可避免损伤神经。

3. 甲状腺下动脉的结扎部位 取决于其与喉返神经之间的相互关系。甲状腺下动脉与喉返神经约在甲状腺侧叶中、下 1/3 交界处的后面彼此交叉,由于交叉关系比较复杂,故在甲状腺手术中,应稳妥显露喉返神经。显露喉返神经的一个重要标志是环甲关节(或甲状软骨下角),神经常在环甲关节的后方上行入喉。左、右喉返神经约有 50% 位于气管与食管的左、右侧旁沟内;其次是右喉返神经多位于气管与食管的右侧旁沟的前方(气管旁),而左喉返神经则常位于左旁沟的后方(食管旁)。鉴于以上情况,在甲状腺手术中,应在距甲状腺侧叶较远处结扎甲状腺下动脉。

4. 对甲状腺中静脉的处理 该静脉是一支比较粗而短的血管,从腺体的中份离开,沿肩胛舌骨肌内侧缘越过颈总动脉,注入颈内静脉。常因在甲状腺手术中剥离甲状腺假被膜(囊)时被撕裂。撕裂后由于血管回缩,造成止血困难,故必须在剥离甲状腺之前,予以双重结扎并切断。

5. 保留甲状旁腺 甲状腺手术的主要并发症之一是损伤和摘掉甲状旁腺,造成甲状旁腺功能低下。避免的方法是熟悉甲状旁腺的位置,减少损伤和切除的可能。在手术中,尽管有人以甲状腺下动脉进入甲状腺处为依据,即在动脉的上方及下方各 2.5～3 cm 处,寻找上、下甲状旁腺,但在寻找和辨认中仍然比较困难。因此,临床上,外科常在已切除的组织中仔细寻找甲状旁腺,若发现应将其重新植入体内,或对甲状腺采取楔形切除方法,以减少切除甲状旁腺的可能。

二、小儿气管切开术中的解剖要点

在 3～5 岁的小儿,胸腺、左头臂静脉、头臂干乃至主动脉弓等结构,均有可能延伸到胸骨

颈静脉切迹的稍上方,达气管颈部的前面。在第 2～4 气管软骨的前方及下方,有甲状腺峡、甲状腺下静脉丛及甲状腺最下动脉;在气管颈部的两侧,颈总动脉与气管间的距离,自上而下又逐渐靠近。因此,行气管切开手术,特别是施行小儿气管切开术时,应注意:① 采取头正中后仰位。② 在第 3～5 气管软骨的范围内切开气管,但不宜过深,以免伤及气管后壁。③ 切勿切断第 1 气管软骨,以免术后发生喉狭窄。④ 不应低于第 5 气管软骨,以免损伤上述的头臂静脉和头臂干诸结构。

三、臂丛阻滞麻醉

臂丛麻醉可根据臂丛的组成、位置及毗邻关系采取相应入路。① 颈入路(斜角肌间隙)臂丛阻滞,以第 6 颈椎横突为标志,将麻醉药注入斜角肌间隙内,药物常仅阻滞上、中干,故适用于肩部、臂部的手术。② 锁骨上入路臂丛阻滞,阻滞点选在锁骨中点上方一横指处,此处臂丛的上、中、下干均逐渐集中,靠近锁骨下动脉并居其后上方,故麻醉阻滞效果比较好,适用于上肢所有手术,但应不要进针太深,以免伤及胸膜顶、肺尖及血管等。

四、锁骨下静脉穿刺

锁骨下静脉的外侧端在锁骨下缘的内、中 1/3 交点处,而静脉角则位于距锁骨内侧端向外约 3 cm 处,因此可由锁骨下缘的内、中 1/3 交点处,至同侧胸锁关节上缘之间作一条连线。作为穿刺进针方向的标志,按照静脉的深度及其与周围结构的关系,紧贴锁骨的后面进针。穿刺时,应避免伤及胸膜及血管而引起气胸、出血及损伤胸导管和臂丛等。

五、颈肋

颈肋为先天性出现的额外肋,大小及形状变化较大,其后端连于第 7 颈椎横突,前端多与第 1 肋形成关节或结合在一起。当颈肋长度超过 5 cm 时,则可造成通过斜角肌间隙的锁骨下动脉和臂丛下干的上移,从而出现相应的症状,如锁骨下动脉被撑起形成弯曲,可出现高位动脉搏动,严重时可出现桡动脉搏动减弱或消失,肢体呈现苍白、贫血、肿胀等;由于臂丛下干受压,沿着臂和前臂内侧可出现麻木、感觉异常甚至疼痛等症状。也有 10% 具有颈肋的人不出现上述症状。

【课程思政】

审时度势,护佑健康(斜角肌间隙和臂丛)

斜角肌间隙由前、中斜角肌和第 1 肋上面围成,此间隙在临床上有重要意义,锁骨下动脉及其伴行的臂丛从中通过,臂丛是由第 5～8 颈神经前支和第 1 胸神经前支的大部分纤维组成,经斜角肌间隙走出,行于锁骨下动脉后上方,经锁骨后方进入腋窝。

臂丛神经行经锁骨与第1肋之间时被锁胸筋膜固定在肋骨上,当外力使第1肋骨与喙突间的距离加宽时,臂丛神经受强力牵拉而易损伤。分娩时引起损伤的原因主要为头位分娩的肩难产、臀位分娩时手法不正或后出头娩出困难、强力牵拉胎肩颈部。临床表现根据损伤的部位而异,以神经麻痹最多见,导致相应肌群瘫痪。典型表现为:患肢松弛悬于体侧,不能做外展、外旋及屈肘等活动。新生儿臂丛神经麻痹,对个人、家庭、社会均造成不可估量的损失。作为医生,尤其是妇产科医生,一定要全面审时度势,判断患者的整体情况,采用科学、合理的接生方式,将对患者的不利影响减到最小,保护患者的健康,敬畏每一个生命,敬畏自己的专业。

本书配套数字教学资源

微信扫描二维码,加入局部解剖学读者交流圈,获取配套教学视频、学习课件、课后习题和沟通交流平台等板块内容,夯实基础知识

第三章
胸　部

导学

1. **掌握**　胸壁的构成和层次,女性乳房的位置、形态结构和淋巴回流,肋间隙的肌、血管、神经的配布,锁胸筋膜的构成、穿经结构;胸膜腔的构成,壁胸膜的分部;肺门的概念及肺根结构的毗邻关系;纵隔的分部和各部结构的毗邻关系。

2. **熟悉**　胸壁的境界与分区,体表标志;膈的薄弱区和孔裂;肺和胸膜的体表投影,肺的血管配布;心包窦的位置及意义,心的体表投影;食管胸部、胸交感干、迷走神经的位置。

第一节　概　述

　　胸部(thorax)位于颈部与腹部之间,其上部两侧与上肢相连。胸部由胸壁、胸腔和胸腔脏器组成。胸壁以胸廓为支架,表面覆盖有皮肤、筋膜、肌肉等软组织,内面衬以胸内筋膜共同构成。胸壁与膈围成胸腔,胸腔向上经胸廓上口通颈部,向下借膈与腹腔分隔。胸腔的中部为纵隔,有心、出入心的大血管、气管、食管、胸导管等器官,两侧容纳左、右肺和胸膜腔。

一、境界与分区

　　1. 境界　胸部的上界为颈部下界,上部两侧以三角肌的前、后缘与上肢分界,下界以胸廓下口与腹壁分界。因膈呈穹隆状突向上,故胸部体表界线比胸腔范围大;腹腔上部的某些器官(如肝、脾等)突向胸部,被肋弓所遮盖而受到保护;胸腔内的某些器官(如肺尖、胸膜顶等)也有突出胸廓上口达颈根部。

　　2. 分区

　　(1) 胸壁:分胸前区、胸外侧区和胸背区。胸前区位于前正中线与腋前线之间,胸外侧区位于腋前线与腋后线之间,胸背区位于腋后线与后正中线之间(见第六章脊柱区)。

　　(2) 胸腔:分3部分,即中部的纵隔及纵隔两侧容纳肺和胸膜的左、右部。

二、表面解剖

(一) 体表标志

　　1. 颈静脉切迹(jugular notch)　为胸骨柄上缘中份的切迹。成年男性颈静脉切迹平对第2

胸椎体下缘,女性平对第 3 胸椎体上缘。

2. 锁骨(clavicle)　位于胸廓前上方两侧,全长在皮下均可摸到(图 3-1)。内侧端粗大,突出于胸骨颈静脉切迹的两侧。锁骨中、外 1/3 交界处较薄弱,为骨折的好发部位,该处下方有一皮肤凹陷称锁骨下窝(infraclavicular fossa),此窝深处有腋动脉、腋静脉和臂丛神经通过。

3. 喙突(coracoid process)　位于锁骨中、外 1/3 交界处的下方一横指处稍外侧,向后外深按即能触及。在喙突内侧的上方和下方分别有云门穴和中府穴。

4. 胸骨角(sternal angle)　胸骨柄与胸骨体连接处形成的向前的横行隆起,其两侧连接第 2 肋软骨,为计数肋和肋间隙的标志。胸骨角向后平对第 4 胸椎体下缘,两者的连线为上、下纵隔的分界线。胸骨角是胸腔内许多重要器官定位的体表标志,如主动脉弓的起止端、气管杈、食管的第 2 个生理性狭窄部位以及胸导管走行过程中自右侧向左转移处。

5. 剑突(xiphoid process)　为胸骨体下方一薄骨片,幼年时为软骨,老年后才完全骨化(图 3-1)。其与胸骨体相接处称剑胸结合,此处两侧与第 7 肋软骨相连,向后平第 9 胸椎。

6. 肋(ribs)和肋弓(costal arch)　除第 1 肋位于锁骨后方不易触及外,其余各肋及肋间隙在胸壁均可摸到。第 8~10 肋软骨依次连于上一位肋软骨形成 1 对肋弓,其最低点(即第 10 肋的最低点)向后约平对第 2、第 3 腰椎之间。两侧肋弓之间的夹角称胸骨下角(infrasternal angle)。肋弓与剑突之间的夹角称剑肋角(xiphocostal angle),左剑肋角为心包穿刺常用的进针部位。

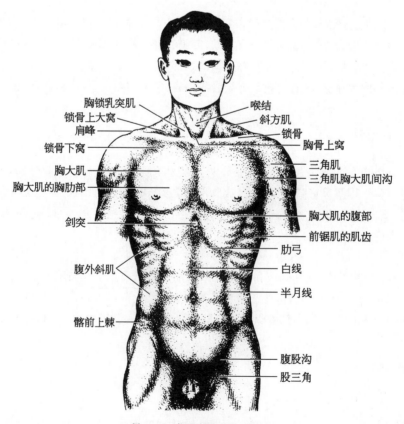

图 3-1　躯干前面的体表标志

7. 乳头(mammary papilla)　男性乳头在锁骨中线与第 4 肋间隙交界处,女性乳头的位置因乳房的形态不同而有所改变。

8. 胸大肌(pectoralis major)和前锯肌(serratus anterior)　肌肉发达者,在胸前壁可见胸大肌的轮廓和前锯肌的肌齿(图 3 - 1)。

(二) 标志线

1. 前正中线(anterior median line)　经胸骨的正中所作的垂直线(图 3 - 2)。

2. 胸骨线(sternal line)　经胸骨外侧缘最凸处所作的垂直线(图 3 - 2)。

3. 锁骨中线(midclavicular line)　经锁骨中点所作的垂直线,男性通过乳头(图 3 - 2)。

4. 胸骨旁线(parasternal line)　为胸骨线与锁骨中线之间的中点所作的垂直线(图 3 - 2)。

5. 腋前线(anterior axillary line)　经腋前襞与胸壁相交处所作的垂直线(图 3 - 2)。

6. 腋后线(posterior axillary line)　经腋后襞与胸壁相交处所作的垂直线(图 3 - 2)。

7. 腋中线(midaxillary line)　经腋前线和腋后线之间中点所作的垂直线(图 3 - 2)。

8. 肩胛线(scapular line)　上肢下垂时,经肩胛骨下角所作的垂直线(图 3 - 2)。

9. 后正中线(posterior median line)　通过身体后面正中所作的垂直线,各椎骨棘突尖位于此线上(图 3 - 2)。

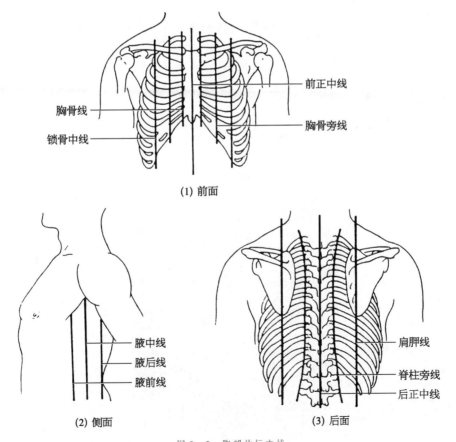

(1) 前面

前正中线
胸骨线
锁骨中线
胸骨旁线

腋中线
腋后线
腋前线

(2) 侧面

肩胛线
脊柱旁线
后正中线

(3) 后面

图 3 - 2　胸部的标志线

第二节 胸　壁

胸壁由胸廓和软组织构成。本节介绍胸前区和胸外侧区,胸背区在脊柱区介绍。

一、浅层结构

(一) 皮肤

胸前区和胸外侧区的皮肤较薄,除胸骨前面的皮肤较固定外,其余的均有较大的活动性。胸前部皮肤面积大,颜色和质地与面部近似,可用于颌面部创伤的修复。

(二) 浅筋膜

胸部的浅筋膜与颈部、腹部、上肢的浅筋膜相移行,内含有脂肪组织、浅血管、浅淋巴管、皮神经和乳腺等。

1. 浅血管(图 3 - 3)

(1)动脉:胸廓内动脉的穿支与肋间神经前皮支伴行在胸骨线稍外侧处穿出,分布到胸前区内侧部。肋间后动脉的外侧穿支与肋间神经的外侧皮支伴行分布。胸肩峰动脉和胸外侧动脉的分支也分布于胸壁。在女性,胸廓内动脉的第 2～6 穿支和第 3～7 肋间后动脉的穿支分布到乳房。在乳腺癌根治术时应注意结扎这些动脉,尤其是较粗大的胸廓内动脉第 2～4 穿支。

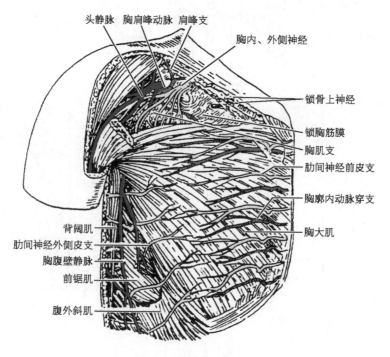

图 3 - 3　胸前部浅层结构

（2）静脉：胸腹壁静脉（thoracoepigastric vein）起自脐周围静脉网，行向外上方，在胸外侧区上部注入胸外侧静脉，沿途收集腹壁上部、胸前区、胸外侧区皮肤及浅筋膜的静脉血；胸外侧静脉注入腋静脉。与胸廓内动脉和肋间后动脉穿支伴行的静脉分别注入胸廓内静脉和肋间后静脉。

2. 皮神经（图3-3）

（1）锁骨上神经（supraclavicular nerves）：为颈丛的分支，2～4支，由颈丛分出后经颈部向下越锁骨前面，分布于胸前区上部皮肤（不超过第2肋）。

（2）肋间神经的前皮支和外侧皮支：肋间神经在胸骨两侧发出前皮支，分布到胸前区内侧部的皮肤；在腋前线附近发出外侧皮支，分布到胸外侧区和胸前区外侧部的皮肤。

肋间神经的皮支呈节段性分布，自上而下按神经序数排列：第2肋间神经分布区相当于胸骨角的平面，第4肋间神经相当于男性乳头平面，第6肋间神经相当于剑胸结合平面，第8肋间神经相当于肋弓平面。根据皮神经的分布可判断麻醉平面和诊断脊髓损伤节段。

（三）乳房

1. 位置　乳房（mamma）是皮肤特殊分化的器官。在儿童和男性不发达，位于胸肌筋膜前面，胸骨旁线与腋中线之间，平第2～6肋高度。乳房与胸肌筋膜之间的间隙称乳房后间隙（retromammary space），内有疏松结缔组织和淋巴管。

2. 形态结构　成年女性未哺乳的乳房呈半球形，紧张而富有弹性，大小形态个体差异较大。乳房表面中央有乳头，乳头周围色泽较深的环行区称乳晕。乳房主要由皮肤、脂肪组织和乳腺构成（图3-4）。乳腺（mammary gland）被结缔组织分隔为15～20个乳腺叶，每个乳腺叶又分为若干个乳腺小叶，每个乳腺叶有一条输乳管，开口于乳头。乳腺叶和输乳管以乳头为中心呈放射状排列，腺叶、小叶间有结缔组织间隔。乳腺脓肿切开引流时，宜作放射状切口，并注意分离结缔组织间隔，以利于引流及防止损伤输乳管。

乳房结缔组织中有许多纤维束，一端连于皮肤，另一端连于胸肌筋膜，称乳房悬韧带（Cooper韧带），对乳房起支持作用。患乳腺癌时，淋巴回流受阻和癌细胞组织增生使乳房悬韧带变短，引起皮肤出现许多小凹陷，是乳腺癌早期常有的重要体征之一。

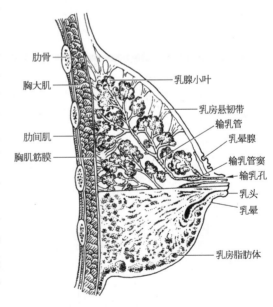

图3-4　女性乳房（矢状切面）

3. 淋巴回流　乳房的淋巴主要汇入腋淋巴结（图3-5）。① 乳房外侧部和中央部的淋巴管汇入胸肌淋巴结。② 乳房上部的淋巴管汇入尖淋巴结或锁骨上淋巴结。③ 乳房内侧部的淋巴管汇入胸骨旁淋巴结，并与对侧乳房的淋巴管相交通。④ 乳房深部的淋巴管注入胸肌间淋巴结。⑤ 乳房内下部的淋巴管注入膈上淋巴结前组，并通过腹前壁上部和膈下的淋巴管与肝淋巴管相交通。乳腺癌发生淋巴转移时，肿瘤细胞可侵犯腋淋巴结和胸骨旁淋巴

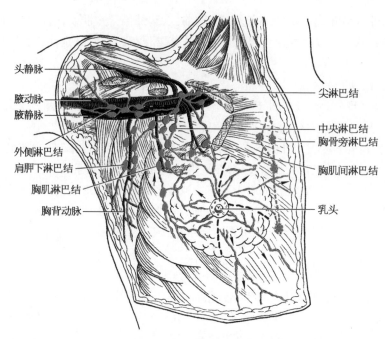

头静脉
腋动脉
腋静脉
外侧淋巴结
肩胛下淋巴结
胸肌淋巴结
胸背动脉

尖淋巴结
中央淋巴结
胸骨旁淋巴结
胸肌间淋巴结
乳头

图 3-5 乳房的淋巴回流

结,也可转移到对侧乳房或肝。

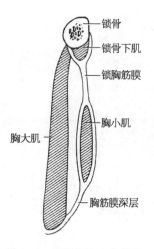

锁骨
锁骨下肌
锁胸筋膜
胸小肌
胸大肌
胸筋膜深层

图 3-6 锁胸筋膜(矢状切面)

二、深层结构

(一)深筋膜

胸壁深筋膜分为浅、深两层(图 3-6)。

1. 浅层 浅层较薄弱,覆盖于胸大肌和前锯肌表面。向上附着于锁骨,向下与腹外斜肌表面的筋膜延续为腹部的深筋膜,向内附着于胸骨,向后与胸背区的深筋膜相续。

2. 深层 较厚,位于胸大肌深面,向上附着于锁骨,向下包绕锁骨下肌及胸小肌,在胸小肌下缘处与前锯肌表面的浅层汇合,并与腋筋膜相续。位于喙突、锁骨下肌下缘与胸小肌上缘间的三角形的筋膜称锁胸筋膜(clavipectoral fascia);胸肩峰动脉和胸外侧神经穿出此筋膜至胸大、小肌;头静脉和淋巴管则穿该筋膜进入腋腔,分别注入腋静脉和腋淋巴结。

(二)肌层

胸前区和胸外侧区的肌包括胸肌和部分腹肌。由浅至深可分为 4 层:第 1 层为胸大肌、腹外斜肌和腹直肌上部;第 2 层为锁骨下肌、胸小肌和前锯肌;第 3 层是肋间肌;第 4 层是胸横肌(图 3-7、表 3-1)。

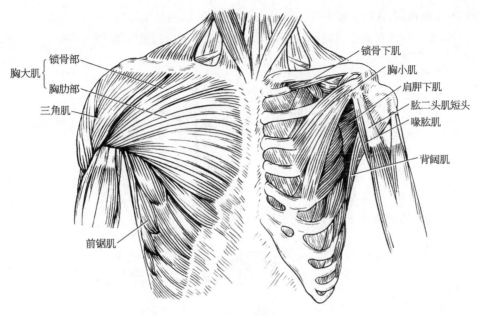

图 3-7　胸上肢肌

表 3-1　胸　　肌

肌群	肌名	起点	止点	主要作用	神经支配
胸上肢肌	锁骨下肌	第 1 肋软骨上面	锁骨肩峰端	拉锁骨向内下	锁骨下神经($C_{4~6}$)
	胸大肌	锁骨内侧半、胸骨柄及胸骨体的前面、第 1~6 肋软骨	肱骨大结节嵴	内收、内旋及屈肩关节	胸内侧神经($C_7~T_1$) 胸外侧神经($C_5~T_1$)
	胸小肌	第 3~5 肋骨	肩胛骨喙突	拉肩胛骨向下	胸内侧神经($C_7~T_1$)
	前锯肌	第 1~8 肋骨	肩胛骨内侧缘	拉肩胛骨向前	胸长神经($C_{5~8}$)
胸固有肌	肋间外肌	上位肋的下缘	下位肋的上缘	提肋助吸气	肋间神经($T_{1~11}$)
	肋间内肌	下位肋的上缘	上位肋的下缘	降肋助呼气	
	肋间最内肌	下位肋中部的上缘	上位肋中部的下缘	降肋助呼气	
	胸横肌	胸骨体下部	第 3~6 肋软骨内面	拉肋向下助呼气	肋间神经($T_{1~11}$)
膈	胸骨部 肋部 腰部	剑突后面 第 7~12 肋的内面 第 2~3 腰椎体的前面	中心腱	膈穹隆下降，扩大胸腔助吸气增加腹压	膈神经($C_{3~5}$)

（三）肋间隙

肋与肋之间的间隙为**肋间隙**（intercostal space），肋间隙内有肋间肌、血管、神经和结缔组织膜等。肋间隙的宽窄不一：上部较宽，下部较窄，前部较宽，后部较窄，并随体位改变而有差异。肋弯曲而有弹性，但在暴力作用下，可发生骨折，若断端向内可伤及肋间血管、神经，严重时刺破肺,引起血胸、气胸或肺不张。第5~8肋曲度较大,易发生骨折。

1. 肋间肌　位于两肋之间,包括肋间外肌、肋间内肌和肋间最内肌(图3-8)。

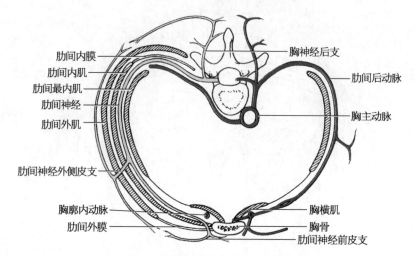

图3-8　肋间肌、肋间后动脉与肋间神经

(1) 肋间外肌(intercostales externi):位于肋间隙浅层,肌纤维方向从后上斜向前下。肋间外肌在肋间隙前端向前内续为肋间外膜(external intercostal membrane)。

(2) 肋间内肌(intercostales interni):位于肋间外肌的深面,肌纤维方向从外下方斜向内上方。肋间内肌在肋角处向后内续为肋间内膜(internal intercostal membrane)。

(3) 肋间最内肌(intercostales intimi):位于肋间内肌的深面,仅存在于肋间隙中份,肌纤维方向与肋间内肌相同。该肌与肋间内肌间有肋间血管、神经通过。

2. 肋间后血管　肋间后动脉(posterior intercostal arteries)共11对,第1、第2肋间后动脉来自肋颈干发出的最上肋间动脉,第3~11肋间后动脉由胸主动脉直接发出;肋间后动脉在前方与胸廓内动脉的分支吻合(图3-8、图3-9)。第12肋下方的称肋下动脉。肋间后静脉(posterior intercostal veins)与肋间后动脉伴行,其前端与胸廓内静脉吻合,后端汇入奇静脉、半奇静脉或副半奇静脉。

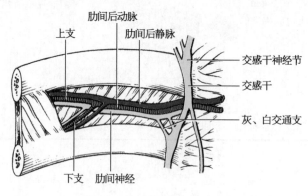

图3-9　肋间后血管与肋间神经

3. 肋间神经(intercostal nerves)　第1~11对胸神经前支行于相应的肋间隙中,称肋间神经,伴随肋间血管走行,在近腋前线处发出外侧皮支,本干前行至胸骨外侧缘约1 cm处浅出,移行为前皮支。第2肋间神经外侧皮支的后支较粗大,称肋间臂神经,横穿腋窝,分布于腋窝和臂上部内侧的皮肤,可与臂内侧皮神经吻合。第12胸神经前支行于第12肋下方,称肋下神经。下5对肋间神经和肋下神经经肋弓深面至腹前外侧壁,分布于腹前外侧壁的皮肤、肌和壁腹膜。

　　肋间后血管和肋间神经三者伴行,在肋角处,均发一较小的下支沿下位肋上缘向前,本干称上支,循肋沟前行(图3-9)。在肋沟内三者的位置关系自上而下依次为静脉、动脉和神经。胸膜腔穿刺时,在胸壁后部肩胛线内侧,于下位肋上缘进针;在胸壁侧部腋中线至胸骨之间穿刺时,则在肋间隙的中部进针,可避免伤及血管和神经(图3-10)。

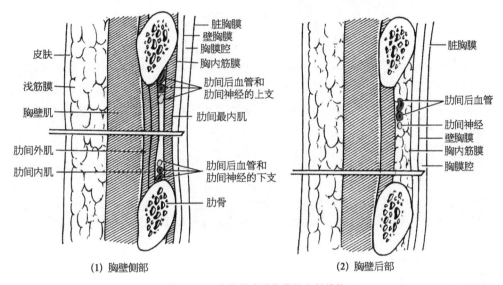

图 3-10　胸壁层次及胸膜腔穿刺部位

（四）胸廓内血管及胸横肌（图3-11）

1. 胸廓内动脉（internal thoracic artery）　起自锁骨下动脉的下壁,向下贴第1~6肋软

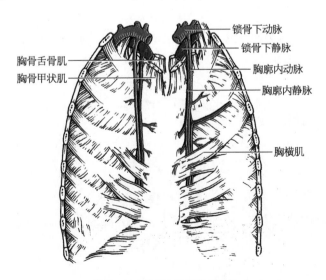

图 3-11　胸廓内血管和胸横肌

骨后面,沿胸骨外侧缘约 1.25 cm 处下行,至第 6 肋间隙分为两个终支:一支为肌膈动脉,另一支为腹壁上动脉。胸廓内动脉上段还发出心包膈动脉与膈神经伴行,分布到心包和膈。胸廓内动脉上段后面紧贴胸内筋膜,下段后面为胸横肌。胸廓内静脉有两条,伴行于同名动脉两侧。

胸廓内血管周围有胸骨旁淋巴结,引流胸壁、乳房内侧部及膈上的淋巴,其输出管参与合成支气管纵隔干。

2. 胸横肌(transversus thoracis) 贴于胸骨体和肋软骨后面,起自胸骨体下部,向上外止于第 3～6 肋软骨内面,由肋间神经支配。

(五) 胸内筋膜

胸内筋膜(endothoracic fascia)是一层致密结缔组织膜,衬于胸廓内面,厚薄不匀,在胸骨和肋间隙内面的部分较厚,脊柱两侧较薄。胸内筋膜与壁胸膜之间有疏松结缔组织,在脊柱两侧较发达,容易分离。此筋膜覆盖于膈上方的称膈上筋膜;向上被覆于胸膜顶上方的称胸膜上膜。

第三节 膈

一、位置和分部

1. 位置 膈(diaphragm)位于胸腔与腹腔之间,封闭胸廓下口,呈穹隆状凸向上,左低右高,最高可达第 5 肋间隙。膈的位置高低可随年龄、体位、呼吸状态和胸、腹腔器官充盈情况的不同而有改变;小儿较高,老人较低;仰卧时较高,坐位时较低。膈的上面与壁胸膜、肺相邻;下面与肝、胃、脾等相邻。

2. 分部 膈为一扁而薄的阔肌(图 3-12),中央为腱性部,称中心腱(central tendon),呈三叶状。周围为肌性部,可分为胸骨部、肋部和腰部。胸骨部起自剑突后面;肋部起自下 6 个肋;

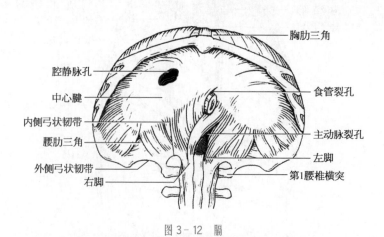

图 3-12 膈

腰部的内侧肌束以左脚和右脚起自上 2～3 腰椎体,外侧肌束起自外侧弓状韧带和内侧弓状韧带。各部肌束均止于中心腱。

二、薄弱区与裂孔

(一) 薄弱区

膈的肌性部的各部之间缺乏肌纤维,上面覆以膈上筋膜和膈胸膜,下面覆以膈下筋膜和腹膜,形成膈的薄弱区,其中腰肋三角和胸肋三角,是膈疝的好发部位。

1. 腰肋三角(lumbocostal triangle)　位于腰部与肋部之间,底为第 12 肋,前方与肾相邻,后方有肋膈隐窝,故肾手术时应特别注意保护胸膜,以免撕破引起气胸。

2. 胸肋三角(sternocostal triangle)　位于胸骨部与肋部之间,有腹壁上动、静脉及来自腹壁和肝上面的淋巴管通过。

(二) 裂孔

1. 主动脉裂孔(aortic hiatus)　在膈的左、右脚与脊柱之间,平第 12 胸椎,稍偏左,内有主动脉和胸导管通过。奇静脉和半奇静脉也可通过该裂孔。

2. 食管裂孔(esophageal hiatus)　位于主动脉裂孔的左前方,平第 10 胸椎,在正中线左侧 2～3 cm 处,内有食管、迷走神经前干和后干、胃左血管的食管支以及来自肝后部的淋巴管通过,是膈疝的好发部位之一。

3. 腔静脉孔(vena caval foramen)　位于膈的中心腱右前部,平第 8 胸椎,在正中线右侧 2～3 cm 处,内有下腔静脉通过。

三、血管、淋巴与神经

1. 血管　膈的血液供应来自膈上动脉、肌膈动脉、心包膈动脉、下位肋间后动脉的分支和膈下动脉。膈上动脉发自胸主动脉,肌膈动脉和心包膈动脉发自胸廓内动脉,膈下动脉发自腹主动脉。伴行的静脉注入胸廓内静脉、肋间后静脉和下腔静脉等。

2. 淋巴　膈的淋巴管注入膈上、下淋巴结。膈上淋巴结可分前、中、后群,分别位于剑突后方、膈神经入膈处和主动脉裂孔处附近,其输出管注入胸骨旁淋巴结和纵隔前、后淋巴结。膈下淋巴结沿膈下动脉排列,其输出管注入腰淋巴结。

3. 神经　膈的中央部由膈神经支配,前部和两侧部受下 6～7 对肋间神经支配。有时尚有副膈神经,在膈神经的外侧,经锁骨下静脉的后方下行,达胸腔上部与膈神经汇合。中国人的副膈神经出现率为 48%。

第四节　胸腔及其脏器

一、胸膜和胸膜腔

(一) 胸膜

胸膜(pleura)为薄而光滑的浆膜,分脏胸膜和壁胸膜两部分(图3-13)。脏胸膜(visceral pleura)被覆于肺的表面,与肺紧密结合。壁胸膜(parietal pleura)衬于胸内筋膜的内面、纵隔的两侧和膈的上面。根据其位置不同,壁胸膜又可分为肋胸膜、膈胸膜、纵隔胸膜和胸膜顶4部分。胸膜顶高出锁骨内侧1/3段上方2~3 cm。在肺根下方,脏、壁胸膜移行的双层胸膜称肺韧带(pulmonary ligament),连于肺与纵隔之间,呈额状位,有固定肺的作用。

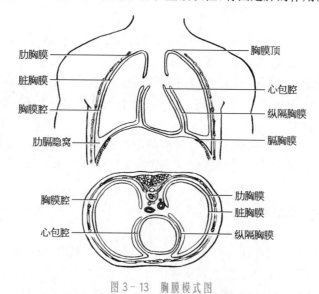

图3-13　胸膜模式图

(二) 胸膜腔和胸膜隐窝

脏、壁胸膜在肺根处相互移行形成潜在性的腔隙,称胸膜腔(pleural cavity)。胸膜腔左右各一,内为负压,含有少量浆液。壁胸膜各部相互返折移行处,即使深吸气时肺缘也不能深入其间,胸膜腔的这些部位称胸膜隐窝(pleural recesses),主要有肋膈隐窝和肋纵隔隐窝。

1. 肋膈隐窝(costodiaphragmatic recess)　为肋胸膜与膈胸膜返折处的半环形隐窝,从剑突向后下方至脊柱两侧,是胸膜腔的最低部位,胸膜腔积液首先积聚于此。

2. 肋纵隔隐窝(costomediastinal recess)　在肺前缘的前方,由肋胸膜与纵隔胸膜返折形成。由于左肺心切迹的存在,左侧者较大。

(三) 壁胸膜返折线的体表投影

壁胸膜返折线是指壁胸膜各部互相返折移行处在体表的投影(图3-14)。心包穿刺、肾手

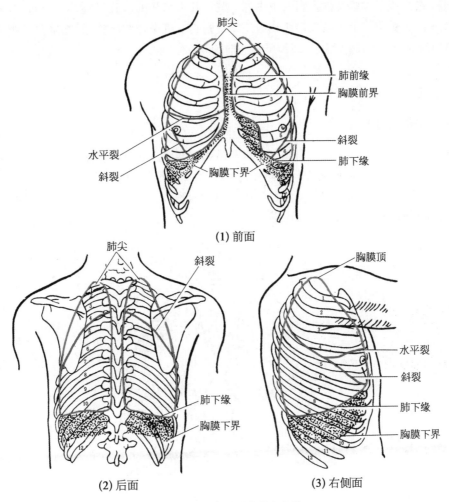

图3-14 肺和胸膜的体表投影

术等要考虑到胸膜的界限,特别是胸膜前界、下界有重要的临床意义。

1. 胸膜前界 为肋胸膜前缘与纵隔胸膜前缘的返折线。两侧均起自胸膜顶,向内下经胸锁关节后方,至第2胸肋关节高度两侧靠拢,沿正中线稍外侧垂直向下。右侧直达第6胸肋关节处移行为下界;左侧达第4胸肋关节高度斜向外下,沿胸骨侧缘外2.0~2.5 cm下行,至第6肋软骨中点移行为下界。两侧胸膜前界在第2~4胸肋关节之间互相靠拢,而上、下段彼此远离,形成上、下两个三角形无胸膜区。上方的为胸腺三角,内有胸腺。下方的为心包三角,内有心包和心。

2. 胸膜下界 为膈胸膜与肋胸膜的返折线。右侧起自第6胸肋关节后方,左侧起自第6肋软骨中点,两侧均向外下行。在锁骨中线、腋中线和肩胛线分别与第8、第10、第11肋相交,近后正中线处平第12胸椎棘突。右侧胸膜下界稍高于左侧。

(四) 胸膜的神经支配

壁胸膜由脊神经的躯体感觉神经分布,肋间神经分布至肋胸膜及膈胸膜的周围部,膈神经分布到胸膜顶、纵隔胸膜及膈胸膜的中央部。脏胸膜由肺丛的内脏感觉神经分布,对触摸、冷热等刺激不敏感,但对牵拉刺激却比较敏感。壁胸膜对机械性刺激敏感,当胸膜受刺激时,疼痛可沿肋间神经向胸、腹壁放射,或沿膈神经向颈、肩部放射。

二、肺

(一)位置和形态

肺(lung)位于胸腔内,纵隔两侧,借肺根和肺韧带与纵隔相连。肺呈半圆锥形,有一尖、一底、两面、三缘,即肺尖、肺底、肋面、纵隔面、前缘、后缘和下缘。肺尖上方覆以胸膜顶,突入颈根部。肺底在膈上方。左肺狭长,右肺宽短,左肺被斜裂分为上、下两叶;右肺被斜裂和水平裂分为上、中、下 3 叶(图 3 - 15)。

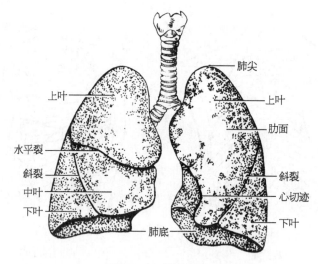

图 3 - 15 肺的形态

(二)体表投影

肺尖高出锁骨内侧 1/3 段上方 2~3 cm,肺的前界几乎与胸膜前界一致,仅左肺前缘在第 4 胸肋关节高度沿第 4 肋软骨急转向外至胸骨旁线处弯向外下,至第 6 肋软骨中点续为肺下界。肺下界较胸膜下界稍高,平静呼吸时,在锁骨中线与第 6 肋相交,在腋中线与第 8 肋相交,在肩胛线与第 10 肋相交,近后正中线处平对第 10 胸椎棘突(图 3 - 14)。小儿肺下界较成人约高一个肋。

(三)肺门和肺根

1. **肺门**(hilum of lung) 位于肺纵隔面中部的凹陷,有主支气管、肺动脉、肺静脉、支气管动脉、支气管静脉、淋巴管和神经等出入。两肺门处尚有数个淋巴结,称支气管肺淋巴结(bronchopulmonary lymph nodes);结核或肿瘤时可引起支气管肺淋巴结肿大,可压迫支气管,甚至引起肺不张。

2. **肺根**(root of lung) 出入肺门的结构被胸膜及结缔组织包绕成束,称肺根。肺根内主要结构的排列关系自前向后为上肺静脉、肺动脉、主支气管和下肺静脉。自上而下,左肺根为肺动脉、主支气管、上肺静脉和下肺静脉,右肺根为上叶支气管、肺动脉、中下叶支气管、上肺静脉和下肺静脉(图 3-16)。由于肺静脉的位置较低,手术切开肺韧带时应注意保护。肺根前方有膈神经和心包膈血管经过,后方有迷走神经,下方为肺韧带。右肺根后上方有奇静脉勾绕注入上腔静脉,左肺根上方为主动脉弓跨过。

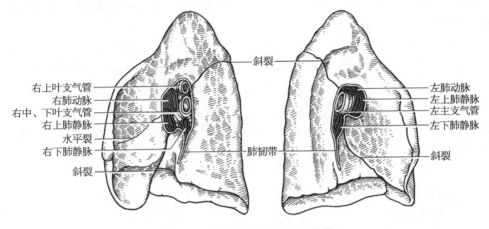

图 3-16 肺的内侧面(示肺门和肺根)

(四) 支气管肺段

气管在胸骨角平面分为左、右主支气管,主支气管在肺门处分出肺叶支气管,肺叶支气管入肺叶后再分出肺段支气管,每一肺段支气管及其所属的肺组织称支气管肺段(bronchopulmonary segments),简称肺段。肺段呈锥形,尖向肺门,底朝肺表面。肺段之间有少量结缔组织和段间静脉,为肺段切除的标志(图 3-17)。右肺有 10 个肺段,左肺有 8~10 个肺段。

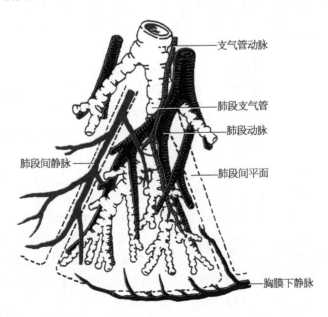

图 3-17 肺段内的结构

（五）血管、淋巴和神经

1. 血管　肺的血管有两个系统：肺动、静脉为功能性血管，支气管动、静脉为营养性血管。肺动脉在肺内的分支多与支气管动脉的分支伴行，两者的终末支之间存在着吻合。肺动脉阻塞或狭窄时，支气管动脉可代偿肺动脉，参与气体交换。在肺慢性疾病时，支气管动脉血液经吻合流向肺动脉，而加重肺动脉高压。肺静脉在肺内的属支为段内静脉和段间静脉，而段间静脉收集相邻肺段的血液。

支气管动脉起自胸主动脉或肋间后动脉，有1～3支，分支营养支气管、肺动脉、肺静脉、肺淋巴结和脏胸膜。支气管静脉，左侧者注入半奇静脉，右侧者注入奇静脉或上腔静脉。

2. 淋巴　肺的淋巴管丰富，分浅、深两组，汇入肺淋巴结或直接注入支气管肺淋巴结。

3. 神经　肺的神经来自肺丛的迷走神经和交感神经的分支，经肺根入肺。副交感神经兴奋引起支气管平滑肌收缩、血管扩张和腺体分泌。交感神经兴奋的作用则相反。内脏感觉神经分布于支气管黏膜、肺泡和脏胸膜。

三、纵隔

（一）位置与分区

1. 位置　纵隔（mediastinum）是左、右纵隔胸膜之间的所有器官、结构和组织的总称。纵隔位于胸腔正中偏左，呈矢状位，上窄下宽，前短后长。纵隔前界为胸骨，后界为脊柱，两侧为纵隔胸膜，上界为胸廓上口，下界为膈。正常情况下，纵隔的位置较固定；病理情况下（如气胸），可因两侧胸膜腔压力不等而左、右移位。

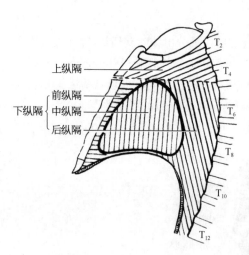

图3-18　纵隔的分区（四分法）

2. 分区　纵隔在解剖学中常采用四分法，即以胸骨角和第4胸椎体下缘的平面，将纵隔分为上纵隔和下纵隔；下纵隔又以心包的前、后壁为界分为前、中、后纵隔（图3-18）。

临床上多采用三分法，即以气管和支气管的前壁以及心包的后壁为界分为前纵隔和后纵隔，前纵隔又以胸骨角平面分为上纵隔和下纵隔。

（二）纵隔的侧面观

1. 左侧面观　纵隔左侧面的中部有左肺根。肺根的前下方有心包隆凸。左膈神经和心包膈血管经主动脉弓的左前方和肺根的前方下行，再沿心包侧壁下行至膈。左迷走神经于主动脉弓的左前方和肺根的后方下行，在主动脉弓左前下方发出左喉返神经。肺根后方有胸主动脉、交感干及内脏大神经等，上方有主动脉弓、左颈总动脉和左锁骨下动脉。左锁骨下动脉、脊柱和主动脉弓围成食管上三角，内有胸导管和食管胸部上份。心包、胸主动脉和膈围成食管下三角，内有食管胸部下份（图3-19）。

2. 右侧面观　纵隔右侧面的中部有右肺根。肺根前下方有心包隆凸。膈神经和心包膈血管经上腔静脉右侧和肺根的前方下行,再贴心包侧壁下行至膈。右迷走神经在右锁骨下动脉前下方发出右喉返神经后于气管右侧和肺根的后方下行。肺根后方有食管、奇静脉、交感干及内脏大神经等,上方有右头臂静脉、奇静脉弓、上腔静脉、气管和食管,下方有下腔静脉(图 3 - 20)。

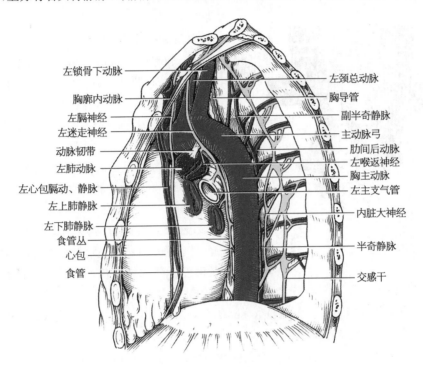

左锁骨下动脉
胸廓内动脉
左膈神经
左迷走神经
动脉韧带
左肺动脉
左心包膈动、静脉
左上肺静脉
左下肺静脉
食管丛
心包
食管

左颈总动脉
胸导管
副半奇静脉
主动脉弓
肋间后动脉
左喉返神经
胸主动脉
左主支气管
内脏大神经
半奇静脉
交感干

图 3 - 19 纵隔左侧面观

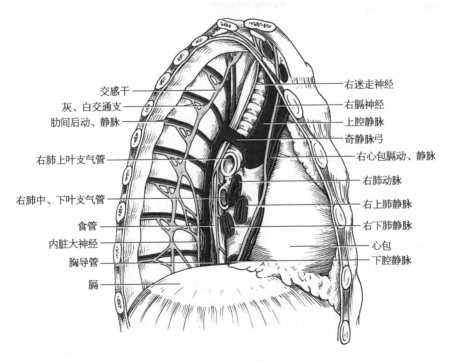

交感干
灰、白交通支
肋间后动、静脉
右肺上叶支气管
右肺中、下叶支气管
食管
内脏大神经
胸导管
膈

右迷走神经
右膈神经
上腔静脉
奇静脉弓
右心包膈动、静脉
右肺动脉
右上肺静脉
右下肺静脉
心包
下腔静脉

图 3 - 20 纵隔右侧面观

（三）上纵隔

上纵隔的结构和器官由前向后可分3层：前层内有胸腺、头臂静脉和上腔静脉；中层有主动脉弓及其分支、膈神经和迷走神经；后层有气管、食管和胸导管等（图3-21）。

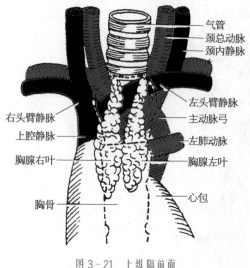

右头臂静脉
上腔静脉
胸腺右叶
胸骨

气管
颈总动脉
颈内静脉
左头臂静脉
主动脉弓
左肺动脉
胸腺左叶
心包

图3-21 上纵隔前面

1. 胸腺（thymus）　胸腺呈扁条状，分为不对称的左、右两叶，两叶之间借结缔组织相连。小儿时期胸腺较发达，青春期后胸腺内淋巴组织减少，逐渐被脂肪组织代替。胸腺前邻胸骨，后有心包及大血管，上达胸廓上口，有时可达颈部（多见于儿童），下至前纵隔。胸腺肿大时可压迫头臂静脉、主动脉弓和气管等结构，造成发绀或呼吸困难。

胸腺的动脉来自胸廓内动脉和甲状腺下动脉，伴行静脉注入头臂静脉或胸廓内静脉。胸腺的淋巴管注入纵隔前淋巴结或胸骨旁淋巴结。神经来自颈交感干和迷走神经的分支。

2. 上腔静脉和头臂静脉　**上腔静脉**（superior vena cava）由左、右头臂静脉在右侧第1胸肋结合后方汇合而成，下行至第2胸肋关节处穿心包，平第3胸肋关节下缘处注入右心房。在穿心包前有奇静脉注入。上腔静脉前方有胸膜和肺，后方有气管和迷走神经，右侧有右膈神经和右心包膈血管，左侧有升主动脉和主动脉弓。

头臂静脉（brachiocephalic vein）由锁骨下静脉和颈内静脉在胸锁关节的后方汇合而成。左头臂静脉长6～7 cm，其后方有主动脉弓发出的三大分支。右头臂静脉长2～3 cm，其后方有右迷走神经，内后方有头臂干。

3. 主动脉弓及其分支　**主动脉弓**（aortic arch）平右侧第2胸肋关节高度续于升主动脉，弓形弯向左后下方，跨过左肺根，至第4胸椎体下缘处移行为胸主动脉。主动脉弓凸侧从右向左发出**头臂干、左颈总动脉和左锁骨下动脉**。小儿的主动脉弓位置较高，可达胸骨柄上缘。

左膈神经、左迷走神经和左肺动脉围成**动脉导管三角**（triangle of ductus arteriosus），内有动脉韧带、左喉返神经和心浅丛（图3-19）。动脉导管三角是手术寻找动脉韧带的标志。动脉韧带（arterial ligament）为胚胎时的动脉导管闭塞的遗迹，连于肺动脉干分叉处与主动脉弓凹侧之间。

4. 气管胸部和主支气管　**气管胸部**（thoracic part of trachea）位于上纵隔后部正中，上端平胸骨的颈静脉切迹与气管颈部相续，下端平胸骨角处分为左、右主支气管，分叉处称**气管杈**（bifurcation of trachea）。在气管杈的内面有一向上的半月形隆嵴称**气管隆嵴**（carina of trachea），是气管镜检查时辨别气管分叉的标志。**左主支气管**（left principal bronchus）细长而倾斜，经左肺动脉后方、胸主动脉的前方进入肺门。**右主支气管**（right principal bronchus）粗短而较垂直，经右肺动脉和升主动脉的后方进入肺门（图3-22）。

气管胸部的前方有胸骨柄、胸腺、左头臂静脉、主动脉弓、头臂干、左颈总动脉和心深丛；后方有食管，左后方有左喉返神经；左侧有左迷走神经和左锁骨下动脉，右侧为奇静脉弓和右迷走神经，右前方有右头臂静脉和上腔静脉。

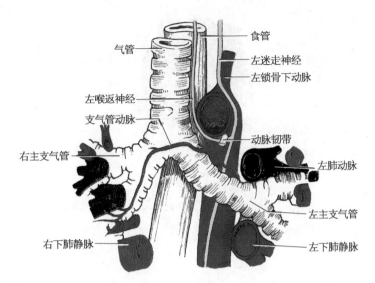

图 3-22　气管和支气管

气管胸部的动脉供应来源于甲状腺下动脉、支气管动脉、肋间后动脉和胸廓内动脉的分支。静脉注入甲状腺下静脉、头臂静脉和奇静脉。淋巴注入气管支气管淋巴结、气管旁淋巴结。气管的神经来自迷走神经和交感神经的分支。

（四）前纵隔

前纵隔位于胸骨后面与心包前壁之间，内有胸腺下部、纵隔前淋巴结和疏松结缔组织。由于两侧胸膜接近，故前纵隔较为狭窄。

（五）中纵隔

中纵隔内有心包、心、出入心的大血管根部、膈神经和心包膈血管等。

1. 心包（pericardium）　分为纤维心包和浆膜心包。浆膜心包的壁层衬于纤维心包的内面，并与之愈着，脏层贴在心和大血管根部的表面。

（1）位置与毗邻：心包占据整个中纵隔。心包前壁与胸膜、肺、胸骨和第 2～6 肋软骨相邻；在胸膜围成的心包裸区直接与胸骨体下半部和左第 4～6 肋软骨贴附，故临床上常在左侧第 4 或第 5 肋间隙紧贴胸骨左缘进行心内注射，以免损伤胸膜和肺。心包后方有胸主动脉、主支气管、食管、奇静脉、半奇静脉等。心包的两侧为纵隔胸膜，在心包与纵隔胸膜之间有膈神经、心包膈血管下降。心包上方有上腔静脉、升主动脉、主动脉弓和肺动脉。心包的下方有膈，纤维心包与膈中心腱愈着。

（2）心包腔与心包窦：浆膜心包脏、壁两层在大血管根部处返折移行围成心包腔（pericardial cavity），返折处的间隙称心包窦（pericardial sinus）。位于升主动脉、肺动脉干与上腔静脉、左心房前壁之间的间隙称心包横窦（transverse sinus of pericardium）；位于左肺静脉、右肺静脉、下腔静脉、左心房后壁与心包后壁之间的间隙称心包斜窦（oblique sinus of pericardium）（图 3-23）；位于心包前壁与下壁返折处的间隙称心包前下窦（anteroinferior sinus of pericardium），身体直立时，是心包腔的最低处，心包积液首先集聚于此。

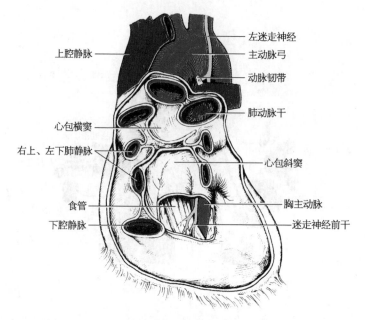

图 3－23　心包及心包窦

2. 心（heart）　呈前后略扁的圆锥体形，心尖（cardiac apex）钝圆，朝向左前下方，其体表投影位于左侧第 5 肋间隙、左锁骨中线内侧 1～2 cm（或距正中线 7～9 cm）处。心底有大血管相连，朝向右后上方。心表面借冠状沟分为右上方的心房和左下方的心室；心室借前、后室间沟分为左心室和右心室；心房借房间沟分为左心房和右心房。

（1）位置与毗邻：心的周围裹以心包，前方为胸骨体和第 2～6 肋软骨，后方有胸主动脉、食管、迷走神经等，平对第 5～8 胸椎。约 2/3 在正中线左侧，1/3 在右侧。心的毗邻关系大致与心包相同。

（2）体表投影：由 4 点及其连线来确定，即左上点在左侧第 2 肋软骨下缘、胸骨左侧缘外侧约 1.2 cm，右上点在右侧第 3 肋软骨上缘、胸骨右缘外侧 1 cm，右下点位于右侧第 6 胸肋关节处，左下点即心尖体表投影点。左、右上点与左、右下点的连线分别为心的上界与下界；左上、下点向左的弧线为心左界；右上、下点向右微凸的弧线为心的右界（图 3－24）。

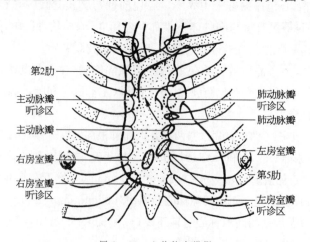

图 3－24　心的体表投影

（3）血管、淋巴和神经：供应心的动脉来自左、右冠状动脉。左冠状动脉起自主动脉左窦，可分前室间支和旋支。前室间支沿前室间沟下降，供应左心室前壁、室间隔前 2/3 和右心室前壁的一部分。旋支沿冠状沟左行，分布于左心房和左心室后壁的一部分。右冠状动脉起自主动脉右窦，沿冠状沟走行至房室交点处分为后室间支和左室后支。后室间支沿后室间沟下降供应右心房、右心室后壁、左心室后壁的一部分和室间隔的后 1/3。左室后支分布到左心室后壁的一部分。心的静脉大部分注入冠状窦，以冠状窦口汇入右心房。

心的淋巴管注入纵隔前淋巴结和气管支气管淋巴结。

心的神经来自心浅、深丛。交感神经兴奋使心跳加快、心收缩力加强和冠状动脉扩张，副交感神经的作用则相反。

（六）后纵隔

后纵隔内有食管、胸主动脉、奇静脉、半奇静脉、副半奇静脉、胸导管、迷走神经、交感干和纵隔后淋巴结等。

1. 食管胸部（thoracic part of esophagus）　上自胸廓上口，纵行于上纵隔与后纵隔，下至膈的食管裂孔处，长约 18 cm。可分 3 段，上段自胸骨颈静脉切迹平面至主动脉弓上缘，中段自主动脉弓上缘至左肺静脉下缘，下段自左肺静脉下缘至膈的食管裂孔（图 3-25）。

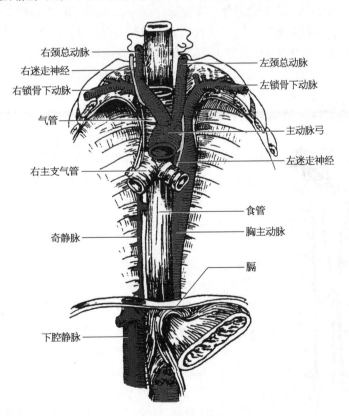

图 3-25　食管和胸主动脉

（1）行程：在上纵隔内，食管位于气管与脊柱之间，稍偏左侧，下行至第 4 胸椎水平至主动脉弓末端的右侧，进而在胸主动脉的右侧下降入后纵隔，沿心包后方下行至第 7 胸椎又向左侧偏斜,经胸主动脉前方向左前下行,至第 10 胸椎高度穿膈的食管裂孔移行为食管腹部。

(2) 毗邻:食管前方自上而下有气管、左喉返神经、气管杈、左主支气管、右肺动脉、心包、左心房和膈,后方是食管后间隙,间隙内有奇静脉、半奇静脉、副半奇静脉、右肋间后动脉、胸导管和胸主动脉。左侧有左颈总动脉、左锁骨下动脉、主动脉弓末段、胸主动脉、胸导管上份和左纵隔胸膜,右侧有奇静脉弓和右纵隔胸膜。此外,食管胸部上段两侧有左、右迷走神经下行。

(3) 血管、淋巴和神经:食管胸部上段的动脉来自肋间后动脉和支气管动脉,下段的动脉来自胸主动脉发出的**食管动脉**。各段动脉有吻合,但不充分。静脉与动脉伴行,大部分注入奇静脉、半奇静脉和副半奇静脉。食管胸部上段的淋巴注入气管支气管淋巴结,中段注入纵隔后淋巴结,下段注入胃上淋巴结、腹腔淋巴结。此外,食管的部分淋巴可直接汇入胸导管。食管胸部的神经主要来自迷走神经和胸交感干。

2. 胸主动脉(thoracic aorta)　为主动脉弓的延续,长 15～22 cm。在脊柱左前方、食管左后方及左肺根后方下行,逐渐向下偏斜移行于脊柱前方,在第 8、第 9 胸椎水平行经食管后方并与之交叉,平第 12 胸椎水平穿膈主动脉裂孔续为腹主动脉(图 3-25)。

胸主动脉的前方自上而下为左肺根、心包和食管等结构,后面与脊柱、半奇静脉、副半奇静脉相邻;右侧有奇静脉、胸导管,左侧为纵隔胸膜。

3. 奇静脉、半奇静脉和副半奇静脉　**奇静脉**(azygos vein)由右腰升静脉穿右膈脚向上延续而成,沿胸主动脉右侧和食管后方上行,沿途收集右肋间后静脉、右肋下静脉、半奇静脉、副半奇静脉和食管静脉、支气管静脉等的血液,至第 4 胸椎高度弯向前方形成奇静脉弓,跨过右肺根上方注入上腔静脉。**半奇静脉**(hemiazygos vein)由左腰升静脉向上穿左膈脚延续形成,沿胸椎体左侧上行,于第 8 胸椎体高度经主动脉和食管后方向右跨越脊柱,注入奇静脉;收集左侧下部的肋间后静脉、肋下静脉、食管静脉和副半奇静脉的血液。**副半奇静脉**(accessory hemiazygos vein)沿脊柱左侧下行,注入半奇静脉或奇静脉,收集左侧上部肋间后静脉的血液(图 3-26)。

4. 胸导管(thoracic duct)　是全身最粗大的淋巴管,全长 30～40 cm,可分为腹部、胸部和颈部。胸导管腹部起自乳糜池,经主动脉裂孔入后纵隔续为胸部。胸导管胸部在食管后方、胸主动脉与奇静脉之间上行。于第 4、第 5 胸椎水平向左斜行至脊柱左侧,沿食管左缘,紧贴左纵隔胸膜上升经胸廓上口至左侧颈根部,与胸导管颈部相续。胸导管颈部平第 7 颈椎弓形弯向前,注入左静脉角(图 3-26)。

5. 迷走神经(vagus nerve)　经肺根的后方下行。迷走神经和交感干的分支分别在主动脉弓前下方及主动脉弓与气管杈之间构成心浅丛和心深丛;在肺根的周围、食管的前面和后面构成肺丛。左、右迷走神经的分支在食管的前面和后面构成食管前丛和食管后丛,向下汇合成**迷走神经前干**和**迷走神经后干**经食管裂孔入腹腔(图 3-19,图 3-20)。

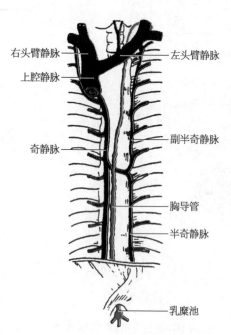

右头臂静脉

上腔静脉

奇静脉

左头臂静脉

副半奇静脉

胸导管

半奇静脉

乳糜池

图 3-26　胸导管、奇静脉及其属支

6. 胸交感干(thoracic portion of sympathetic trunk)　胸交感干上段在肋头和肋间后血管的前面,向下逐渐内移至椎体两侧。通常由 10~12 个交感干神经节及节间支组成。经第 6~9 胸交感干神经节穿出的节前纤维组成**内脏大神经**(greater splanchnic nerve),穿膈脚至腹腔神经节。经第 10~12 胸交感干神经节穿出的节前纤维组成**内脏小神经**(lesser splanchnic nerve),向内下穿膈脚终于主动脉肾神经节(图 3-19、图 3-20)。

第五节　胸部的解剖操作

一、解剖胸前壁

(一) 皮肤切口(图绪-5)

1. 胸前正中切口　沿胸部前正中线,自胸骨柄上缘向下至剑突作一纵切口。
2. 胸上界切口　自纵切口上端向外侧沿锁骨切至肩峰。
3. 胸下界切口　自纵切口下端向外下方沿肋弓下缘切至腋后线稍后方。
4. 胸部斜切口　自纵切口下端向外上方切至乳晕,环绕乳晕(如为女性标本,则环绕乳房),继续向外上方切至腋前襞上部。在此转沿臂内侧面向下切至臂上、中 1/3 交界处,然后折转向外侧,环切臂部皮肤至臂外侧缘。

(二) 解剖胸壁

1. 翻皮　沿皮肤切口,将上内、下外两片皮瓣分别翻向外侧,上内侧皮片翻至臂背侧,下外侧片连同腋窝皮肤一起尽可能翻至腋后襞稍后处,显露出此区的浅筋膜。
2. 解剖女乳房　若为女性标本,沿胸骨外侧缘 1~2 cm 处切开浅筋膜,逐渐向外侧剥离并翻开,可见到肋间神经前皮支伴随胸廓内动脉穿支,穿出肋间隙前部,有若干动脉穿支分布于乳房。除去浅筋膜后,显露胸前外侧壁的深筋膜,可将乳房从深筋表面剥下,保存待用。
3. 解剖肋间神经前皮支和外侧皮支　沿胸骨线纵行切开浅筋膜,提起切缘,逐渐向外侧剥离、翻开,可见第 2~7 肋间神经前皮支从肋间隙穿出,并向外侧走行。沿腋中线附近,胸大肌下缘稍后方,切开浅筋膜,并翻向前,可见到肋间神经外侧皮支穿出肋间隙。其中,第 2 肋间神经的外侧皮支还发分支走向外侧,经腋窝皮下至臂内侧部上份的皮肤,此即为肋间臂神经,可略加追踪。
4. 解剖头静脉末端　沿三角肌胸大肌间沟切开深筋膜,找到头静脉末段,向近侧修洁至锁骨下窝处。细心剥离,可见此沟内还有胸肩峰动脉的三角肌支经过,并常见 2~3 个淋巴结沿头静脉末端排列。
5. 解剖胸大肌　将胸大肌表面的深筋膜翻向内侧,尽可能完全暴露胸大肌。沿锁骨内侧半下缘切断胸大肌锁骨部,再沿胸骨外侧缘 2~3 cm 处纵行切断并在腹直肌鞘上方呈弧形切断胸大肌胸肋部,将该肌翻向外侧。翻开时可见胸肩峰血管和胸外侧神经一起穿过胸小肌上缘的锁胸筋膜进入胸大肌深面。将胸大肌再向外翻,还可见到胸内侧神经的分支穿出胸小肌表面进入胸大肌。将胸大肌充分翻向外侧至其抵止处。如果进入胸大肌的神经和血管妨碍翻开,可平胸大肌予以切断。修洁和充分游离胸大肌抵止腱。

6. 解剖锁胸筋膜 在锁骨及锁骨下肌以下、胸小肌上缘以上、喙突内侧、胸大肌深面的深筋膜,即为锁胸筋膜。细心剥离此筋膜,可见有胸肩峰血管、胸外侧神经和头静脉穿过,还可见到该筋膜与深面的腋静脉紧靠密结合。保留穿过锁胸筋膜的各结构,除去该筋膜,显露腋鞘及其包被的血管和臂丛。

7. 解剖胸小肌及上、下缘结构 在胸小肌起自3～5肋的稍上方切断该肌,将其翻向外上方游离至其抵止的喙突处。在胸小肌上缘修洁腋动脉第1段,可见至第1、第2肋间隙前部的细小血管分支,即为胸上动脉。

在胸小肌深面修洁腋动脉第2段,可见此段发至胸大、小肌的胸肩峰动脉的胸肌支和沿胸小肌下缘走行的胸外侧动脉。追踪胸外侧动脉及其伴行静脉,以及位于其后方至前锯肌的胸长神经。

在胸小肌下缘以下修洁腋动脉第3段,沿肩胛下肌下缘附近寻找此段的肩胛下动脉。该动脉为一短干,发出旋肩胛动脉和胸背动脉。

二、解剖胸腔及其脏器

(一) 开胸

1. 离断胸锁关节 锯断或用刀离断胸锁关节,注意保护深部结构。

2. 剪断肋骨 在第1肋间隙剪开肋间组织,经开口处插入肋骨剪。在第1肋的肋骨与肋软骨连接处,对向胸锁关节剪断第1肋,再向外下方剪断第2肋骨。然后,沿腋前线向下剪断第3～8肋骨,用解剖剪剪开肋间组织。

3. 翻开胸前壁 用一手自胸骨柄提起胸前壁,另一手将胸骨深面的结构压向后,并向下和向两侧将肋胸膜与胸前壁分离。稍提起胸前壁,距起点约2 cm处剪断胸廓内血管。边上提胸前壁,边分离胸膜,以免折断胸骨或肋软骨。在第8肋间隙,自腋前线向内侧剪开肋间组织3～4 cm。将胸前壁翻向下,置于腹前壁上。

4. 观察胸前壁内面的结构 在胸前壁下部,透过胸内筋膜可见胸横肌附着于胸骨和肋软骨。胸廓内血管的上段位于胸内筋膜的前面,下段位于胸横肌的前面。纵行剪开胸横肌,暴露胸廓内血管下段,并追至肌隔动脉与腹壁上动脉分支处。在胸廓内血管周围的脂肪内剥离胸骨旁淋巴结。

(二) 探查胸膜和胸膜腔

1. 打开胸膜腔并探查壁胸膜各部 打开胸膜腔后,触摸、观察脏胸膜和壁胸膜的肋胸膜、膈胸膜及纵隔胸膜。然后,两手分别放在胸膜顶的上、下面,观察胸膜顶和肺尖在颈部的体表投影。如果探查胸膜顶困难,可在取肺后进行。

2. 探查壁胸膜前界和下界 探查两侧胸膜前界在第2～4胸肋关节高度靠拢。胸腺区和心包裸区为无胸膜区,分别有胸腺和心包占据。将胸前壁复位,标出胸膜前界的体表投影。观察胸骨两侧已暴露的胸膜下界,然后将手插入肋胸膜与膈胸膜之间探查其余部位的胸膜下界,了解其体表投影。

3. 探查胸膜隐窝和肺韧带 将手插入肋胸膜与膈胸膜返折处以及左肋胸膜与左纵隔胸膜

前缘下部返折处的胸膜腔,探查肋膈隐窝和左肋纵隔隐窝。由于死后肺塌陷,胸膜隐窝较深。探查肋膈隐窝时,注意勿被肋骨断端刺伤手。将肺下部拉向外,可见肺韧带位于肺根下方,连于肺与纵隔之间。然后,将手伸至肺韧带下缘处,用拇指和示指触摸。

(三) 观察肺和肺根

1. 取肺　避开肺根周围的血管、神经,垂直切断肺根和肺韧带,取出左、右肺。观察肺的形态、分叶和肺韧带的附着部位。比较左、右肺的不同。

2. 观察肺根　左肺根前方有膈神经和心包膈血管,后方有迷走神经。剖开肺根处的胸膜,分离肺根内结构,观察支气管和肺血管的排列。观察右肺根前方有膈神经和心包膈血管,后方有迷走神经,上方有奇静脉弓。

(四) 解剖肋间隙后部

待切除肺后,在胸后壁透过肋胸膜和胸内筋膜可见肋间后血管和肋间神经。在第 4 或第 5 肋间隙,剪开肋胸膜和胸内筋膜,分离肋间后血管和肋间神经的主干及其在肋角处发出的分支,观察血管、神经在肋沟处的排列顺序。

(五) 解剖纵隔

1. 观察纵隔

(1) 左侧面观:纵隔左侧面的中部有左肺根断端,肺根前下方有心包。左膈神经、左心包膈血管经肺根前方下行,左迷走神经在肺根后方下行。左喉返神经绕主动脉弓或动脉韧带的主动脉端上行。肺根后方尚有胸主动脉、交感干及内脏大、小神经,上方有主动脉弓及左颈总动脉和左锁骨下动脉。

(2) 右侧面观:纵隔右侧面的中部有右肺根断端,肺根前下方有心包。右膈神经、右心包膈血管经肺根前方下行,右迷走神经在肺根后方下行。右喉返神经绕锁骨下动脉上行,肺根后方尚有食管、奇静脉、交感干及内脏大、小神经,上方有奇静脉弓、右头臂静脉、上腔静脉、气管和食管,下方有食管后隐窝。

2. 解剖上纵隔

(1) 解剖胸腺:成人的胸腺大部分被脂肪组织代替。观察胸腺的毗邻,沿心包和左头臂静脉的前面向上翻起胸腺。

(2) 解剖头臂静脉和上腔静脉:分离头臂静脉和上腔静脉及其属支,比较左、右头臂静脉毗邻的不同。在左头臂静脉注入上腔静脉处的稍左侧,剪断左头臂静脉,将其翻向左侧。

(3) 解剖主动脉弓及其分支:清理主动脉弓发出的左锁骨下动脉、左颈总动脉和头臂干,观察主动脉弓及其分支的毗邻。清理动脉导管三角内的动脉韧带、左喉返神经和心浅丛,注意观察左喉返神经的走向和与动脉韧带的毗邻关系。

(4) 解剖气管胸部和主支气管:在左颈总动脉与头臂干起点间剪断主动脉弓,将其翻向两侧。清理气管胸部、主支气管、气管支气管淋巴结和气管旁淋巴结,游离位于气管杈前方的心深丛。比较左、右主支气管的形态特点,观察气管胸部和主支气管的毗邻。

3. 解剖中纵隔

(1) 解剖膈神经和心包膈血管:膈神经和心包膈血管经肺根前方伴行向下,继而贴心包侧壁下行至膈。剪开纵隔胸膜,分离膈神经和心包膈血管。

(2) 剪开心包:观察心包前壁和侧壁的毗邻。心包前壁借少量结缔组织与胸骨体下半部和左侧第4~6肋软骨相邻。于膈神经和心包膈血管的前方和膈上1.5 cm处作"U"形剪口,向上翻开心包前壁,观察心的毗邻。将胸前壁复位,了解心的体表投影。

(3) 探查心包窦:触摸浆膜性心包脏、壁两层的返折部位,观察与心相连的大血管。用示指深入升主动脉和肺动脉的后面与上腔静脉和左心房的前面之间,探查心包横窦。将手伸入左心房后壁与心包后壁之间,探查心包斜窦。向前托起心,观察心包斜窦境界。在心包前壁与下壁的返折处,用一手指探查心包前下窦。

(4) 取心:在心包内剪断与心相连的大血管,将心取出。观察心的外形、冠状动脉及其分支、冠状窦及其属支。

4. 解剖后纵隔

(1) 解剖迷走神经:剖开纵隔胸膜,游离迷走神经的上段和喉返神经。左喉返神经绕主动脉弓,沿气管与食管之间的沟上行至颈部。右喉返神经绕右锁骨下动脉上行至颈部。清理肺丛、食管前丛和食管后丛。

(2) 解剖食管:探查食管后隐窝。剖开纵隔胸膜,清理食管,注意观察食管与左主支气管、左心房和食管后隐窝的毗邻关系。

(3) 解剖胸主动脉:剖开左侧纵隔胸膜,观察胸主动脉的毗邻和分支。

(4) 解剖奇静脉、半奇静脉和副半奇静脉:剖开纵隔胸膜,观察这些静脉的位置和属支。

(5) 解剖胸导管:将食管推向左侧,在胸主动脉和奇静脉之间的结缔组织中分离胸导管下段。中段位于食管与脊柱之间。在食管上三角内,剖开左侧纵隔胸膜,沿食管左侧壁寻找胸导管上段。

(6) 解剖胸交感干及内脏大、小神经:剖开纵隔胸膜,观察交感干。分离神经节与肋间神经相连的灰交通支和白交通支。将膈推向下,在纵隔胸膜下面分离内脏大、小神经。

【临床应用】

一、胸廓上口综合征

胸廓上口综合征(thoracic outlet syndrome)是指锁骨下动、静脉和臂丛神经在胸廓上口、肩胛骨喙突胸小肌附着部之间受到压迫而引起的综合征,表现为臂部疼痛、手指感觉异常,血管舒缩症状及手部小肌肉无力和萎缩。

压迫原因有多种,如颈肋、第7颈椎横突过长、第1肋骨或锁骨两叉畸形、外伤所致的锁骨骨折畸形愈合、肱骨头脱位等情况。此外,斜角肌痉挛纤维化、肩带下垂和上肢过度外展均可引起胸廓出口变狭窄,产生锁骨下血管及臂丛神经受压迫症状。

神经受压多发生在尺神经分布区,症状有疼痛、感觉异常与麻木,常位于手指和手的尺神经分布区。也可在上肢、肩胛带和同侧肩部疼痛并向上肢放射。晚期有感觉消失,运动无力,鱼际肌和骨间肌萎缩,第4~5指伸肌麻痹形成爪形手。

动脉受压有桡动脉或肱动脉搏动减弱或消失,锁骨下动脉区和腋部听到收缩期杂音,手臂或手的缺血性疼痛、麻木、疲劳、感觉异常、发凉和无力,受压动脉远端扩张形成血栓使远端缺血。静脉受压有静脉怒张、疼痛、肿胀、酸痛、远端肿胀或发绀。

二、乳腺癌切除术中的解剖要点

乳腺癌根治术时除切除胸大、小肌外,需清除腋腔各群淋巴结。在清除胸肌淋巴结时,切勿损伤前锯肌表面的胸长神经。清除外侧和中央淋巴结时,注意勿损伤腋腔内的血管、神经(尤其注意保护腋静脉)。清除肩胛下淋巴结时,应避免误伤胸背神经造成背阔肌瘫痪。处理锁胸筋膜和尖淋巴结时,注意勿损伤头静脉,以免术后发生上肢水肿甚至坏死。

三、胸膜腔穿刺要点

胸膜腔穿刺时,为了避免损伤肋间神经和血管,不宜在肋角内侧进针,因为这里有肋间后动脉斜行于肋间隙中。在肋角外侧进针时,应靠近肋间隙下位肋骨的上缘,以免损伤动脉主干;在肋间隙前部穿刺时应在肋间隙中部进针,因为此处肋间后血管和肋间神经的上支循肋沟前行,下支沿下位肋骨上缘向前。胸膜腔穿刺常选肩胛线和腋后线第8、第9肋间隙进行,其穿刺部位不能低于第9肋间隙,以防损伤膈。

四、心包穿刺要点

心包腔积液时,由于纤维性心包伸缩性小,不易向外扩张,以致压迫心脏,影响心脏的活动,需进行心包穿刺。心包穿刺时应避免损伤胸膜、胸廓内血管和心脏。为此,有两个常用的穿刺部位。① 胸骨旁心包穿刺法:穿刺点在胸骨体左侧第4或第5肋间隙,紧靠胸骨左缘进针,经无胸膜覆盖的心包裸区刺入心包腔。此法不易刺伤胸膜,适用于心包腔大量积液。② 剑突下心包穿刺法:穿刺点在胸骨剑突与左侧第7肋软骨交角的地方(即左剑肋角顶处)。穿刺针与腹壁成45°角,向后上方经膈刺入心包腔底部,这样可避免刺伤胸膜和胸廓内血管,进针4~8 cm,一般不会刺伤心脏,适用于少量或中等量心包积液。

五、气胸

气胸是指由于肺组织、气管、支气管破裂,或者胸壁外伤使得胸膜腔与外界相通,导致空气进入胸膜腔而使胸膜腔内积气的疾病。气胸的主要临床症状为胸痛,可伴有胸闷、呼吸短促,干咳,严重者有呼吸困难等症状。气胸可分为闭合性气胸、开放性气胸、张力性气胸3类。因胸壁或肺部创伤引起者称创伤性气胸;因治疗或诊断所需人为地将空气注入胸膜腔称"人工气胸";因疾病致肺组织自行破裂引起者称自发性气胸,其多见于男性青壮年或患有慢性支气管炎、肺气肿、肺结核者。

【课程思政】

乳腺癌根治术

2022年2月，国家癌症中心发布了最新一期的全国癌症统计数据。乳腺癌2016年在我国癌的发生人数为30.6万，死亡人数为7.2万。防治乳腺癌的原则是早预防、早发现和早治疗。乳腺癌根治术是常见的外科治疗手段，也是首选的治疗方案。根治术的范围是将整个患病的乳腺连同癌瘤周围5cm宽的皮肤、乳腺周围脂肪组织、胸大小肌和其筋膜以及腋窝、锁骨下所有脂肪组织和淋巴结整块切除。乳腺癌根治术时，若胸长神经损伤可出现"翼状肩胛"，胸背神经损伤可造成上肢后伸无力，腋静脉损伤易发生空气栓塞，头静脉末端损伤可导致伤侧上肢终身性水肿甚至于坏死。

医者仁心，不仅仅体现在对患者的医疗态度上，还包括精湛的医术。而精湛的医术，是以对人体结构的熟悉作为基础的。因此，对解剖学等基础学科的重视，是成为合格与仁心医生的重要起步。吴阶平(1917—2011)院士曾题词"结合手术要求探讨解剖学重点，通过解剖学进展提高手术水平"，对基础学科与临床工作之间的相互促进、共同发展进行了高屋建瓴的概括。

本书配套数字教学资源

微信扫描二维码，加入局部解剖学读者交流圈，获取配套教学视频、学习课件、课后习题和沟通交流平台等板块内容，夯实基础知识

第四章
腹　部

导学

1. **掌握**　腹前外侧壁的层次结构,腹股沟三角、腹股沟管的组成及意义;腹膜腔的构成,腹膜腔的分区及腹膜间隙;胃的位置、毗邻及其血管、神经、淋巴,肝门、肝蒂的概念以及肝的分叶和分段,胆总管的分段和毗邻;阑尾的位置、体表投影;肝门静脉的组成、属支以及其与上、下腔静脉系的吻合;肾的位置与毗邻,肾门、肾窦和肾蒂的概念。
2. **熟悉**　腹部的境界与分区,体表标志;腹直肌鞘、白线的概念;十二指肠的分部及各部的结构;肝的位置及体表投影;腹膜后隙的位置、界限及所含的器官和结构。

第一节　概　述

腹部(abdomen)位于胸部与盆部之间,包括腹壁、腹腔及腹腔脏器等。腹壁以两侧的腋后线为界,分为腹前外侧壁和腹后壁。腹壁及膈所围成的内腔即腹腔,腹腔的上界是膈穹隆,下界是小骨盆上口。腹腔内有消化、泌尿系统的脏器及脾、肾上腺、血管、神经、淋巴结等结构,在大部分脏器的表面和腹壁的内面均覆盖有腹膜。

一、境界与分区

1. 境界　腹部的上界即胸部的下界,由剑突、肋弓和第 11 肋前端、第 12 肋及第 12 胸椎的棘突围成;下界是经耻骨联合上缘、耻骨嵴、耻骨结节、腹股沟韧带、髂前上棘、髂嵴、髂后上棘至第 5 腰椎棘突的连线。

2. 分区

(1) **九分法**:为了描述腹腔脏器的位置,记载腹部病变症状及体征的部位,通常将腹部分为 9 个区。先用两条水平线将腹部分上、中、下腹 3 部。上水平线是经过两侧肋弓最低点(相当于第 10 肋)的连线;下水平线是经过两侧髂结节的连线。再用两条经过左、右腹股沟韧带中点的垂直线将每部分 3 区,即上腹部分为腹上区和左、右季肋区;中腹部分脐区和左、右腹外侧区(腰区);下腹部分耻区(腹下区)和左、右腹股沟区(髂区)(图 4 - 1)。

(2) **四分法**:临床上通常用通过脐的垂直线和水平线将腹部分为左、右上腹部和左、右下腹部。

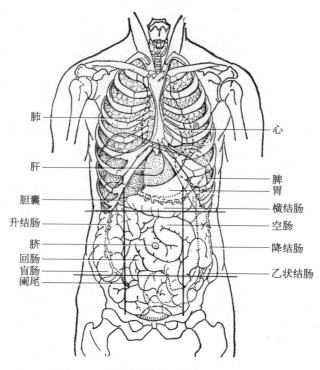

图 4-1 腹部的分区及主要器官的体表投影

肺
肝
胆囊
升结肠
脐
回肠
盲肠
阑尾

心
脾
胃
横结肠
空肠
降结肠
乙状结肠

二、表面解剖

(一) 体表标志

1. 骨性标志　在腹前外侧壁上方可触到**剑突**、**肋弓**,下方可触到**髂前上棘**、**髂嵴**及**耻骨联合上缘**、**耻骨嵴**、**耻骨结节**等骨性标志。

2. 软组织标志　**白线**是由两侧腹壁阔肌的腱膜在前正中线交织而成的纤维带,附着于剑突和耻骨联合之间。脐一般平对第3、第4腰椎之间。白线的两侧为**腹直肌**,肌的外侧缘为**半月线**,又称腹直肌线。髂前上棘与耻骨结节之间为**腹股沟**,沟的深面为**腹股沟韧带**。

(二) 腹腔脏器的体表投影

成人腹腔主要器官在腹前壁的投影见表4-1。

表 4-1　腹腔主要器官在腹前壁的投影

右 季 肋 区	腹 上 区	左 季 肋 区
右半肝大部分	右半肝小部分及左半肝大部分	左半肝小部分
部分胆囊	部分胆囊、胆总管、肝动脉、肝门静脉	胃底、部分胃体
结肠右曲	胃贲门、部分胃体、胃幽门部	脾
右肾上部	十二指肠大部分、胰头、胰体	胰尾
	两肾一部分、两侧肾上腺	结肠左曲
	腹主动脉、下腔静脉	左肾上部

右腹外侧(腰)区	脐　区	左腹外侧(腰)区
升结肠 部分回肠 右肾下部	胃大弯(胃充盈时)、大网膜 横结肠 左、右输尿管 十二指肠小部分 空、回肠大部分 腹主动脉、下腔静脉	降结肠 空肠一部分 左肾下部

右髂(腹股沟)区	耻(腹下)区	左髂(腹股沟)区
盲肠 阑尾 回肠末端	回肠一部分 膀胱(充盈时) 子宫(妊娠期) 乙状结肠小部分 左、右输尿管	乙状结肠大部分 回肠一部分

第二节　腹前外侧壁

腹前外侧壁的厚薄因人而异,不同部位的层次和结构也有所变化。一般由浅入深可分为6层,即皮肤、浅筋膜、肌层、腹横筋膜、腹膜外筋膜和壁腹膜。

一、浅层结构

(一) 皮肤

腹前外侧壁的皮肤薄而富有弹性,与皮下组织疏松相连,有较大的伸展性和移动性,是临床上常用的皮瓣供应区。

(二) 浅筋膜

浅筋膜主要由疏松结缔组织和脂肪组织组成。在脐平面以下的浅筋膜分为两层:浅层称Camper筋膜,含有丰富的脂肪组织,又称脂肪层,向下与股部的浅筋膜相延续;深层称Scarpa筋膜,富有弹性纤维,又称膜性层,在前正中线处附于白线,在腹股沟韧带下方一横指处,附于阔筋膜,而在两侧耻骨结节之间则越过耻骨嵴与耻骨联合,向下与会阴的浅筋膜即Colles筋膜相延续。

1. 浅动脉　腹前外侧壁上部有来自肋间后动脉、肋下动脉和腰动脉的分支;腹前壁正中线附近有腹壁上、下动脉的分支;下腹部有腹壁浅动脉(superficial epigastric artery)和旋髂浅动脉(superficial circumflex artery),两动脉均起自股动脉(图4-2)。

2. 浅静脉　腹前外侧壁的浅静脉较丰富且相互吻合成网,尤以脐周明显。脐以上的浅静脉经胸腹壁静脉、胸外侧静脉注入腋静脉,脐以下的浅静脉经腹壁浅静脉(superficial epigastric

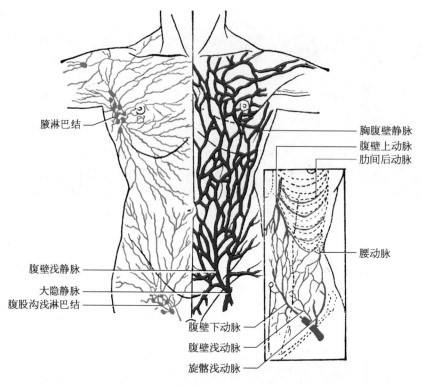

腋淋巴结

胸腹壁静脉
腹壁上动脉
肋间后动脉

腰动脉

腹壁浅静脉
大隐静脉
腹股沟浅淋巴结

腹壁下动脉
腹壁浅动脉
旋髂浅动脉

图 4-2　腹前外侧壁的血管和淋巴

vein)、**旋髂浅静脉**(superficial circumflex vein)注入大隐静脉,从而构成了上、下腔静脉系之间的交通途径之一。

3. 皮神经　来自第 7~11 对肋间神经、肋下神经及髂腹下神经的前皮支和外侧皮支均分布于腹前外侧区的皮肤,分布具有明显的节段性:第 6 肋间神经分布于剑突平面,第 8 肋间神经分布于肋弓平面,第 10 肋间神经分布于脐平面,第 12 肋间神经分布于髂前上棘平面,第 1 腰神经分布于腹股沟韧带的上方。

二、深层结构

(一) 肌层

腹前外侧壁的肌包括位于腹前正中线两侧的腹直肌和位于其外侧的 3 层阔肌,由浅入深依次为腹外斜肌、腹内斜肌和腹横肌(表 4-2)。

1. 腹直肌(rectus abdominis)　位于白线的两侧,呈上宽下窄的带状,起于耻骨联合和耻骨结节之间,肌束向上止于胸骨的剑突和第 5~7 肋软骨的前面。全肌被 3~4 条横行的腱划(tendinous intersections)分为多个肌腹(图 4-3)。腱划与腹直肌鞘的前层紧密结合,手术时剥离困难且容易出血。

2. 腹外斜肌(obliquus externus abdominis)　位于腹前外侧壁的浅层,以锯齿状起于下 8 个肋的外面,肌纤维由外上斜向内下,其后下部止于髂嵴,其余的大部在腹直肌外侧缘移行为腱膜,参与构成腹直肌鞘的前壁,止于白线。腹外斜肌腱膜在耻骨结节外上方形成三角形裂隙,称

表4-2　腹前外侧壁的肌肉

名　称	起　点	止　点	作　用	神经支配
腹直肌	耻骨联合与耻骨结节之间	第5～7肋软骨外面剑突前面	前屈脊柱,降胸廓,增加腹压	第5～11肋间神经及肋下神经
腹外斜肌	下8个肋骨外面	借腱膜止于白线、腹股沟韧带、髂嵴前部	增加腹压,前屈、侧屈并旋转脊柱	
腹内斜肌	胸腰筋膜、髂嵴、腹股沟韧带外侧1/2	借腱膜止于白线和下位3个肋	增加腹压,前屈、侧屈并旋转脊柱,并提睾丸,封闭腹股沟管	第5～11肋间神经、肋下神经、髂腹股沟神经、髂腹下神经
腹横肌	胸腰筋膜、髂嵴、腹股沟韧带外侧1/3	借腱膜止于白线	增加腹压,前屈、侧屈并旋转脊柱	

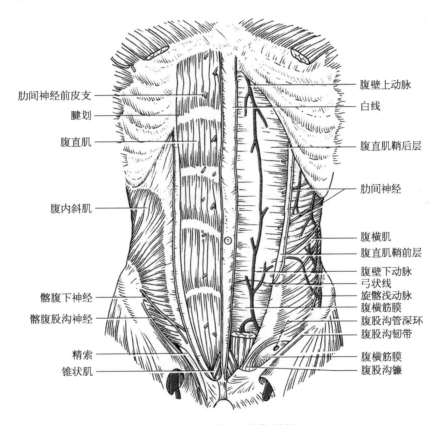

图4-3　腹前外侧壁的肌(深层)

腹股沟管浅环(superficial inguinal ring)(又称皮下环),成人可容纳一个示指尖,内有精索或子宫圆韧带通过(图4-6)。浅环的上缘、下缘分别称内侧脚和外侧脚,两脚之间有脚间纤维相连。外侧脚的部分纤维经过精索的深面与内侧脚的后方,向内上反转,附着于白线,称反转韧带(reflected ligament),能加强浅环的后界。

　　腹外斜肌腱膜下缘向后卷曲增厚,张于髂前上棘与耻骨结节之间,称腹股沟韧带(inguinal

ligament）。腹股沟韧带内侧端的小部分纤维向后下形成腔隙韧带（lacunar ligament），又称陷窝韧带。腔隙韧带向外侧延伸附着于耻骨梳，称耻骨梳韧带（pectineal ligament），又称 Cooper韧带（图4-4）。这些韧带在腹股沟疝和股疝的修补术中都有重要意义。

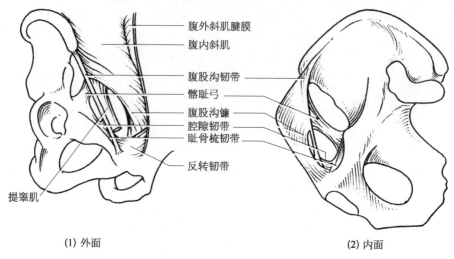

图4-4 腹股沟区的韧带

3. 腹内斜肌（obliquus internus abdominis） 位于腹外斜肌深面,起于胸腰筋膜、髂嵴及腹股沟韧带外侧半,肌纤维呈扇形展开,上部止于下 3 对肋,中部斜向内上方,下部斜向内下方。后两部肌纤维至腹直肌的外侧缘处移行为腱膜,分前、后两层包裹腹直肌,参与腹直肌鞘前、后壁的构成,最后止于白线。腹内斜肌下缘部分肌纤维呈弓状跨过精索上方移行为腱膜,在腹直肌外侧缘与腹横肌的腱膜结合,形成腹股沟镰（inguinal falx）,又称联合腱（conjoined tendon）,附于耻骨梳。腹内斜肌和腹横肌下缘的部分肌纤维,一起沿精索向下出腹股沟管浅环进入阴囊,包绕精索和睾丸形成提睾肌。

4. 腹横肌（transversus abdominis） 位于腹内斜肌深面,起于下 6 个肋的内面、胸腰筋膜、髂嵴及腹股沟韧带的外侧 1/3,肌纤维横行向前内,在腹直肌外侧缘移行为腱膜,参与构成腹直肌鞘的后壁。腹横肌下缘部分肌纤维及腱膜分别参与提睾肌和腹股沟镰的构成。

5. 腹直肌鞘（sheath of rectus abdominis） 包裹腹直肌,分前、后两壁。前壁由腹外斜肌腱膜和腹内斜肌腱膜的前层组成,后壁由腹内斜肌腱膜的后层及腹横肌腱膜组成。在脐下 4～5 cm 以下,3 层扁肌的腱膜均参与构成腹直肌鞘的前壁,鞘的后壁缺如,其下缘呈凸向上的弓形,称弓状线（arcuate line）。弓状线以下,腹直肌后面与腹横筋膜相贴（图4-3）。

（二）腹横筋膜

腹横筋膜（transverse fascia）位于腹横肌内面,是腹内筋膜的一部分。上方接膈下筋膜,下方延续为髂筋膜及盆筋膜。该筋膜在腹上部较薄弱,接近腹股沟韧带和腹直肌外侧缘处较致密,参与腹股沟管后壁的构成,并在腹股沟韧带中点上方 1.5 cm 处,呈漏斗状突出,形成腹股沟管深环,向下延续为精索内筋膜。腹横筋膜与腹横肌疏松结合,但与腹直肌鞘后层紧密相连。

（三）腹膜外筋膜

腹膜外筋膜（extraperitoneal fascia）又称腹膜外组织，是位于腹横筋膜与壁腹膜之间的疏松结缔组织，向后与腹膜后间隙相续。含有不同程度的脂肪组织，在腹下部特别是腹股沟区脂肪组织较多，使得壁腹膜与腹横筋膜容易剥离，临床上可进行膀胱穿刺等腹膜外手术。

（四）壁腹膜

壁腹膜（parietal peritoneum）是腹前外侧壁的最内层，向上与膈下腹膜相接，向下延续为盆部腹膜。在脐以下，腹前外侧壁的腹膜形成 5 条纵行的皱襞（图 4-5）：位于正中的脐正中襞，由脐连到膀胱尖，内含胚胎时期脐尿管遗迹所形成的脐正中韧带；脐正中襞的两侧是脐内侧襞，内含胚胎时期脐动脉闭锁后所形成的脐内侧韧带；最外侧是 1 对脐外侧襞，内含腹壁下动脉和静脉。上述皱襞将腹股沟以上的腹前壁内面分为 3 对陷凹：位于脐正中襞与脐内侧襞之间，膀胱之上的是 1 对膀胱上窝；位于脐内侧襞与脐外侧襞之间的是 1 对腹股沟内侧窝；位于脐外侧襞外侧的是 1 对腹股沟外侧窝。腹股沟内、外测窝是腹前壁的薄弱区，一旦腹腔内容物由此突出，便形成腹股沟疝。

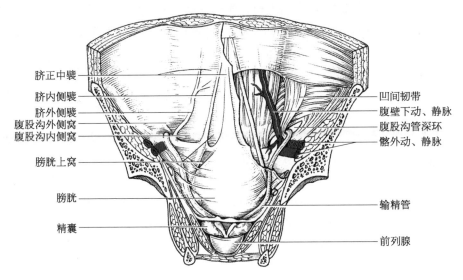

图 4-5　腹前壁内表面的皱襞及陷凹

（五）腹前外侧壁深层的血管及神经

1. 血管　腹前外侧壁深层的动脉有腹壁上动脉、腹壁下动脉、下 5 对肋间后动脉、肋下动脉、腰动脉及旋髂深动脉等（图 4-3）；腹前外侧壁深层的静脉与上述各动脉同名且伴行，比较恒定。

（1）腹壁上动脉（superior epigastric artery）：于第 6 肋软骨后面发自胸廓内动脉，向下经胸肋三角进入腹直肌与腹直肌鞘后壁之间，分支营养腹直肌，其皮支穿腹直肌鞘前壁至皮下。

（2）腹壁下动脉（inferior epigastric artery）：起自髂外动脉，行于腹横筋膜与壁腹膜之间，经腹股沟管深环的内侧斜向内上，穿腹横筋膜进入腹直肌与腹直肌鞘后层之间，在脐附近与腹壁上动脉相吻合。其体表投影是腹股沟韧带中、内 1/3 交界点与脐的连线。腹腔穿刺或手术切口,宜在此线的外上方进行,以免损伤该动脉。

(3) 第 7～11 肋间后动脉和肋下动脉:均起自胸主动脉,与相应的神经伴行,进入腹前外侧壁后向前下,行于腹内斜肌与腹横肌之间,营养腹前外侧壁各肌。

(4) 腰动脉:共 4 对,起自腹主动脉,经腰方肌外侧进入腹前外侧壁,并与肋间后动脉和肋下动脉相吻合。

(5) 旋髂深动脉(deep iliac circumflex artery):起自髂外动脉,沿腹股沟韧带外侧半的深面向外上,至髂前上棘的内侧穿腹横肌,沿髂嵴的内唇到髂嵴后部与腰动脉分支吻合,分布于腹部 3 层阔肌、髂腰肌等。

2. 神经

(1) 第 7～11 肋间神经和肋下神经:在肋弓下缘斜向前下,进入腹内斜肌与腹横肌之间,至腹直肌外侧缘处进入腹直肌鞘,其终支穿过腹直肌和腹直肌鞘前壁,称前皮支,分布于腹前壁的皮肤。上述神经沿途发出肌支,支配腹前外侧壁各肌。在腋中线附近发出外侧皮支,分布于腹外侧壁的皮肤(图 4-3)。

(2) 髂腹下神经(iliohypogastric nerve):发自第 12 胸神经和第 1 腰神经的前支,在髂嵴上方穿腹横肌至腹内斜肌与腹横肌之间,发出外侧皮支分布于臀区,主干斜向前下,在髂前上棘内侧 2～3 cm 处穿过腹内斜肌,到达腹外斜肌腱膜的深面,至腹股沟管浅环上方穿过腹外斜肌腱膜,称前皮支,分布于耻骨联合上方的皮肤。

(3) 髂腹股沟神经(ilioinguinal nerve):在髂腹下神经的下方并与之平行,在髂前上棘内下方穿腹内斜肌进入腹股沟管,行于精索(子宫圆韧带)的前外侧,出浅环后称阴囊(阴唇)前神经,分布于阴囊(大阴唇)前部皮肤。

上述两神经沿途发出肌支,支配腹前外侧壁诸肌(图 4-3)。在腹股沟疝手术时,应防止损伤上述两神经,以免造成肌肉瘫痪而导致疝的复发。

(4) 生殖股神经(genitofemoral nerve):小部分发自第 1 腰神经的前支,大部分发自第 2 腰神经的前支。由腰大肌穿出后,分为两支:生殖支由深环进入腹股沟管,沿精索内侧下行,出浅环后,分布于提睾肌与阴囊(大阴唇)的皮肤;股支经腹股沟韧带的深面进入股鞘内,居股动脉的外侧,最后穿股鞘前壁和大腿阔筋膜,分布于股三角上部的皮肤。

三、腹股沟区

(一) 境界

腹股沟区位于腹前外侧壁下部的两侧,是由腹直肌外侧缘、髂前上棘至腹直肌外侧缘的水平线和腹股沟韧带所围成的三角形区域。在此区,由于腹内斜肌和腹横肌的下缘未达到腹股沟韧带的内侧部,因而该韧带内侧部的上方缺乏肌肉覆盖,故此区成为腹前外侧壁下部的薄弱区。当人体站立时,此区所承受的腹内压力较大,约比平卧时高 3 倍。基于上述特点,腹股沟区成为腹壁疝的好发部位。

(二) 腹股沟管

腹股沟管(inguinal canal)位于腹股沟韧带内侧半上方,由外上斜向内下,是由肌、腱性结构和筋膜构成的间隙。在成人,长 4~5 cm,内有精索(子宫圆韧带)和髂腹股沟神经等通过。

腹股沟管有前、后、上、下四壁及内、外两口(图 4-6、图 4-7)。前壁主要是腹外斜肌腱膜,但在外侧 1/3 处有腹内斜肌起始部的肌纤维;后壁为腹横筋膜,在内侧 1/3 处有联合腱加强;上壁为腹内斜肌与腹横肌的弓状下缘;下壁为腹股沟韧带形成的凹槽。内口即腹股沟管深环,位于腹股沟韧带中点上方约 1.5 cm 处,由腹横筋膜向外突出时形成,其内侧有腹壁下动脉通过;外口即腹股沟管浅环,位于耻骨结节外上方,是腹外斜肌腱膜形成的三角形裂隙。

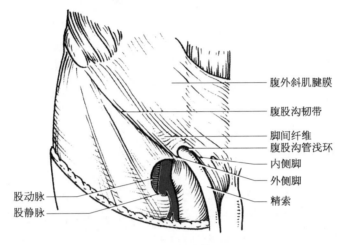

图 4-6 腹股沟管(1)

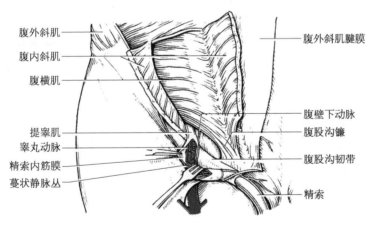

图 4-7 腹股沟管(2)

(三) 腹股沟三角

腹股沟三角(inguinal triangle)又称海氏三角(Hesselbach 三角),是由腹壁下动脉、腹直肌外缘和腹股沟韧带内侧半围成的三角形区域,是腹前外侧壁的一个薄弱区。若腹内脏器从腹壁下动脉的内侧经腹股沟三角处突出,称腹股沟直疝。而腹股沟斜疝则从腹壁下动脉外侧经深环进入腹股沟管,疝可出浅环入阴囊。因此,腹壁下动脉是鉴别斜疝与直疝的手术标志(图 4-8)。

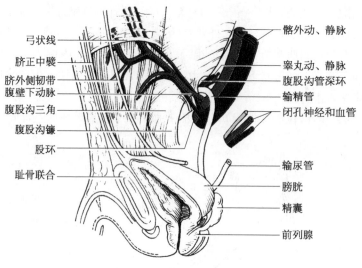

图 4-8　腹股沟三角(内面观)

弓状线
脐正中襞
脐外侧韧带
腹壁下动脉
腹股沟三角
腹股沟镰
股环
耻骨联合

髂外动、静脉
睾丸动、静脉
腹股沟管深环
输精管
闭孔神经和血管
输尿管
膀胱
精囊
前列腺

第三节　腹腔及其脏器

一、腹膜及其与腹、盆腔脏器的关系

(一) 腹膜和腹膜腔

腹膜(peritoneum)是由一层间皮与少量结缔组织构成的浆膜,可分为脏腹膜与壁腹膜两部。脏腹膜被覆于腹、盆腔脏器的表面,壁腹膜则衬贴于腹、盆壁的内面和膈的下面。脏、壁腹膜相互延续、移行而构成一个潜在性的腔隙即腹膜腔(peritoneal cavity),腔内有少量浆液以减少脏器活动时的摩擦和防止脏器粘连。以横结肠及其系膜为界,可将腹膜腔分为结肠上区和结肠下区(图 4-9),各有腹膜间隙和脏器。男性的腹膜腔密闭,女性的腹膜腔则借生殖管道与体外形成潜在的通道,因而临床上女性腹膜腔的感染多见。

(二) 腹膜与腹、盆腔脏器

根据腹膜对腹、盆腔脏器表面包被程度的不同,一般将腹、盆腔脏器分为 3 类(图 4-9、图 4-10):

1. 腹膜内位器官　指脏器表面几乎完全被腹膜包被的器官,如胃、十二指肠上部、空肠、回肠、盲肠、阑尾、横结肠、乙状结肠、脾、卵巢及输卵管等。

2. 腹膜间位器官　指脏器表面大部分被腹膜覆盖的器官,如肝、胆囊、升结肠、降结肠、直肠上段、子宫和膀胱等。

3. 腹膜外位器官　指脏器表面仅一面被腹膜覆盖的器官,如十二指肠降部和水平部、直肠中段、胰、肾及肾上腺、输尿管等。这类器官多位于腹膜后方,固定于腹后壁上。

临床上利用腹膜与器官的特定关系,有些手术(如肾、膀胱等)可不切开腹膜腔,则可避免

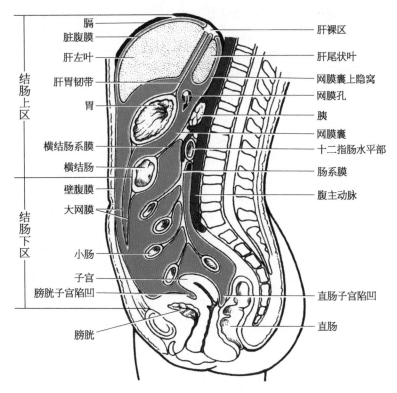

图 4-9 腹膜与腹膜腔(女性,正中矢状面)

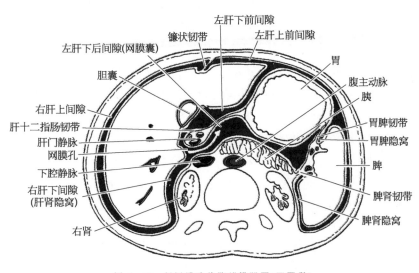

图 4-10 经网膜孔的腹部横断面(下面观)

腹膜腔的感染及术后脏器粘连等并发症。

(三) 腹膜间隙

1. 结肠上区的腹膜间隙 结肠上区的腹膜间隙介于横结肠及其系膜与膈之间。此间隙又被肝分为**肝上、下间隙**。肝上间隙借镰状韧带分隔为**左肝上间隙**与**右肝上间隙**。左肝上间隙位于镰状韧带左侧,左冠状韧带再将其划分为前、后两部,即左冠状韧带前层前方的左肝上前间隙和左冠状韧带后层后方的左肝上后间隙。右肝上间隙位于镰状韧带右侧、右冠状韧带上层前方。肝下间隙亦借镰状韧带与肝圆韧带划分为左肝下间隙与右肝下间隙。左肝下间隙再借小网膜分为左肝下前间隙与左肝下后间隙;左肝下前间隙位于肝左叶脏面腹膜与小网膜、胃前壁腹膜之间;左肝下后间隙即网膜囊。右肝下间隙亦称肝肾隐窝,介于肝右叶脏面腹膜与右肾、右肾上腺表面腹膜之间,上界为右冠状韧带下层,通过网膜孔与左肝下后间隙交通,并可向下与结肠下区之右结肠旁沟相通(图 4 - 11)。

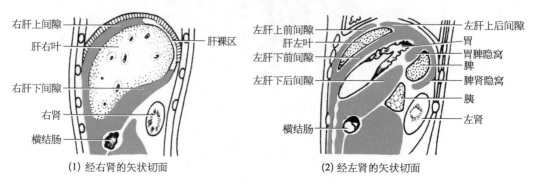

左肝上间隙

右肝上间隙

左肝上前间隙

肝右叶

肝裸区

肝左叶

胃

左肝下前间隙

胃脾隐窝

右肝下间隙

脾

左肝下后间隙

脾肾隐窝

右肾

胰

横结肠

横结肠

左肾

(1) 经右肾的矢状切面   (2) 经左肾的矢状切面

图 4 - 11   膈下间隙(矢状切面)

2. 结肠下区的腹膜间隙   结肠下区的腹膜间隙介于横结肠及其系膜与小骨盆上口之间,有 4 个腹膜间隙,即左、右结肠旁沟与左、右肠系膜窦。左结肠旁沟位于降结肠左侧表面脏腹膜与左侧腹壁的壁腹膜之间,其上方因有膈结肠韧带而不与膈下间隙交通,向下则经左髂窝、小骨盆上口与腹膜腔盆部相交通。右结肠旁沟位于升结肠右侧表面脏腹膜与右侧腹壁的壁腹膜之间,它向上与肝肾隐窝相交通,其下份亦经右髂窝和小骨盆上口与腹膜腔之盆部相交通,故膈下脓肿可经此沟流入盆腔,阑尾炎穿孔时可向上蔓延至肝右叶下方。肠系膜根左侧与降结肠右侧壁之腹膜之间的间隙为左肠系膜窦,此窦上界为横结肠表面腹膜与横结肠系膜之左侧半,下界为乙状结肠及其系膜之腹膜,后界为腹后壁的壁腹膜,向下与腹膜腔盆部相通。右肠系膜窦则位于肠系膜根右侧与升结肠左侧壁腹膜之间,上界为横结肠及其系膜右侧半的腹膜,后界亦为腹后壁壁腹膜,此窦向下不通向盆腔,几近密闭状态(图 4 - 12)。

二、结肠上区的脏器

结肠上区的脏器主要有食管腹部、胃、肝、肝外胆道与脾等器官。十二指肠和胰虽大部分位于腹膜后隙,但为了叙述方便,仍将其列于结肠上区介绍。

(一) 食管腹部

食管腹部(abdominal part of esophagus)在正中矢状面左侧,平第 10 胸椎高度穿膈食管裂孔入腹腔,长 1~2 cm。食管右缘与胃小弯无明显分界,左缘借贲门切迹与胃底分界。迷走神经前、后干分别贴食管腹部前、后面下行,且均覆盖有脏腹膜。食管腹部的动脉血供来自膈下动脉、胃左动脉食管支。

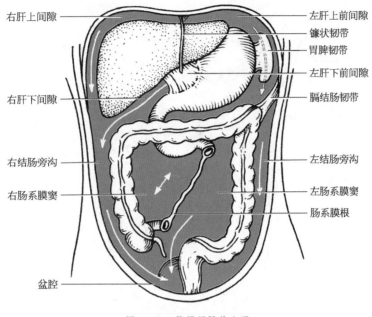

图 4-12　腹膜间隙的交通

(二) 胃

1. 位置与毗邻　胃(stomach)在中等充盈时,大部分位于左季肋区,小部分位于腹上区,贲门位于第 11 胸椎体左侧,幽门位于第 1 腰椎体右侧。在活体,胃的位置常因体位、呼吸和内容物的多少而有较大变化。

胃的前壁右侧份邻肝左叶,左侧份上部邻膈,下部与腹前壁相贴,此部移动性大,通常称胃前壁的游离区。胃后壁后方为网膜囊,隔此囊,胃与胰、左肾、左肾上腺、脾、横结肠及其系膜相邻,这些器官和结构共同构成胃床(图 4-13)。胃后壁溃疡或癌变可侵犯胰,并形成粘连。

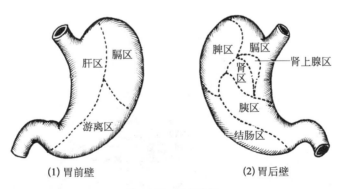

(1) 胃前壁　　　　　　　(2) 胃后壁

图 4-13　胃的毗邻

2. 韧带　胃与肝、膈、脾、横结肠及胰之间均有相应的韧带相连。其中,在肝胃韧带近胃小弯部分内有胃左、右血管和淋巴结、神经等重要结构;在胃结肠韧带近胃大弯部分内有胃网膜左、右血管和淋巴结等(图 4-14);在胃脾韧带内则有胃短血管、胃网膜左动脉起始段通行;在胃膈韧带内可有胃后血管通行;在胃贲门后方与胰之间的胃胰襞内有胃左静脉通行;从幽门窦

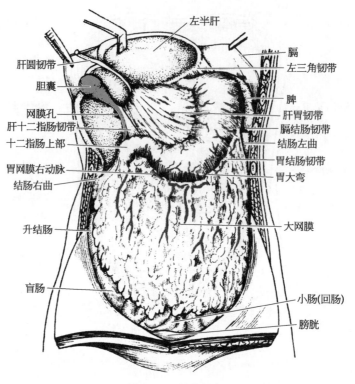

图 4 - 14　胃的韧带

后壁连于胰头、胰颈或颈与体交界处的腹膜皱襞称**胃胰韧带**,行胃切除术时,必须切开此韧带并进行钝性剥离,才能游离出幽门与十二指肠始端。

3. 血管

（1）动脉：胃的动脉来自腹腔干及其分支,它们分别在胃大、小弯侧各形成一个动脉弓,由弓发出分支至胃（图 4 - 15、图 4 - 16）,这些分支在胃壁内再分支吻合形成丰富的血管网。

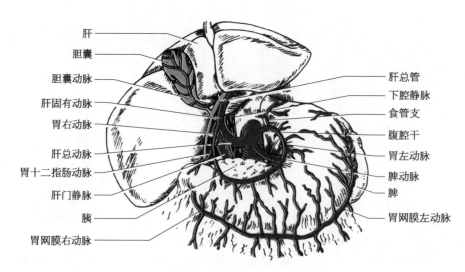

图 4 - 15　胃的动脉（前面观）

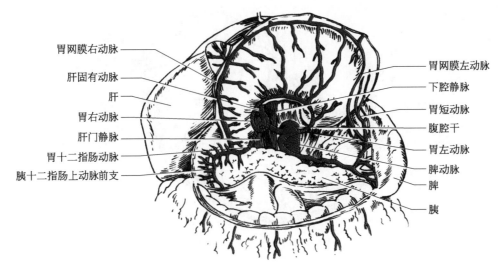

胃网膜右动脉
肝固有动脉
肝
胃右动脉
肝门静脉
胃十二指肠动脉
胰十二指肠上动脉前支

胃网膜左动脉
下腔静脉
胃短动脉
腹腔干
胃左动脉
脾动脉
脾
胰

图 4-16 胃的动脉(后面观)

1) **胃左动脉**(left gastric artery):起于腹腔干,行向左上方至贲门附近发出食管支,然后转向右下行于肝胃韧带内沿胃小弯右行,沿途发出 5~6 支胃壁支至胃前、后壁。胃大部切除术常以其第 1、第 2 支之间作为小弯侧切断胃壁的标志。

2) **胃右动脉**(right gastric artery):多起于肝固有动脉,也可起于肝总动脉或其他动脉,下行至幽门上缘即转向左侧,沿胃小弯在肝胃韧带内左行,与胃左动脉末端吻合形成胃小弯动脉弓,沿途分支至胃前、后壁。

3) **胃网膜右动脉**(right gastroepiploic artery):在十二指肠上部的下缘处起于胃十二指肠动脉,在胃结肠韧带内沿胃大弯向左行,沿途发出胃壁支和网膜支至大弯侧的胃壁和大网膜。

4) **胃网膜左动脉**(left gastroepiploic artery):在脾门处起于脾动脉末端或其脾支,先经胃脾韧带至胃结肠韧带内,然后沿胃大弯向右行与胃网膜右动脉吻合形成胃大弯动脉弓,沿途发出胃壁支和网膜支营养大弯侧的胃壁和大网膜,胃大部切除术常以其第 1 胃壁支与胃短动脉间作为大弯侧切断胃壁的标志。

5) **胃短动脉**(short gastric artery):在脾门处起于脾动脉末端或其分支,可达 3~5 支,经胃脾韧带至胃底部的胃壁。

6) **胃后动脉**(posterior gastric artery):出现率约 72%,常为 1~2 支,起于脾动脉,从网膜囊后壁腹膜后方经胃膈韧带至胃底后壁。

此外,左膈下动脉也可发出分支至胃底上部和贲门。这些分支对胃大部切除术后保证残留胃的血供具有一定的意义。

(2) **静脉**:胃的静脉多与同名动脉伴行,汇入肝门静脉或其属支。胃右静脉直接注入肝门静脉,其属支幽门前静脉经幽门前面上行,是辨认幽门的标志。胃左静脉亦汇入肝门静脉,其属支食管支与食管静脉丛交通,构成肝门静脉与上腔静脉系之间的侧支吻合。胃网膜右静脉沿胃大弯右行注入右结肠静脉或肠系膜上静脉,胃网膜左静脉、胃短静脉与胃后静脉均注入脾静脉。

4. **淋巴** 胃的淋巴管向胃大弯、胃小弯血管周围的淋巴结引流,这些淋巴结的输出管最后均汇入腹腔淋巴结(图 4-17)。

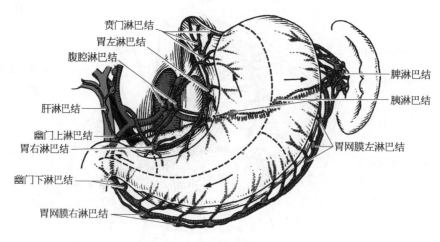

贲门淋巴结
胃左淋巴结
腹腔淋巴结

肝淋巴结

幽门上淋巴结
胃右淋巴结

幽门下淋巴结

胃网膜右淋巴结

脾淋巴结
胰淋巴结

胃网膜左淋巴结

图4-17 胃的淋巴管与淋巴结

（1）**胃左、右淋巴结**：沿胃左、右动、静脉排列，分别引流同名动脉供血区胃壁的淋巴，其输出管注入腹腔淋巴结。

（2）**胃网膜左、右淋巴结**：沿胃网膜左、右动、静脉排列，引流同名动脉供血区的淋巴，胃网膜左淋巴结的输出管注入脾淋巴结，胃网膜右淋巴结的输出管注入幽门下淋巴结。

（3）**幽门淋巴结**：包括幽门上和幽门下淋巴结，引流幽门部的淋巴，幽门下淋巴结还接受胃网膜右淋巴结的输出管、十二指肠上部和胰头的淋巴管。幽门淋巴结的输出管汇入腹腔淋巴结。

（4）**贲门淋巴结**：位于贲门周围，引流贲门附近的淋巴，其输出管注入腹腔淋巴结，贲门淋巴结常归入胃左淋巴结内。

（5）**脾淋巴结**：位于脾门附近，接受胃底部的淋巴管和胃网膜左淋巴结的输出管，其输出管汇入胰上淋巴结，后者的输出管汇入腹腔淋巴结。

胃的淋巴管在胃壁内有广泛吻合，故胃任何一处癌变皆可侵及胃其他部位的淋巴结。胃的淋巴管与邻近器官的淋巴管也有广泛交通，故胃癌细胞可向邻近器官转移，也可通过食管的淋巴管和胸导管末段转移至左锁骨上淋巴结。

5. **神经** 分布至胃的神经有交感神经、副交感神经和胃的传入神经。

（1）**交感神经**：胃的交感神经来自腹腔神经丛，随腹腔干的分支至胃壁。交感神经抑制胃的分泌和蠕动，增强幽门括约肌的张力，并使胃的血管收缩。

（2）**副交感神经**：胃的副交感神经来自迷走神经前、后干，两干沿食管下行入腹腔。

迷走神经前干一般下行于食管腹部前面近其中线的腹膜深面，在胃贲门处分为肝支和胃前支。肝支经肝丛入肝；胃前支伴胃左动脉行于小网膜内距胃小弯约1 cm处，沿途发出4～6条小支至小弯侧的胃前壁，最后在角切迹处以"鸦爪"形分支分布于幽门窦和幽门管的前壁。

迷走神经后干贴食管腹部右后方下行，在贲门处分为腹腔支和胃后支。腹腔支沿胃左动脉加入腹腔丛；胃后支沿胃小弯深面右行，发小支至小弯侧的胃后壁，亦以"鸦爪"形分支分布于幽门窦和幽门管的后壁（图4-18）。

胃的迷走神经纤维在胃壁神经丛内的神经节换元，节后纤维支配胃腺和胃壁平滑肌，促进胃酸和胃蛋白酶的分泌，增强胃的蠕动和排空活动。

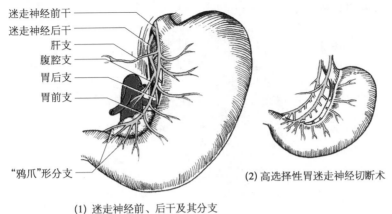

(1) 迷走神经前、后干及其分支　　　(2) 高选择性胃迷走神经切断术

图 4－18　胃的迷走神经

行高选择性胃迷走神经切断术时,只切断胃前、后支的胃壁支,保留肝支、腹腔支和胃前、后支的主干及其"鸦爪"支。这样,既可减少胃酸分泌以治疗溃疡,又可保存胃的排空功能,还能保证肝、胆、胰、肠的功能正常。

(3) 胃的传入神经:胃的感觉神经纤维随交感神经和迷走神经分别进入脊髓和延髓,其中痛觉冲动主要随交感神经传入脊髓第 6～9 胸段,牵拉和饥饿感之冲动则由迷走神经传入延髓。胃手术时过度牵拉,强烈刺激迷走神经,偶可引起心搏骤停,后果严重,值得重视。

(三) 十二指肠

十二指肠(duodenum)为小肠的第 1 段,上端起于胃的幽门,末端以十二指肠空肠曲延续为空肠,长约 25 cm,在第 1～3 腰椎高度于腹后壁上呈"C"形环绕胰头,按其走向分为上部、降部、水平部和升部 4 部,除始末两端外,均为腹膜外位(图 4－19)。

1. 各部的位置及其毗邻

(1) 上部(superior part):长 4～5 cm,于第 1 腰椎体右侧自幽门近呈水平方向行向右后,至肝门右端下方转折向下移行于降部,其转折处称十二指肠上曲。上部起始处有大、小网膜附着,故属腹膜内位,其余部分为腹膜外位。上部的上方邻肝右叶和肝十二指肠韧带,下方邻胰头和胰颈;前上方邻胆囊,后方有胆总管、胃十二指肠动脉和肝门静脉,再后方有下腔静脉相邻。

十二指肠上部近幽门部黏膜面无皱襞,钡餐 X 线透视时呈三角形影,称十二指肠球,此部是溃疡的好发部位,肠管壁较薄,易发生溃疡穿孔。

(2) 降部(descending part):长 7～8 cm,自十二指肠上曲经第 2 腰椎体右侧降至第 3 腰椎体右侧折转向左,移行为水平部,其折转处为十二指肠下曲。降部为腹膜外位,其前方有横结肠及其系膜跨过,横结肠系膜根将其分为上、下两段,上段前面邻肝右叶,下段前面邻小肠襻;后方邻右肾门及肾蒂;内侧邻胰头、胆总管末段和肝胰壶腹;外侧邻升结肠。

十二指肠降部黏膜多形成环状皱襞,但在其后内侧壁有一纵行皱襞称十二指肠纵襞,为斜穿肠壁的胆总管使黏膜隆起而形成。纵襞下端为十二指肠大乳头(major duodenal papilla),其顶端有肝胰壶腹的开口,此开口多位于十二指肠降部的中、下 1/3 交界处,它距上颌中切牙约 75 cm,距幽门 8～9 cm;其上方 1～2 cm 处有时有十二指肠小乳头,为副胰管的开口(图 4－19)。

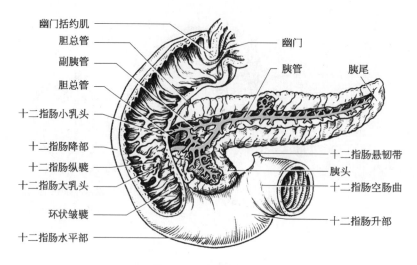

图 4-19 十二指肠和胰

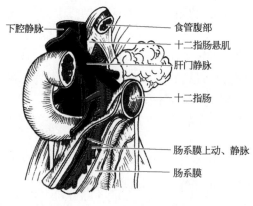

图 4-20 十二指肠水平部的毗邻

（3）**水平部**（horizontal part）：长 10～12 cm，自十二指肠下曲向左横过下腔静脉前面至腹主动脉前方续为升部（图 4-20）。该部上方邻胰头及其钩突，下方邻空肠襻，后方邻右输尿管、下腔静脉、腹主动脉，前方右侧份邻小肠襻，左侧份有小肠系膜根及肠系膜上动、静脉斜向右下。由于肠系膜上动脉与腹主动脉将水平部夹于两者之间，故当肠系膜上动脉起点过低时，可能会压迫水平部引起不同程度的梗阻症状，此即肠系膜上动脉压迫综合征（Wilkie 综合征）。

（4）**升部**（ascending part）：长 2～3 cm，于腹主动脉前方、水平部的左侧端斜向左上，至第 2 腰椎体左侧急转弯向前下形成**十二指肠空肠曲**（duodenojejunal flexure），续于空肠。升部右侧邻腹主动脉和胰头。前面及左侧覆有腹膜，左侧壁腹膜与腹后壁腹膜移行处形成 1～3 条腹膜襞及相应的隐窝，其中位于十二指肠空肠曲左侧的**十二指肠上襞**或**十二指肠空肠襞**是手术确认空肠起始部的标志。升部下份左侧的三角形腹膜襞为**十二指肠下襞**，其上、下方分别为十二指肠上隐窝和十二指肠下隐窝（图 4-21）。

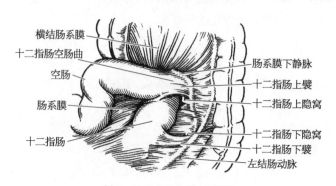

图 4-21 十二指肠上、下襞

2. 十二指肠悬肌（suspensory muscle of duodenum） 又名 Treitz 韧带（图 4 - 22），位于十二指肠空肠襞右上方深部，是由肌组织和纤维组织共同形成的条索，将十二指肠空肠曲连于后上的右膈脚，有上提和固定十二指肠空肠曲的作用。

3. 血管

（1）动脉：供应十二指肠的动脉主要有胰十二指肠上前、后动脉和胰十二指肠下动脉。**胰十二指肠上前、后动脉**都发自胃十二指肠动脉，分别沿胰头与十二指肠降部之间的前、后方下行。**胰十二指肠下动脉**起于肠系膜上动脉，分为前、后两支，

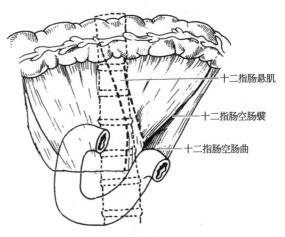

图 4 - 22 十二指肠空肠襞及 Treitz 韧带

在十二指肠降部的内侧与胰十二指肠上前、后动脉吻合形成前、后两个动脉弓，再从弓上发出分支分布于十二指肠和胰头。此外，还有其他多种来源的小动脉供应（图 4 - 23）。

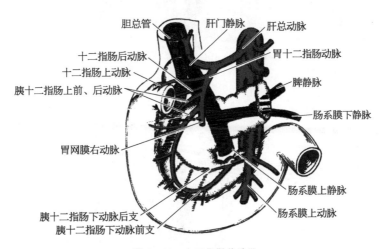

图 4 - 23 十二指肠的动脉

（2）静脉：十二指肠静脉多与动脉伴行，注入肠系膜上静脉，胰十二指肠上后静脉直接汇入肝门静脉。

（四）肝

1. 位置和毗邻 肝（liver）大部分位于右季肋区和腹上区，小部分位于左季肋区。肝上面与膈相贴，右半部借膈与右侧胸膜腔及右肺底相邻，左半部借膈与心膈面相邻，在左、右肋弓间的部分与腹前壁相贴。肝下面邻胃前壁、十二指肠上部、结肠右曲、右肾上腺和右肾等器官；在右纵沟内，前部有胆囊相贴，后部有下腔静脉通行；在肝后缘近左纵沟处邻食管。

2. 体表投影 通常以 3 点作为标志确定成人肝的体表投影，第 1 点为右锁骨中线与第 5 肋的交点，第 2 点为右腋中线与第 10 肋的交点下 1.5 cm 处，第 3 点为左第 6 肋软骨距前正中线左侧 5 cm 处。第 1 点与第 2 点的连线代表肝的右缘，第 1 点与第 3 点的连线为肝上界的投

影,第2点与第3点的连线代表肝下界。肝下缘右侧份相当于右肋弓下缘,中份相当于右第9肋与左第8肋前端的连线,在剑突下2~3 cm可触及。

3. 肝的韧带　肝的膈面有镰状韧带和左、右冠状韧带以及左、右三角韧带。右冠状韧带上、下层之间的肝表面没有腹膜被覆称肝裸区(bare area of liver),此区肝与膈之间即为膈下腹膜外间隙。肝的脏面有肝胃韧带与肝十二指肠韧带。在肝十二指肠韧带内肝固有动脉位于左前方、胆总管位于右前方,两者后方有肝门静脉,并有迷走神经肝支入肝。肝十二指肠韧带的后方邻网膜孔(图4-24、图4-25)。

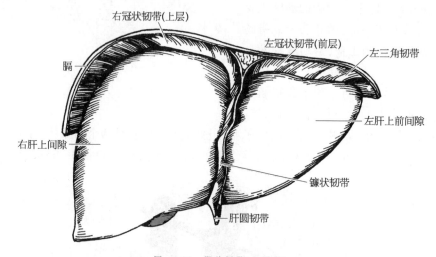

图4-24　肝的韧带(前面观)

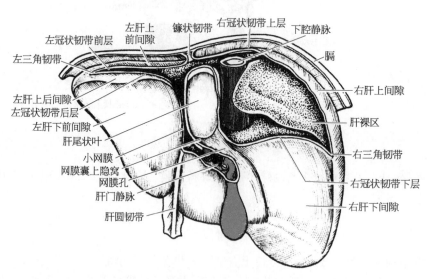

图4-25　肝的韧带(后面观)

4. 肝门与肝蒂　肝的脏面向左后下倾斜,凹凸不平,有呈"H"形的左、右纵沟和横沟,左纵沟前部有肝圆韧带,后部有静脉韧带通过;右纵沟前部即胆囊窝,容纳胆囊,后部即腔静脉沟,内有下腔静脉上行。横沟即肝门(porta hepatis),或称第一肝门,有肝左、右管,肝门静脉左、右支,肝固有动脉左、右支,以及淋巴管、神经丛等出入(图4-26)。这些出入肝门的所有结构及

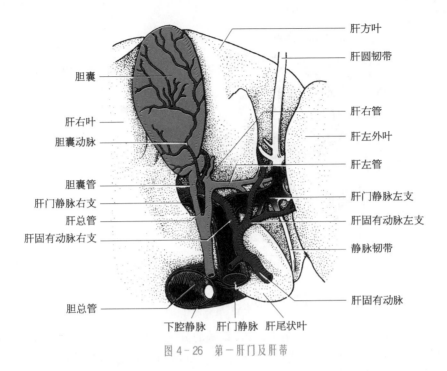

图4-26　第一肝门及肝蒂

其包被结缔组织总称**肝蒂**（hepatic pedicle）。在肝门处，肝左、右管位居最前，肝门静脉左、右支最后，肝固有动脉左、右支居中。在肝蒂内，肝左、右管汇合成肝总管的位置最高，肝固有动脉的分叉点最低，肝门静脉的分叉点居于两者之间。

肝的腔静脉沟上端称第二肝门，此处有肝左、中、右静脉出肝注入下腔静脉；腔静脉沟下部则称第三肝门，该处有肝右后下静脉和尾状叶静脉等小静脉出肝注入下腔静脉（图4-27）。

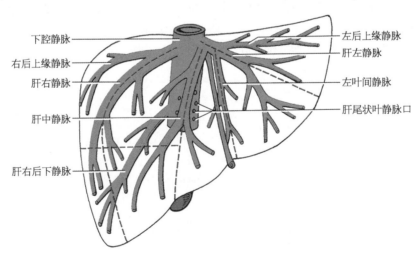

图4-27　肝静脉及第二、第三肝门

5. 肝的分叶与分段

（1）**肝叶、肝段**的概念：肝的外形特征及其分叶方法既不适合于对肝内占位性病变定位诊断的要求，也不适应肝外科手术治疗的需要。通过对肝内 Glisson 系统（由血管周围纤维囊包绕肝门静脉、肝动脉和肝管形成）（图4-28）和肝静脉系统（肝左、中、右静脉，肝右后静脉，尾状

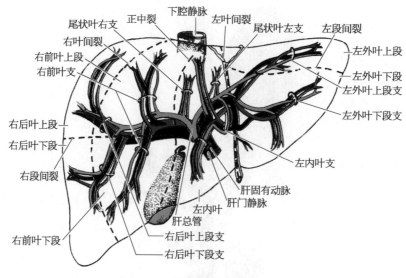

图 4-28 Glisson 系统在肝内的分布

叶静脉)的研究发现,在肝内存在没有 Glisson 系统的分支分布的裂隙,这些裂隙称肝裂;肝静脉正好通行于肝裂之内,因此将肝裂作为划分肝叶与肝段的分界线,肝静脉则作为手术中辨认肝裂的标志。以这种标志划分肝内部结构为肝段、肝叶可以保证段(或叶)内 Glisson 系统的独立性和完整性,临床手术以这些分界线和标志切除肝段(或肝叶)后,不会伤及邻近段、叶内的Glisson 系统。

(2) **肝叶、肝段的划分**:肝内存在正中裂和左、右叶间裂与两个段间裂。正中裂将肝分为左、右半肝,左半肝由左叶间裂分为左内叶与左外叶,右半肝由右叶间裂为右前叶与右后叶,左、右段间裂分别将左外叶和右前叶、右后叶各分为上、下两段,且尚存一背裂将尾状叶与左内叶、右前叶分开,尾状叶与左内叶各作为一段,所以肝内实分为左、右半肝与 5 叶、8 段(表 4-3、图 4-29)。肝胆外科基本上按照这种分叶、分段进行肝段切除或肝叶切除或半肝切除。

表 4-3 Couinaud 肝段

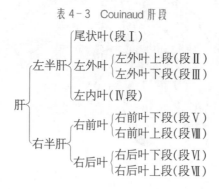

(五) 胆囊和输胆管道

1. 胆囊

(1) 形态结构:胆囊(gallbladder)略似梨形,长 10~15 cm,宽 3~5 cm,容量为 40~60 ml,可分为底、体、颈、管 4 部(图 4-30)。胆囊底稍突出于肝前缘的胆囊切迹,其体表投影相当于右锁骨中线或右腹直肌外侧缘与肋弓的交点处,该投影点即墨菲征(Murphy 征)检查的部位。胆囊体

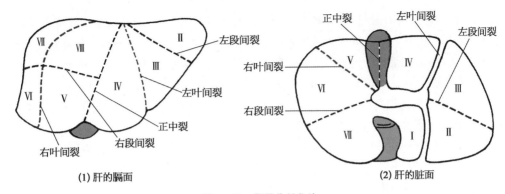

(1) 肝的膈面　　　　　　　　　　**(2) 肝的脏面**

图 4-29　肝段的划分法

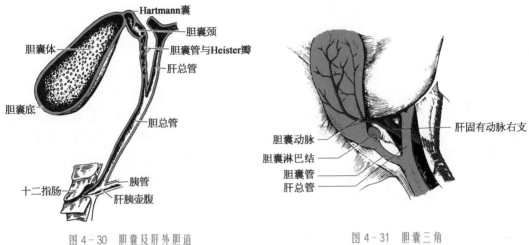

图 4-30　胆囊及肝外胆道　　　　　　　图 4-31　胆囊三角

位于底与颈之间，与底之间无明显界限。胆囊颈与体之间明显弯曲，其上部膨大形成 Hartmann 囊。胆囊管长 2.5～4 cm，上端与胆囊颈相续，其相接处明显狭窄，管的下端多呈锐角与肝总管汇合为胆总管。胆囊管与胆囊颈的黏膜都有**螺旋襞**（Heister 瓣），可使胆囊管不致过度膨大或缩小，有利于胆汁的进入与排出。当胆道炎症水肿或有结石嵌顿时，可导致胆绞痛或胆囊积液。

（2）位置与毗邻：胆囊上面借疏松结缔组织贴附于肝脏面的胆囊窝内，有小静脉经胆囊窝直接向肝内引流，也偶有迷走小肝管经胆囊窝注入胆囊，故胆囊切除术剥离胆囊时，应注意止血和妥善处理迷走小肝管，以免胆汁外溢。胆囊下面为腹膜所被覆，下后方与十二指肠上部及横结肠相邻接，左邻幽门，右邻结肠右曲，底的前面为腹前壁。

（3）血管：胆囊由胆囊动脉供血，**胆囊动脉**（cystic artery）多于胆囊三角内起于肝固有动脉右支，在胆囊颈处分为浅、深两支至胆囊的下面和上面。**胆囊三角**（Calot 三角）由胆囊管、肝总管和肝脏面三者围成（图 4-31）。胆囊动脉变异较多，异常的胆囊动脉常经肝总管或胆总管的前方入胆囊三角，在胆囊切除术或胆总管切开引流术时，均应予以注意。胆囊的静脉支数较多，胆囊上面有数条小静脉经胆囊窝直接入肝，胆囊下面的小静脉汇成 1～2 条静脉经胆囊颈部注入肝门静脉的分支。有的胆囊静脉也可直接汇入肝门静脉主干或其他属支。

2. 输胆管道

（1）**肝左管与肝右管**（left and right hepatic duct）：肝内胆管逐级汇合，在肝门处形成肝左管和肝右管。其中,肝右管起于肝门的后上方,较为粗短,长 0.8～1 cm,其走行较陡直,与肝总管之间的角度为 150°左右。肝左管较细长,位于肝门的左半,长 2.5～4 cm,与肝总管之间的角度为 90°左右(接近水平方向走行),故左半肝胆管系统易发生结石且不易自行排出。

(2) **肝总管**(common hepatic duct):在肝门处由肝左、右管汇合形成,长约 3 cm,直径 0.4～0.6 cm,于肝十二指肠韧带内下行。其下端与胆囊管汇合形成胆总管,其前方有时有肝固有动脉右支或胆囊动脉越过,手术时应予注意。

(3) **胆总管**(common bile duct):由肝总管与胆囊管汇合形成,经肝十二指肠韧带、十二指肠上部与胰头的后方下降,其下端与胰管汇为肝胰壶腹,长 7～8 cm,直径为 0.6～0.8 cm。若直径超过 1 cm 时,可视为病理状态。胆总管根据其行程可分为 4 段:

1) 十二指肠上段:自其起始部至十二指肠上部上缘,行于肝十二指肠韧带右缘内,其后方邻肝门静脉、左侧邻肝固有动脉。胆总管切开探查引流术即在此段进行。

2) 十二指肠后段:位于十二指肠上部后面,于下腔静脉前方及肝门静脉和胃十二指肠动脉的右侧行向内下。

3) 胰腺段:自十二指肠上部后方行向外下,其上部多位于胰头后方;下部则行于胰头的胆总管沟中,多被一薄层胰腺组织所覆盖。胰头癌或慢性胰腺炎时,常压迫此段出现梗阻性黄疸。

4) 十二指肠壁段:斜穿十二指肠降部中份的后内侧壁,与胰管末端汇合形成**肝胰壶腹**(Vater 壶腹)(hepatopancreatic ampulla)。壶腹和胆总管末端、胰管末端的周围均有**肝胰壶腹括约肌**(Oddi 括约肌)环绕,使十二指肠黏膜隆起形成十二指肠大乳头,乳头顶端的小孔即是肝胰壶腹的开口。临床上肝胰壶腹开口如因各种原因阻塞,胆汁可以逆流入胰管而引起胰腺炎,胰液也可逆流入胆总管而引起重症胆管炎、胆囊炎,病死率可达 80%左右。内镜胆管造影,也是由此开口用纤维十二指肠镜将导管插入肝胰壶腹向胆道内注入造影剂。

(六) 胰

1. 位置、分部与毗邻　胰(pancreas)平第 1、第 2 腰椎高度,横卧于腹后壁上,居于网膜囊后方。通常将胰划分为头、颈、体、尾 4 部分(图 4-32)。

(1) **胰头**(head of pancreas):是胰腺右侧端的膨大部,位于第 2 腰椎的右侧,被十二指肠呈"C"字形所环绕,两者紧贴,因而胰头肿瘤可压迫十二指肠引起梗阻。胰头下部向左突出的部分称钩突(uncinate process),其前上方有肠系膜上动、静脉越过。胰头的前面有横结肠系膜根附着,后面有胆总管、下腔静脉及左肾静脉等。胆总管行经胰头后面与十二指肠降部左后壁之间,若胰头癌变压迫胆总管则可引起进行性的梗阻性黄疸。

(2) **胰颈**(neck of pancreas):是胰头与胰体之间狭窄扁薄的部分,长 2～2.5 cm。其前上方邻胃幽门部,后面有肠系膜上静脉上行,并在此与脾静脉汇合形成肝门静脉(图 4-33)。

(3) **胰体**(body of pancreas):较长,从第 1 腰椎体前方至左肾前面横卧于腹后壁上,稍向前凸。其前面隔网膜囊邻胃后壁;上缘邻腹腔干、腹腔丛,并有脾动脉沿上缘向左行至脾门;后面邻腹主动脉、左肾上腺、左肾、左肾蒂及脾静脉;下面邻十二指肠空肠曲和空肠。

(4) **胰尾**(tail of pancreas):是胰体向左逐渐变窄的部分,末端经脾肾韧带达脾门,被腹膜包裹而有一定的移动性。

2. 胰管和副胰管

(1) **胰管**(pancreatic duct):位于胰腺实质内,由各小叶的小管汇成,起自胰尾,纵贯胰腺全

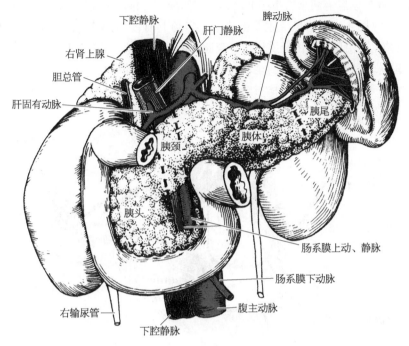

图 4-32　胰的分部和毗邻

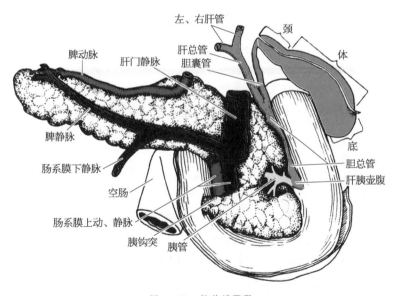

图 4-33　胰的后面观

长达胰头右缘，与胆总管汇合形成肝胰壶腹，经十二指肠大乳头开口于十二指肠腔。有时胰管单独开口于十二指肠腔(图 4-19)。

(2) **副胰管**(accessory pancreatic duct)：细小，由胰头前上部的胰小管汇成，其末端穿十二指肠壁形成十二指肠小乳头，在十二指肠大乳头上方开口于十二指肠腔，其始端常连于胰管，故当胰管末端发生梗阻时，胰液可经副胰管进入十二指肠腔。

3. 血管 胰的动脉有胰十二指肠上前、后动脉，胰十二指肠下动脉，脾动脉的胰背动脉、胰支及胰尾动脉等(图 4-34)。胰头主要由胰十二指肠上前、后动脉和胰十二指肠下动脉供血，胰颈、胰体及胰尾均由脾动脉的分支供血。至胰体的分支为胰支，一般为 4～6 支，其中最大的一支为胰大动脉；至胰尾的分支为胰尾动脉。静脉多与同名动脉伴行汇入肝门静脉系，胰头和胰颈的静脉汇入肠系膜上静脉，胰体与胰尾的静脉注入脾静脉。

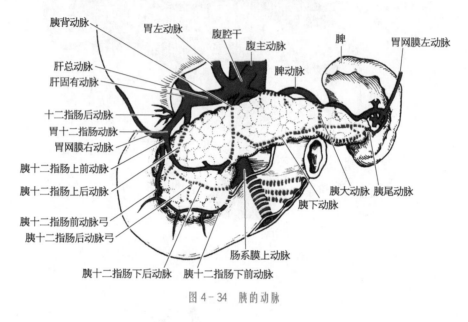

图 4-34 胰的动脉

(七) 脾

1. 位置与毗邻 脾(spleen)位于左季肋区，第 9～11 肋深面，其后端位于左第 9 肋上缘、距后正中线 4～5 cm 处，前端达左第 11 肋与腋中线相交处，其长轴与第 10 肋平行(图 4-35)。脾的膈面与膈相贴，其脏面的前上份贴胃底，后下份邻左肾、左肾上腺，脾门处邻胰尾，脾门前下方邻结肠左曲。

2. 韧带 脾为腹膜内位器官，借 4 个韧带与邻近器官及膈相连(图 4-36)。

(1) **胃脾韧带**：连于脾门与胃底之间，内含胃短血管及胃网膜左血管起始段走行。

(2) **脾肾韧带**：从脾门连至左肾前面，其内有脾血管、淋巴结、神经丛和胰尾。

(3) **膈脾韧带**：由脾肾韧带向上延至膈的下面。

(4) **脾结肠韧带**：连于脾前端与结肠左曲之间，较短。脾切除术切断此韧带时，不要伤及结肠。

脾切除时必须切断脾的所有韧带和血管，在切断胃脾韧带时必须处理好胃短血管和胃网膜左血管，并不可伤及胃底；在切断脾肾韧带时应先结扎切断脾动脉的脾支，尽量减少脾血窦内的储血，还应注意不可伤及胰尾，否则术后可能造成胰瘘。

3. 血管 **脾动脉**(splenic artery)发自腹腔干，沿胰体上缘行向左侧，沿途发支至胰、胃，其末段经脾肾韧带抵脾门，其终支以数个脾支经脾门入脾(图 4-32)。**脾静脉**(splenic vein)在脾门处由 2～6 条属支汇成，经脾动脉的后下方，沿胰尾、胰体后面上部的胰沟右行达胰颈或胰头后方，与肠系膜上静脉汇合成肝门静脉，沿途收集脾动脉各分支的伴行静脉及肠系膜下静脉。胰腺炎和癌肿可压迫脾静脉，引起脾淤血肿大。

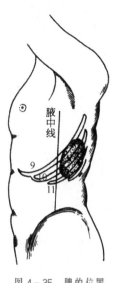

图 4 - 35　脾的位置

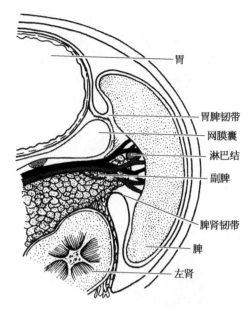

图 4 - 36　脾的血管和韧带

4. 副脾(accessory spleen)　副脾的色泽、硬度和功能都与脾一样,出现率为 5.76% ~ 35.00%,其数目、大小、位置等均不恒定,多位于脾门、脾蒂、大网膜等处。在血小板减少性紫癜、溶血性黄疸等疾病行脾切除术时均应将副脾一并切除,以免症状复发。

三、结肠下区的脏器

结肠下区有空肠、回肠、盲肠、阑尾和结肠等器官。

(一) 空肠和回肠

1. 位置　空肠(jejunum)与回肠(ileum)在盲肠与结肠围成的方框内,占据结肠下区的大部。空肠于第 2 腰椎体左侧起自十二指肠空肠曲,回肠末端至右髂窝续连盲肠,长 5~7 m。空、回肠迂回蟠曲形成肠襻,两者间无明显分界,一般近段 2/5 是空肠,远段 3/5 为回肠。通常空肠大部分位于结肠下区的左上部,回肠大部分位于右下部,小部分可垂入盆腔。空、回肠均属腹膜内位器官,借肠系膜连于腹后壁,故称系膜小肠,活动性大。

X 线检查时,通常将小肠襻按部位分为 6 组:腹上区的十二指肠为第 1 组;空肠上段与下段为第 2、第 3 组,分别位于左外侧区与左髂区;脐区的回肠上段为第 4 组;右外侧区的回肠中段为第 5 组;回肠下段为第 6 组,位于右髂区、腹下区和盆腔内(图 4 - 37)。

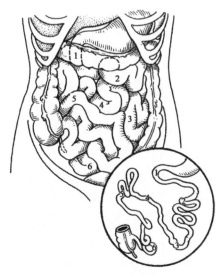

图 4 - 37　小肠的 X 线分区(图内数字表示小肠的分组)

2. 肠系膜(mesentery) 由两层腹膜组成,将空、回肠悬附于腹后壁上(图4-38)。其在腹后壁的附着处称肠系膜根,起自第2腰椎的左侧,斜向右下,止于右骶髂关节前方,长约15 cm;其在空、回肠的附着部分称系膜肠缘。肠系膜内含有血管、淋巴管、淋巴结、神经和脂肪组织。肠系膜由于系膜根短而肠缘长,因此整体展开呈折扇形,随肠襻形成许多折叠。肠缘处的两层腹膜与肠壁围成系膜三角,此处肠壁无腹膜被覆。在行小肠残端吻合术时应妥善缝合,以免形成肠瘘和感染扩散。

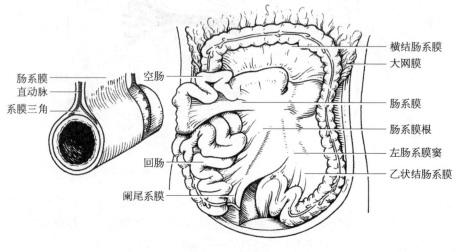

图4-38 肠系膜

3. 血管、淋巴及神经

(1) 动脉:空、回肠的动脉来自肠系膜上动脉(图4-39)。**肠系膜上动脉**(superior mesenteric artery)在第1腰椎高度起于腹主动脉前壁,经胰颈后方行向前下,从胰颈下缘穿出,经胰头的钩突和十二指肠水平部前方进入肠系膜,行向右下至右髂窝。自肠系膜上动脉右侧壁发出胰十二指肠下动脉、中结肠动脉、右结肠动脉和回结肠动脉;自左侧壁发出12~18条空、回肠动脉,空、回肠动脉的分支在肠系膜内吻合形成动脉弓。空肠一般有1~2级动脉弓,回肠的动脉弓级数增多,可达3~4级,但回肠最末段又只有一级动脉弓。末级动脉弓发出直动脉至肠壁。直动脉之间缺乏吻合,因此在施行肠切除吻合术时,肠系膜应按血管走向做扇形切除,以保证吻合口对系膜缘侧肠壁有充分的血供,避免术后缺血坏死或愈合不良形成肠瘘。

(2) 静脉:空、回肠静脉与同名动脉伴行,汇入肠系膜上静脉。**肠系膜上静脉**(superior mesenteric vein)位于同名动脉的右侧,上行至胰颈后方与脾静脉汇合成肝门静脉。

(3) 淋巴:空、回肠的淋巴管伴血管走行,注入肠系膜淋巴结。**肠系膜淋巴结**(mesenteric lymph nodes)的数量多达百余个,它们的输出管注入肠系膜上动脉根部周围的肠系膜上淋巴结。后者的输出管汇入肠干至乳糜池。

(4) 神经:空、回肠接受交感和副交感神经的双重支配,同时还有内脏感觉神经分布。交感神经来自腹腔神经丛和肠系膜上神经丛,随空、回肠动脉布于肠壁平滑肌和腺体,抑制肠的蠕动和腺体的分泌。副交感神经来自迷走神经,促进肠的蠕动和腺体的分泌。空、回肠的感觉纤维随交感神经和迷走神经分别传入脊髓第9~11胸段和延髓。痛觉冲动主要经交感神经传入脊髓,故小肠病变时牵涉性痛出现于脐的周围(第9~11胸神经分布区)。

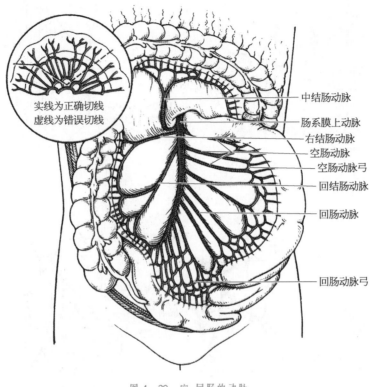

实线为正确切线
虚线为错误切线

中结肠动脉
肠系膜上动脉
右结肠动脉
空肠动脉
空肠动脉弓
回结肠动脉
回肠动脉
回肠动脉弓

图 4-39 空、回肠的动脉

(二) 盲肠和阑尾

1. 盲肠　**盲肠**(cecum)为大肠的起始部,位于右髂窝,下端为盲端,向上延续为升结肠,一般长 6～8 cm。盲肠左侧接回肠末端,后内侧壁有阑尾附着,右侧为右结肠旁沟,后贴髂腰肌,前邻腹前壁,并常为大网膜覆盖。盲肠为腹膜内位器官,但没有系膜,故活动性较小;若与升结肠同时具有系膜,则活动性较大,而称移动性盲肠。肠壁的 3 条结肠带在阑尾根部汇聚,是手术中寻找阑尾根部的标志。回肠末端以回盲口开口于盲肠的左后壁上,开口处有上、下两片半月形的黏膜皱襞,称回盲瓣(ileocecal valve)。由于回肠管径小于盲肠,两者衔接处又接近直角,因此回盲部易形成肠套叠,尤以小儿多见。

2. 阑尾

(1) 形态:**阑尾**(vermiform appendix)为一细长的盲管状器官,长 5～7 cm,直径为 0.5～0.6 cm,其远端为盲端,近端以阑尾口开口于盲肠后内侧壁回盲瓣下方 2～3 cm 处。

(2) 位置与体表投影:阑尾位于右髂窝内,以三角形的阑尾系膜悬附于肠系膜下端,为腹膜内位器官,因此其位置变化较大。据统计,国人阑尾常见的位置有以下几种(图 4-40)。① **回肠前位**:在回肠末段的前方,尖向左上,约占 28%。② **盆位**:经腰大肌前面伸入盆腔,尖端可触及闭孔内肌或盆腔脏器,约占 26%。③ **盲肠后位**:位于盲肠后方的盲肠后隐窝内,髂肌前面,尖端向上,约占 24%。④ **回肠后位**:在回肠末段的后方,尖向左上,约占 8%。⑤ **盲肠下位**:在盲肠后下,尖向右下,约占 6%。此外,尚有少数其他特殊位置,如高位阑尾,位于肝右叶的下方;腹膜外位阑尾,部分或完全位于壁腹膜的后面;甚至有位于左下腹的。

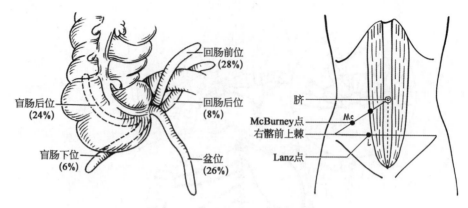

图 4-40 阑尾的常见位置和体表投影

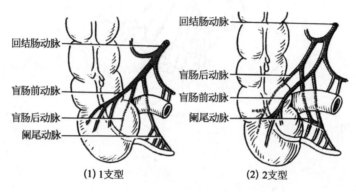

(1) 1支型　　(2) 2支型

图 4-41 阑尾的动脉

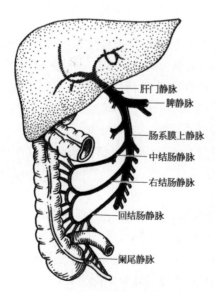

图 4-42 阑尾的静脉

尽管阑尾的位置变化较多,但阑尾根部因附着于盲肠而位置比较恒定,其体表投影通常选用脐与右髂前上棘连线的中、外 1/3 交点处(即 McBurney 点)或左、右髂前上棘连线的右、中 1/3 交顶处(即 Lanz 点),阑尾炎时投影点处可有明显压痛。

(3) 血管:阑尾动脉(appendicular artery)发自回结肠动脉或其分支,多数为 1 支,少数 2 支(图 4-41)。阑尾动脉进入阑尾系膜内沿系膜游离缘走行,发出分支分布于阑尾。阑尾静脉(appendicular vein)与阑尾动脉伴行,汇入回结肠静脉(图 4-42)。发生阑尾炎时,细菌可随静脉血液流经肠系膜上静脉、肝门静脉至肝,引起化脓性肝门静脉炎和肝脓肿。故对化脓性阑尾炎行阑尾切除术时,在结扎切断阑尾静脉之前,切勿挤压阑尾,以免细菌入血造成术后感染扩散。

(三) 结肠

1. 分部、位置与毗邻　结肠(colon)呈门框形包绕空、回肠,根据部位可分为升结肠、横结肠、降结肠和乙状结肠 4 部分(图 4-1)。

（1）**升结肠**（ascending colon）：长约 15 cm，在右髂窝续于盲肠，沿腹腔右外侧区上行至右季肋区，于肝右叶下方转向左前下形成结肠右曲。升结肠通常为腹膜间位器官，其后壁借疏松结缔组织与腹后壁相贴；其内侧为右肠系膜窦和回肠襻，外侧为右结肠旁沟。

结肠右曲又称结肠肝曲，位于肝右叶脏面、胆囊的后方，后方邻右肾，内侧邻十二指肠。

（2）**横结肠**（transverse colon）：长 40～50 cm，起自结肠右曲，从右季肋区向左呈下垂的弓形横过腹腔中部，至左季肋区于脾前端转折下行移行形成结肠左曲。横结肠为腹膜内位器官，其系膜根附着于十二指肠降部、胰与左肾的前面。横结肠左、右两端的系膜短，较固定，中间部系膜较长，活动度大，当其充盈或直立时，横结肠中部可降至腹下区甚至盆腔。横结肠上方与肝、胆囊、胃和脾相邻，下方则邻空、回肠。

结肠左曲又称结肠脾曲，位于第 10、第 11 肋深面，其位置较结肠右曲高。左后侧借膈结肠韧带附着于膈下，后方贴胰尾和左肾，前方邻胃大弯并被肋弓所掩盖，故结肠左曲的肿瘤不易被触诊扪及而易漏诊。

（3）**降结肠**（descending colon）：长 25～30 cm，上接结肠左曲，沿腹腔左外侧区下降至左髂嵴水平，移行为乙状结肠，属于腹膜间位器官。其内侧为左肠系膜窦和空肠襻，外侧为左结肠旁沟（图 4-12）。

（4）**乙状结肠**（sigmoid colon）：长约 40 cm，在左髂嵴水平续降结肠，经髂腰肌前面，跨左侧髂外血管、睾丸（卵巢）血管和输尿管前方降入盆腔，在第 3 骶椎前方移行为直肠。乙状结肠属于腹膜内位器官，具有较长的系膜而活动性较大，易发生扭转。

2. **血管** 结肠的动脉来自肠系膜上动脉和肠系膜下动脉（图 4-43）。

（1）**回结肠动脉**（ileocolic artery）：为肠系膜上动脉向右侧发出的最下 1 条分支，于回、盲肠结合处附近分为盲肠前、后动脉、阑尾动脉、回肠支和升结肠支，分别供应盲肠、阑尾、回肠末段及升结肠下 1/3 部（图 4-41）。

（2）**右结肠动脉**（right colic artery）：发自肠系膜上动脉右侧壁，在壁腹膜后面右行，跨过右睾丸（卵巢）血管和右输尿管，至升结肠内侧缘，分为升、降支，分别与中结肠动脉和回结肠动

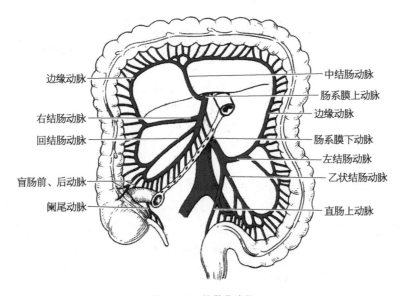

边缘动脉　　　　　　　　　　　　　中结肠动脉
　　　　　　　　　　　　　　　　　肠系膜上动脉
右结肠动脉　　　　　　　　　　　　边缘动脉
回结肠动脉　　　　　　　　　　　　肠系膜下动脉
　　　　　　　　　　　　　　　　　左结肠动脉
盲肠前、后动脉　　　　　　　　　　乙状结肠动脉
阑尾动脉　　　　　　　　　　　　　直肠上动脉

图 4-43 结肠的动脉

脉的分支吻合。升支和降支再分支供应升结肠的上 2/3 段及结肠右曲。

(3) **中结肠动脉**(middle colic artery)：在胰颈下缘起于肠系膜上动脉，进入横结肠系膜，行向右下，近结肠右曲处分为左、右支，分别与左、右结肠动脉的分支吻合。中结肠动脉供应横结肠。胰腺或胃手术切开横结肠系膜时，勿伤及该动脉，以免造成横结肠的缺血坏死。

(4) **左结肠动脉**(left colic artery)：起于肠系膜下动脉，在壁腹膜后方行向左上，分为升、降支，营养结肠左曲和降结肠，分别与中结肠动脉和乙状结肠动脉的分支吻合。

(5) **乙状结肠动脉**(sigmoid artery)：通常有 2～4 支，起于肠系膜下动脉，进入乙状结肠系膜内呈扇形分布，供应乙状结肠。其各分支之间，以及与左结肠动脉的降支之间均有吻合。乙状结肠动脉与直肠上动脉之间常缺乏吻合，因此乙状结肠与直肠交界处的血供较差。

从回盲部至乙状结肠末端，肠系膜上、下动脉发出的各结肠动脉的分支在结肠的内侧缘依次相互吻合形成动脉弓，称边缘动脉(colic marginal artery)。边缘动脉发出直动脉供应结肠。直动脉分为短支和长支，短支在系膜带处穿入肠壁，长支在浆膜下环绕肠管，至另外两条结肠带附近发分支入肠脂垂后穿入肠壁。直动脉的长、短支在穿入肠壁之前很少吻合，故切除肠脂垂时，切勿牵拉，以免切断长支，影响肠壁的供血(图 4 - 44)。

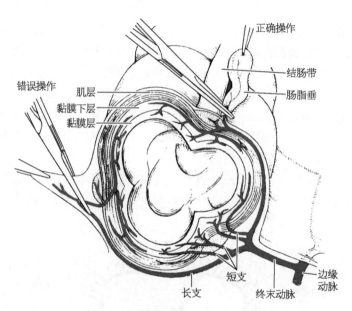

图 4 - 44　结肠边缘动脉的分支及分布

结肠的静脉与动脉伴行。结肠左曲以上的静脉汇入肠系膜上静脉，左曲以下的静脉汇入肠系膜下静脉。

3. **淋巴**　结肠的淋巴管穿出肠壁后伴血管走行，行程中先后向 4 组淋巴结引流：结肠上淋巴结，位于肠壁及肠脂垂内；结肠旁淋巴结，位于边缘动脉与肠壁之间；中间淋巴结，沿结肠动脉分布；肠系膜上、下淋巴结，分别位于肠系膜上、下动脉的根部周围。右半结肠的淋巴大部分向肠系膜上淋巴结引流，左半结肠的淋巴大部分向肠系膜下淋巴结引流。肠系膜上、下淋巴结的输出管直接或经腹腔淋巴结汇入肠干(图 4 - 45)。

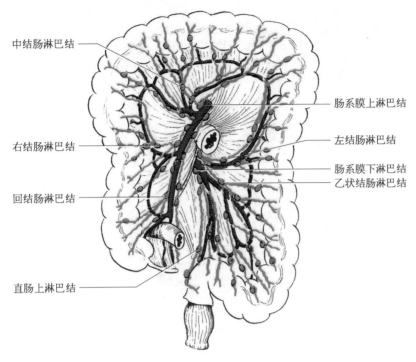

中结肠淋巴结

肠系膜上淋巴结

右结肠淋巴结

左结肠淋巴结

肠系膜下淋巴结
乙状结肠淋巴结

回结肠淋巴结

直肠上淋巴结

图 4-45　结肠的淋巴结

四、腹膜后隙的脏器

腹膜后隙(retroperitoneal space)位于腹后壁,介于腹后壁腹膜与腹内筋膜之间,上起自膈,下至骶骨岬、骨盆上口,两侧向外连于腹膜外筋膜。腹膜后隙向上经腰肋三角与后纵隔相通连,向下又与盆腔腹膜外间隙相通,故此间隙内的感染可向上、下扩散。腹膜后隙内除胰和十二指肠大部外,还有肾、肾上腺、输尿管及腹部的大血管、神经和淋巴结等重要结构(图 4-46)。

(一) 肾

1. 位置与毗邻

(1) 位置：肾(kidney)位于脊柱腰段两侧、贴于腹后壁,右肾因肝右叶的存在,低于左肾1~2 cm(约半个椎体)。一般左肾在第 11 胸椎体下缘至第 2 腰椎体下缘,右肾在第 12 胸椎体上缘至第 3 腰椎体上缘之间。第 12 肋斜过左肾后面的中部、右肾后面的上部。两肾的位置以肾门相对,上端相近而下端分开,呈"八"字形(图 4-47)。在后正中线两侧 2.5 cm 和 7.5~8.5 cm 处各作两条垂线,再通过第 11 胸椎和第 3 腰椎棘突各作一水平线,两侧肾的体表投影即位于此纵、横标志线所构成的四边形内。肾门的体表投影则为第 1 腰椎棘突下缘外侧 5 cm 处,此处也相当于第 12 肋下缘与竖脊肌外侧缘的交角处,此角称脊肋角或肾区,当肾有病变时,此处可有压痛或叩击痛。

(2) 毗邻：肾的上端借疏松结缔组织与肾上腺相连。两肾的内下方均有肾盂和输尿管。左肾内侧还有腹主动脉,前面的上部与胃和脾相邻,中部有胰尾横过,下部则与空肠襻和结肠左曲相邻。右肾的内侧有下腔静脉,前面的上部有肝右叶,中部内侧有十二指肠降部,下部与

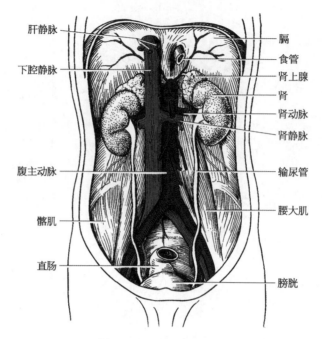

肝静脉 — 膈
下腔静脉 — 食管
肾上腺
肾
肾动脉
肾静脉
腹主动脉 — 输尿管
髂肌 — 腰大肌
直肠 — 膀胱

图 4-46　腹膜后隙的结构

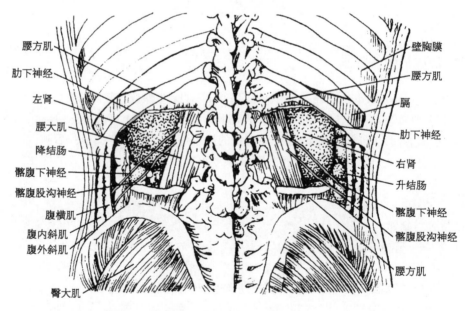

腰方肌 — 壁胸膜
肋下神经 — 腰方肌
左肾 — 膈
腰大肌 — 肋下神经
降结肠 — 右肾
髂腹下神经 — 升结肠
髂腹股沟神经 — 髂腹下神经
腹横肌 — 髂腹股沟神经
腹内斜肌 — 腰方肌
腹外斜肌
臀大肌

图 4-47　肾的位置和毗邻(后面观)

结肠右曲和小肠相邻(图 4-48)。两肾的后面在第 12 肋以上部分与膈邻贴,并借膈与肋膈隐窝相邻,故肾手术时切勿损伤膈及胸膜,以免发生气胸。在第 12 肋以下与腰大肌、腰方肌、腹横肌及肋下神经、髂腹下神经、生殖股神经、髂腹股沟神经等相邻。

2. 被膜　肾的表面有 3 层被膜,由外向内依次为肾筋膜、脂肪囊、纤维囊(图 4-49)。

(1) **肾筋膜**(renal fascia):分前、后两层共同包裹肾和肾上腺。前层除覆盖肾及肾上腺外,还跨越腹主动脉和下腔静脉前方与对侧的前层相续。后层贴腰大肌和腰方肌筋膜向内附着于

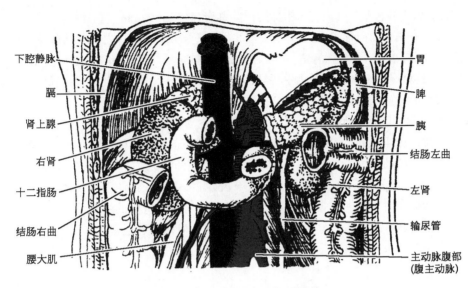

图 4-48　肾的位置和毗邻(前面观)

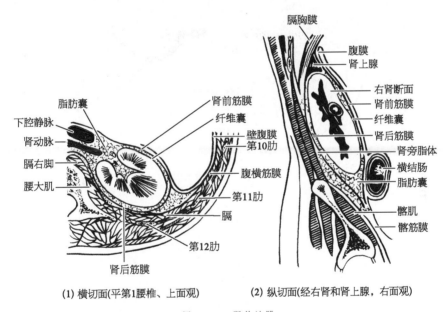

(1) 横切面(平第1腰椎、上面观)　　(2) 纵切面(经右肾和肾上腺，右面观)

图 4-49　肾的被膜

椎体。前、后两层筋膜在肾的外侧缘和上方相互融合,并与腹内筋膜相延续。在肾的下方,肾筋膜的前层向下消失于髂窝的腹膜外筋膜中,后层向下与髂筋膜愈着。肾筋膜还发出许多结缔组织束,穿过脂肪囊与纤维囊相连,对肾起固定作用。若这些结缔组织松弛,即可造成肾下垂或游走肾。

(2) **脂肪囊**(adipose capsule):位于肾筋膜的内面,含有大量的脂肪组织并包裹于肾及肾上腺的周围。其厚度因人、年龄和营养状况而异,在肾的后面和下端较为发达,构成**肾床**,对肾有支持和保护作用。临床上做肾囊封闭时,即将药物注入此层内。

(3) **纤维囊**(fibrous capsule):为肾的固有膜,贴于肾实质的表面,由致密的结缔组织和少量弹性纤维构成,薄而坚韧。通常此膜易与肾实质剥离。

3. 肾门、肾窦和肾蒂　肾内侧缘中部的凹陷称**肾门**(renal hilum)，有肾血管、肾盂、神经和淋巴管等出入。由肾门向肾实质内深入的空隙为**肾窦**(renal sinus)，内有肾动脉及其分支、肾静脉及其属支、肾小盏、肾大盏、肾盂、神经、淋巴管和脂肪等。出入肾门的结构被结缔组织包裹共同组成**肾蒂**(renal pedicle)，其内主要结构的排列规律是：由上向下为肾动脉、肾静脉和肾盂，由前向后为肾静脉、肾动脉和肾盂。

4. 肾血管和肾段　**肾动脉**(renal artery)起自腹主动脉，分为前、后两干经肾门入肾。在肾窦内，前干走行在肾盂之前，发出上段动脉、上前段动脉、下前段动脉和下段动脉。后干则走行在肾盂的后面，入肾后延续为后段动脉。每条肾段动脉供应的肾实质区域称**肾段**(renal segment)。每个肾可分上段、上前段、下前段、下段和后段 5 段(图 4-50)。各肾段动脉之间无吻合，如某一段动脉发生阻塞时，相应供血区域的肾实质即可发生坏死。肾内的静脉与动脉不同，有广泛的吻合，也无节段性，故结扎 1 支不会影响其血液回流。肾内静脉通常在肾窦内汇成 2~3 支，出肾门后再合为一条肾静脉注入下腔静脉。

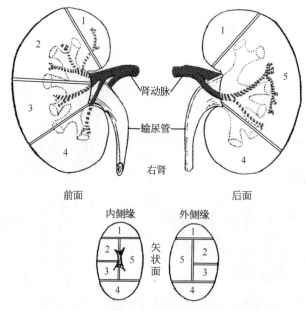

1. 上段　2. 上前段　3. 下前段　4. 下段　5. 后段

图 4-50　肾的动脉及分段(右肾)

(二) 肾上腺

肾上腺(suprarenal gland)为成对的内分泌器官，位于脊柱的两侧，肾的上端，并与肾共同包被在肾筋膜内，属于腹膜外位器官。左肾上腺呈半月形，前面的上部借网膜囊与胃后壁相邻，下部与胰尾、脾血管相邻，内侧缘邻近腹主动脉，后面贴膈。右肾上腺呈三角形，前面为肝，内侧缘紧邻下腔静脉，后面也贴膈。两侧肾上腺之间有腹腔丛。

肾上腺的动脉有上、中、下 3 支，分布于肾上腺的上、中、下部(图 4-51)。**肾上腺上动脉**发自膈下动脉，**肾上腺中动脉**发自腹主动脉，**肾上腺下动脉**发自肾动脉。左、右肾上腺静脉通常均为 1 支，左侧汇入左肾静脉，右侧直接注入下腔静脉。

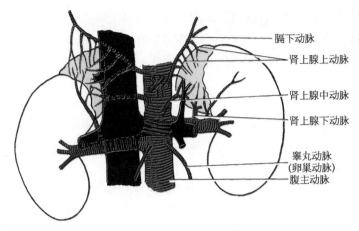

图 4-51 肾上腺的血管

(三) 输尿管腹部

输尿管（ureter）左右各一，起自肾盂，终于膀胱的输尿管口，位于腹膜后隙，脊柱的两侧，是细长富有弹性的管状器官（图 4-46）。输尿管可分为腹段、盆段和壁内段 3 段。① **腹段**：从肾盂与输尿管移行处至跨越髂血管处；② **盆段**：自跨越髂血管处至膀胱壁；③ **壁内段**：斜行穿膀胱壁。输尿管腹段的体表投影在腹前壁与半月线相当，在腰部约在腰椎横突尖端的连线上。

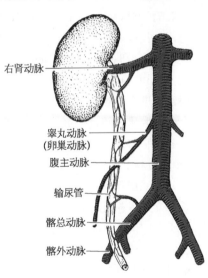

图 4-52 输尿管的动脉

输尿管腹段长 13～14 cm，紧贴腰大肌前面向下内侧斜行，在腰大肌中点的稍下方有睾丸或卵巢血管斜过其前方。左侧输尿管腹段的前面有十二指肠空肠曲和左结肠血管。右侧输尿管的前面有十二指肠降部、肠系膜根、右结肠血管和回结肠血管。

输尿管腹段的血液供应是多源性的，主要来自肾动脉、睾丸动脉（卵巢动脉）、腹主动脉、第 1 腰动脉、髂总动脉和髂内动脉等的分支（图 4-52）。由于动脉多从输尿管腹段的内侧进入，故输尿管手术时应在其外侧游离，以免造成局部缺血或坏死。

第四节 腹腔内的血管、神经和淋巴

一、腹主动脉及其分支

腹主动脉（abdominal aorta）又称**主动脉腹部**，在第 12 胸椎下缘前方略偏左侧，经膈的主动脉裂孔进入腹膜后隙，沿脊柱的左前方下行，至第 4 腰椎下缘分为左、右髂总动脉，其全长 14～

15 cm,直径 2.9～3.0 cm。腹主动脉的前面为胰、十二指肠水平部及肠系膜根等,后面为第 1～4 腰椎及椎间盘;左侧为左交感干腰部,右侧为下腔静脉(图 4 - 46)。腹主动脉周围还有腰淋巴结、腹腔淋巴结和神经丛等。腹主动脉的分支按供血区域可分为壁支和脏支。

(一) 壁支

1. 膈下动脉(inferior phrenic artery)　成对,由腹主动脉起始处发出,分布于膈和肾上腺。

2. 腰动脉(lumbar arteries)　通常有 4 对,从腹主动脉后壁的两侧发出,分别经第 1～4 腰椎体中部的前面或侧面向外横行,在腰大肌的内侧缘发出背侧支和腹侧支。背侧支分布到脊柱及背部的诸肌和皮肤;腹侧支分布到腹壁,并与腹前壁其他的血管吻合。

3. 骶正中动脉(median sacral artery)　为 1 支,多起自腹主动脉分叉处的后上方 0.2～0.3 cm 处,经第 4、第 5 腰椎和骶骨及尾骨的前面下行,并向两侧发出腰最下动脉(又称第 5 腰动脉),贴第 5 腰椎体走向外侧,供血到邻近组织。

(二) 脏支

1. 肾上腺中动脉(middle suprarenal artery)　成对,在肾动脉的上方起自腹主动脉,向外经膈脚至肾上腺中部。

2. 肾动脉(renal artery)　成对,平第 1、第 2 腰椎间盘高度发自腹主动脉侧壁,横行向外进入肾门。左肾动脉较右肾动脉短,平均长度分别为 2.62 cm 和 3.49 cm。

3. 睾丸(卵巢)动脉[testicular(ovarian) artery]　成对,在肾动脉的稍下方发自腹主动脉的前壁,伴同名静脉下行于腹膜后隙内,并从输尿管的前方越过。睾丸动脉参与精索的构成,经腹股沟管进入阴囊分布于睾丸、附睾。卵巢动脉则进入卵巢悬韧带分布于卵巢。

4. 腹腔干(celiac trunk)　为一粗短的动脉干,平均长 2.45 cm,在膈主动脉裂孔的稍下方发自腹主动脉前壁,分为胃左动脉、肝总动脉和脾动脉,由上述动脉再发出分支分布于食管腹段、胃、十二指肠上部、肝、胆囊、脾和胰等器官(图 4 - 15、图 4 - 16)。

5. 肠系膜上动脉(superior mesenteric artery)　在腹腔干稍下方起自腹主动脉的前壁,经胰颈后方下行并越过十二指肠水平部前面进入肠系膜根,主干呈弓形向右髂窝方向走行,分支分布于十二指肠下部、胰头、空回肠、盲肠、阑尾、升结肠和横结肠(图 4 - 39)。

6. 肠系膜下动脉(inferior mesenteric artery)　约平第 3 腰椎水平起自腹主动脉前壁,沿腹后壁向左下走行,分支分布于降结肠、乙状结肠和直肠上部(图 4 - 43)。

二、静脉

(一) 下腔静脉及其属支

下腔静脉(inferior vena cava)由左、右髂总静脉在第 5 腰椎右前方汇合而成,沿腹主动脉的右侧上行,经肝的腔静脉沟后穿膈的腔静脉孔进入胸腔注入右心房(图 4 - 46)。下腔静脉的前面有肝、胰头、十二指肠水平部、右睾丸(卵巢)动脉和肠系膜根,后面有右膈脚、第 1～4 腰椎、右腰交感干和腹主动脉的壁支;左侧有腹主动脉,右侧有腰大肌、右肾和右肾上腺。下腔静脉的属支如下。

1. 壁支

(1) 膈下静脉(inferior phrenic vein):与同名动脉伴行,收集同名动脉供血区的静脉血。

(2) **腰静脉**(lumbar veins)：有 4 对，收集腰部的静脉血，汇入下腔静脉。腰静脉与椎外静脉丛有吻合，与椎内静脉丛相通，可间接收纳椎内和脊髓的部分血液。各腰静脉之间纵行的交通支称腰升静脉。两侧的腰升静脉向下与髂总静脉、髂腰静脉交通，向上左侧移行为半奇静脉，右侧移行为奇静脉，最后汇入上腔静脉。

2. 脏支

(1) **肾上腺静脉**(suprarenal vein)：左侧注入左肾静脉，右侧直接注入下腔静脉。

(2) **肾静脉**(renal veins)：经肾动脉前方横行向内侧注入下腔静脉。因下腔静脉偏右侧，故左肾静脉较右肾静脉长，并有左肾上腺静脉和左睾丸(卵巢)静脉两个属支注入。

(3) **睾丸(卵巢)静脉**[testicular(ovarian) vein]：睾丸静脉起自精索内的蔓状静脉丛，穿腹股沟管深环，与同名动脉伴行，左侧注入左肾静脉，右侧直接注入下腔静脉。女性的卵巢静脉起自卵巢的静脉丛，回流途径同男性。因为左侧睾丸静脉垂直汇入左肾静脉，故左侧精索静脉(睾丸静脉)曲张较右侧常见。

(二) 肝门静脉

肝门静脉(hepatic portal vein)是一条长 6~8 cm 的静脉干，多由肠系膜上静脉和脾静脉在胰头的后方汇合而成，向右上方经下腔静脉的前方进入肝十二指肠韧带内，沿胆总管和肝固有动脉的后方上行至肝门，分左、右两支分别进入肝的左、右叶。肝门静脉的主要属支为**脾静脉、肠系膜上静脉、肠系膜下静脉、胃左静脉、胃右静脉、胆囊静脉和附脐静脉**(图 4 - 53)。

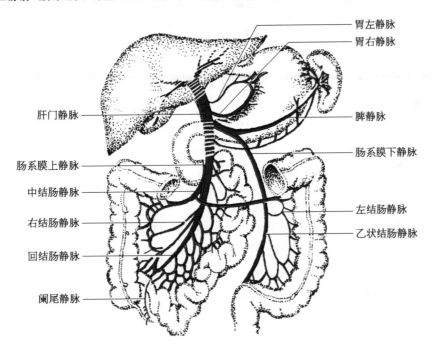

图 4 - 53 肝门静脉及其属支

肝门静脉与上、下腔静脉之间有许多吻合，其主要途径有(图 4 - 54)：① 经**食管静脉丛**与上腔静脉吻合，即肝门静脉→胃左静脉→食管静脉丛→食管静脉→奇静脉→上腔静脉。② 经**直肠静脉丛**与下腔静脉吻合，即肝门静脉→脾静脉→肠系膜下静脉→直肠上静脉→直肠静脉

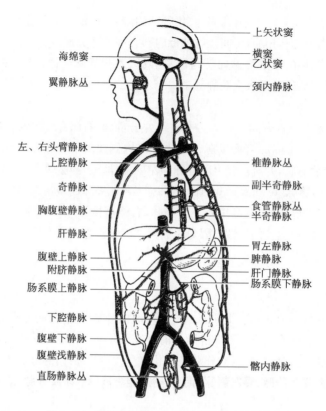

图 4-54　肝门静脉系与上、下腔静脉系之间的吻合

丛→直肠下静脉或肛静脉→阴部内静脉→髂内静脉→髂总静脉→下腔静脉。③ **经脐周静脉网**与上、下腔静脉吻合，即胸腹壁静脉→胸外侧静脉→腋静脉→锁骨下静脉→头臂静脉→上腔静脉；腹壁上静脉→胸廓内静脉→头臂静脉→上腔静脉；腹壁浅静脉→大隐静脉→股静脉→髂外静脉→下腔静脉；腹壁下静脉→髂外静脉→髂总静脉→下腔静脉。

三、神经

(一) 腰丛

腰丛位于腰大肌的深面、腰椎横突的前面，由第 12 胸神经前支的一部分、第 1～3 腰神经前支和第 4 腰神经前支的一部分组成，主要分支如下。

1. 髂腹下神经(iliohypogastric nerve)　自腰大肌外侧缘穿出后，经肾后面和腰方肌前面向外下行，在髂嵴上方进入腹内斜肌与腹横肌之间，继续前行并穿腹内斜肌，在腹股沟管浅环上方再穿腹外斜肌腱膜至皮下，沿途分支分布腹壁各肌、臀外侧区、腹股沟区和下腹壁的皮肤。

2. 髂腹股沟神经(ilioinguinal nerve)　位于髂腹下神经下方，也从腰大肌的外侧缘穿出，斜行越腰方肌和髂肌上部，在髂前上棘处穿腹横肌，向前行于该肌与腹内斜肌之间，继而伴精索或子宫圆韧带穿经腹股沟管，至阴囊或大阴唇皮下。肌支支配腹壁肌，皮支分布于腹股沟部、阴囊或大阴唇皮肤。

3. 股外侧皮神经(lateral femoral cutaneous nerve)　从腰丛发出后，向下行于髂前上棘内侧，经腹股沟韧带深面至股部，分布于大腿外侧面的皮肤。

4. 股神经(femoral nerve)　为腰丛最大的分支,先在腰大肌与髂肌之间下行,继经腹股沟韧带的深面进入股三角,发肌支支配股四头肌、缝匠肌和耻骨肌;皮支分布于大腿前面、小腿内侧面和足内侧缘的皮肤。

5. 闭孔神经(obturator nerve)　从腰大肌内侧缘穿出,沿小骨盆侧壁向前下行,伴闭孔血管穿经闭膜管至大腿,发肌支支配大腿内侧群肌;皮支分布于大腿内侧面的皮肤。

6. 生殖股神经(genitofemoral nerve)　从腰大肌前面穿出下行,在腹股沟韧带上方分为生殖支和股支。生殖支分布于提睾肌和阴囊或大阴唇部皮肤,股支分布于腹股沟韧带下方的皮肤。

(二) 腰交感干

腰交感干(lumbar sympathetic trunk)由4～5对腰交感干神经节和节间支连接而成,位于腰椎体前外侧与腰大肌内侧缘之间,被深筋膜覆盖,向上与胸交感干相连,向下与骶交感干相延续(图4-55)。左、右交感干之间有横行交通支相连。神经节的数目常有变异,其位置以第2与第4腰椎水平的两个较恒定。腰交感干的分支如下。

1. 灰交通支(grey communicating branches)　连于腰交感干神经节与第1～5腰神经之间,随腰神经至其分布区域的血管、汗腺和竖毛肌。

2. 腰内脏神经(lumbar splanchnic nerve)　由穿经腰交感干神经节的节前纤维组成,主要参与腹主动脉丛和肠系膜下丛的组成,并在此丛中换神经元,其节后纤维分布至结肠左曲以下的消化管及盆腔脏器,并有纤维伴血管分布至下肢。

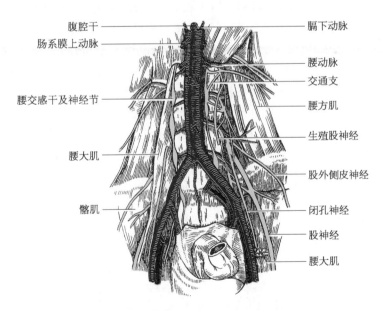

图4-55　腹膜后间隙内的神经与血管

(三) 内脏神经丛

内脏神经丛是交感神经、副交感神经和内脏感觉神经在分布于脏器的过程中相互交织在一起所形成的,在腹部有腹腔丛、腹主动脉丛和腹下丛。

1. 腹腔丛(celiac plexus)　是最大的内脏神经丛,由腹腔神经节、肠系膜上神经节和主动脉肾节等发出的交感神经节后纤维与迷走神经后干的腹腔支共同组成,位于腹主动脉上段前方,围绕腹腔干及肠系膜上动脉的根部周围。腹腔丛伴随腹主动脉的分支可再组成肝丛、胃丛、脾丛、胰丛、肾丛及肠系膜上丛等许多副丛,分别沿同名动脉分支至各脏器。

2. 腹主动脉丛(abdominal aortic plexus)　为腹腔丛在腹主动脉表面向下延续的部分,并接受第1、第2腰交感干神经节的分支。腹主动脉丛可分出肠系膜下丛,沿同名动脉分支到结肠左曲以下至直肠上段。还有一部分纤维下行进入盆腔,参加腹下丛的组成,另一部分纤维则沿髂外动脉组成髂外动脉丛。

3. 腹下丛(hypogastric plexus)　包括上腹下丛和下腹下丛。**上腹下丛**也是腹主动脉丛向下延续的分部,位于第5腰椎体的前面,两侧髂总动脉之间。该丛两侧接受下位两个腰神经节发出的腰内脏神经,在肠系膜下神经节换神经元。**下腹下丛(盆丛)**由上腹下丛延续到直肠两侧,并接受骶部交感干的节后纤维和第2~4骶神经的副交感节前纤维。该丛伴髂内动脉的分支分布于盆腔各脏器。

四、淋巴结

1. 腰淋巴结(lumbar lymph nodes)　位于腹主动脉和下腔静脉的周围,收纳腹后壁深层结构和腹腔成对脏器的淋巴管以及髂总淋巴结的输出管。腰淋巴结的输出管汇合成左、右腰干,注入乳糜池。

2. 腹腔淋巴结(celiac lymph nodes)　位于腹腔干起始部周围,接受沿腹腔干各分支排列的淋巴结的输出管,即胃左、右淋巴结,胃网膜左、右淋巴结,幽门上、下淋巴结,肝淋巴结,胰淋巴结和脾淋巴结引流其相应动脉分布范围的淋巴,其输出管参与组成肠干(图4-17)。

3. 肠系膜上淋巴结(superior mesenteric lymph nodes)　位于肠系膜上动脉根部周围,接受沿肠系膜上动脉各分支排列的淋巴结的输出管,即肠系膜淋巴结、回结肠淋巴结、右结肠淋巴结和中结肠淋巴结引流其相应动脉分布范围的淋巴,其输出管参与组成肠干(图4-45)。

4. 肠系膜下淋巴结(inferior mesenteric lymph nodes)　位于肠系膜下动脉根部周围,接受沿肠系膜下动脉各分支排列的左结肠淋巴结、乙状结肠淋巴结和直肠上淋巴结的输出管,收纳结肠左曲至直肠上段的淋巴,其输出管参与组成肠干(图4-45)。

5. 乳糜池(cisterna chyli)　位于第1腰椎体前方,腹主动脉的右后方,由左、右腰干和肠干汇成。其上端延续为胸导管,向上经膈的主动脉裂孔入胸腔。

第五节　腹部的解剖操作

一、解剖腹前外侧壁

(一) 皮肤切口(图绪-5)

标本仰卧,皮肤切口如下。

（1）从剑突向下绕脐两侧至耻骨联合上缘纵行切开皮肤。

（2）自纵切口上端向外沿肋弓下缘切至腋后线稍后方（在解剖胸前外侧壁浅层时已切开）。

（3）从纵切口下端沿腹股沟经髂前上棘，再循髂嵴至腋后线的延长线切开皮肤。

（二）解剖浅层结构

1. 翻开皮肤　从中线向两侧剥离翻转皮肤，直至腋后线延长线处，显露浅筋膜。

2. 剖查浅血管　在下腹部浅筋膜的浅、深两层之间找出腹壁的浅血管。在髂前上棘与耻骨结节的连线中点下方 1.5 cm 附近，找出股动脉的两条浅动脉，其中沿此连线下方向外上方走行的是旋髂浅动脉，而向内上行至脐平面附近的是腹壁浅动脉。在上述动脉的外侧 1～2 cm 范围内，找出同名的浅静脉。另外，在脐周围看到的静脉是脐周静脉网，它向上汇合成胸腹壁静脉注入胸外侧静脉，向下汇合成腹壁浅静脉注入大隐静脉。

3. 辨认 Camper 筋膜和 Scarpa 筋膜　在髂前上棘内侧向下内侧作一斜行切口，深度以至腹外斜肌浅面为度。在浅筋膜断面上辨认含脂肪的 Camper 筋膜及其深面薄膜状的 Scarpa 筋膜。再将示指伸入 Scarpa 筋膜深面，示指向内可推进至白线；向下可至腹股沟韧带下方 2 cm 处，在耻骨结节与耻骨联合之间向下可至阴囊和会阴，说明 Scarpa 筋膜由此向下与阴囊肉膜和浅会阴筋膜（colles 筋膜）相延续。

4. 寻认肋间神经皮支　在距中线 5 cm 处纵行切开浅筋膜，用手指或刀柄向内分离，可见穿过腹直肌鞘浅出的肋间神经的前皮支。在耻骨嵴上方约 4 cm 处，找出髂腹下神经的前皮支，此支常在腹股沟浅环内侧脚的上方穿出。在腋中线沿线附近的浅筋膜内，找出肋间神经的外侧皮支。它们自上而下呈节段性排列，穿出腹外斜肌至浅筋膜，找出 1～2 支即可。

（三）解剖腹前外侧壁的肌、血管、神经

1. 解剖腹外斜肌　修洁腹外斜肌及其腱膜，可见其肌束及腱膜的纤维走行方向为自外上向内下方斜行，保留已找到的皮神经，注意观察腹外斜肌腱膜在至腹直肌外侧缘处参与形成腹直肌鞘前层并止于白线的情况。修洁腱膜下缘，确认连于髂前上棘与耻骨结节之间的腹股沟韧带。

2. 解剖腹内斜肌　沿腋后线的延长线自肋弓下缘至髂嵴作垂直切口纵行切断腹外斜肌，再自此切口的上下端向内横行切断该肌至腹直肌鞘外侧缘，将肌瓣翻向内侧，显露腹内斜肌。沿腹内斜肌纤维方向修洁其表面的筋膜后，可见其肌纤维自外下向内上方斜行，并至腹直肌外缘附近移行为腱膜，参与构成腹直肌鞘。

3. 解剖腹横肌和观察血管、神经　在距腹外斜肌切口边缘 1 cm 处切断腹内斜肌，将肌瓣向前内侧翻至腹直肌外侧缘处。在翻转时注意勿切断位于其深面的下 5 对肋间神经和肋间后血管。沿该肌的纤维走向修洁此肌，同时也修洁走行在其表面的肋间神经和伴行的肋间后血管至腹直肌外侧缘附近。可观察到腹横肌的肌纤维自后向前横行，至腹直肌外侧缘附近移行为腱膜，并参与构成腹直肌鞘后层。

4. 解剖腹直肌鞘及腹直肌

（1）翻开腹直肌鞘前层：将翻向内的腹外斜肌和腹内斜肌恢复原位，修洁腹直肌鞘前层表面的浅筋膜，沿其中线自上而下作纵切口，再自此切口的上下端横行切开此鞘的前层，并向两侧翻转。因自剑突至脐之间腹直肌有 3～4 条腱划与鞘的前层紧密愈着，故在翻转前鞘至腱划

处时应用刀尖将它们离断,并注意观察腱划的位置。注意观察腹直肌鞘的前层在耻骨联合上方分成两叶,其内包有锥状肌。

(2)探查腹直肌及其血管和神经:观察腹直肌的起止和纤维走行情况后,用刀柄或手指游离其内、外侧缘。将该肌的内侧缘提起,可将其拉向外侧,确认腹直肌的腱划与鞘的后层无愈着。将腹直肌从中部横断并翻向上、下方,并在腹直肌的后面找出自上而下走行的腹壁上血管;在脐以下 5 cm 附近,找出腹壁下血管进入腹直肌鞘处,注意观察这两条动脉是否有吻合。观察腹直肌鞘后层的外侧与前层结合形成的半月线。在半月线内侧可见从腹直肌鞘后层穿入的下 5 对肋间神经、肋下神经和肋间后血管,确认它们的位置与分布范围。

(3)观察弓状线和白线:在脐以下 4~5 cm 处,仔细辨认由腹直肌鞘后层的游离缘形成的弓状线(半环线),观察其形态,并确认弓状线以下为增厚的腹横筋膜。在弓状线以下,3 层阔肌的腱膜均至腹直肌的前面,腹直肌后面与腹横筋膜相贴。在正中线自上而下修洁浅筋膜,显露白线,可见白线由两侧腹直肌鞘的纤维交织而成,脐以上较宽,脐以下较窄。

(四)解剖腹股沟区

1. 观察并打开腹股沟管前壁　在髂前上棘与耻骨结节之间,再一次确认由腹外斜肌腱膜下缘向后上反折增厚形成的腹股沟韧带。在耻骨结节的外上方清理出由腹外斜肌腱膜裂开形成的腹股沟管浅环,并确认有男性的精索或女性的子宫圆韧带穿出此处。剥开精索外筋膜至腹股沟管浅环的边缘,观察浅环的形态,修洁浅环的内侧脚、外侧脚以及连结于两脚之间的脚间纤维。自腹前外侧壁腹外斜肌的下横切口的内侧端开始,沿腹直肌外侧缘切开腹外斜肌腱膜至耻骨联合,并将腹股沟管浅环的内侧脚一起切开。向下外翻开腹外斜肌腱膜,显露腹股沟管前壁的大部分,找出管内的精索或子宫圆韧带。观察腹内斜肌的下部起于腹股沟韧带外侧 2/3,精索或子宫圆韧带的外侧端被其遮盖,故腹内斜肌也构成腹股沟管前壁的一部分。

2. 观察腹股沟管上壁　在精索或子宫圆韧带的上方可见腹内斜肌与腹横肌下缘的纤维呈弓状越过精索或子宫圆韧带,构成腹股沟管上壁,并继走向其内后方。在精索的稍上方找出髂腹下神经并修洁至其穿出腹股沟管浅环处。

3. 观察腹股沟管下壁和后壁　提起精索或子宫圆韧带,在腹股沟管后壁内侧份可观察腹内斜肌和腹横肌纤维彼此融合形成腹股沟镰(联合腱),止于耻骨梳内侧份。修洁两肌下缘,观察其发出的部分纤维随精索下行,共同形成提睾肌。在精索的下方找到腹股沟韧带,此韧带即为腹股沟管的下壁。

4. 探查腹股沟管内容物和深环　翻开腹外斜肌腱膜后,在男性可找到精索,在女性则可找到子宫圆韧带,此即为腹股沟管的内容物。沿腹内斜肌起始部切开并向上翻起该肌,用手指将精索游离后,提起精索,观察腹横筋膜。约在腹股沟韧带中点的上方一横指处,腹横筋膜包绕精索呈漏斗状向外突出,随精索下降形成精索内筋膜。此漏斗状突出的开口即腹股沟管深环。如切开此筋膜可找到输精管、睾丸血管穿过腹股沟管深环。

5. 确认腹股沟三角　在腹股沟管深环内侧,钝性分开腹横筋膜至其深面,找出腹壁下血管。观察由腹壁下血管、腹直肌外侧缘和腹股沟韧带内侧半围成的三角形区域,即腹股沟三角。此三角的内侧面正对腹股沟管浅环。

二、解剖腹腔及其脏器

(一) 观察腹膜和腹膜腔

1. 打开腹膜腔

(1) 自剑突沿前正中线、绕脐左侧直至耻骨联合,切开腹壁深达腹膜。在脐上方中线处先将壁腹膜切一个小口,用刀柄或手指探查并推开大网膜及小肠等。然后,用左手示指和中指伸入腹膜腔内,提起腹前外侧壁,将壁腹膜与内脏分开,再向上、下逐渐切开壁腹膜使之与腹壁切口等长。

(2) 平脐下缘处作一水平切口,切开腹前外侧壁各层,向外侧至腋中线延长线附近,将切开的4个肌皮瓣连同壁腹膜翻开,显露腹腔器官。如果上述方法显露不充分,也可沿胸前外侧壁左、右侧腋前、后线之间的切口,向下延长切开腹前外侧壁及壁腹膜,直到两侧髂嵴水平,再切断膈肌在胸前外侧壁内面的附着处,将胸廓前份(胸部操作时已切开)连同腹前外侧壁前份一起向下整片翻开。

2. 观察腹膜形成的结构

(1) 观察网膜、网膜孔及网膜囊:观察连于胃大弯和十二指肠上部与横结肠之间的形似围裙的大网膜,并观察其下缘的位置后,提起大网膜查看胃大弯与横结肠之间的大网膜是否形成胃结肠韧带。将肝的前缘向右上方提起,观察由肝门移行于胃小弯和十二指肠上部的小网膜(即肝胃韧带和肝十二指肠韧带)。肝十二指肠韧带的后方有网膜孔,用左手示指沿肝十二指肠韧带后方向左可伸入网膜孔内,并探查孔的境界。肝十二指肠韧带内有胆总管、肝固有动脉和肝门静脉等3个重要结构通过。沿胃大弯下方1~2 cm处将胃结肠韧带切开一小口,注意勿损伤沿胃大弯走行的胃网膜左、右动脉。将右手手指伸入网膜囊内,扩大切口,直至右手能伸入网膜囊内为止。在囊内向各方触摸网膜囊的前、后、上、下壁和左侧界、右侧界。同时,将左手示指伸入肝十二指肠韧带后方的网膜孔内,使左、右两手的手指相会合。

(2) 观察系膜:提起小肠和肠系膜,观察肠系膜根的走向,可见它从第2腰椎左侧,斜向右下方至右骶髂关节的前方。提起横结肠,可观察到横结肠系膜内的中结肠动脉。在左髂窝内提起乙状结肠,可见乙状结肠系膜根附于左髂窝和骨盆左后壁。在右髂窝处先找到盲肠,再提起阑尾,可见三角形的阑尾系膜,在系膜游离缘处观察阑尾血管。

(3) 观察韧带:将膈向上翻,用手触摸附于肝膈面呈横向走行的冠状韧带和左、右三角韧带,以及纵向走行的镰状韧带及位于其游离缘内的肝圆韧带。将胃牵拉向右侧,可用手触摸连于胃底与脾门之间的胃脾韧带,在脾门与左肾前面之间可摸到脾肾韧带,在脾的下端确认脾结肠韧带。提起横结肠并向上翻,可见位于空肠起点左侧与横结肠系膜根之间的由腹膜形成的十二指肠悬韧带,其内包有十二指肠悬肌。

3. 探查膈上、下间隙 将膈再向上翻,用右手伸入位于镰状韧带与右冠状韧带之间右肝上间隙。再将手伸入镰状韧带左侧,探查左肝上间隙。将肝向上翻,触摸位于小网膜右侧、肝右叶下方的右肝下间隙(肝肾隐窝)以及位于小网膜前方的左肝下前间隙和位于小网膜后方的左肝下后间隙。

4. 观察结肠下区的腹膜间隙 将空、回肠及其系膜推向左侧,可见肠系膜根、升结肠与横结肠及其系膜右半部之间共同围成右肠系膜窦。将小肠全部推向右侧,可见肠系膜根、横结肠及其系膜的左半部、降结肠与乙状结肠及其系膜之间共同围成的左肠系膜窦,此窦沿乙状结肠系膜根通向骨盆腔。用手指沿右结肠旁沟上、下滑动,可见此沟向上通右肝下间隙,向下经右髂窝达骨盆腔。再用手指沿左结肠旁沟上、下滑动,可摸到此沟向上被膈结肠韧带阻挡,故向上不能直接与膈下间隙相通,向下则可经左髂窝与盆腔相通。将横结肠重新向上翻起,找到十二指肠空肠曲,在十二指肠空肠曲和腹主动脉左侧的腹膜皱襞间,可见十二指肠上、下隐窝。

5. 探查腹膜陷凹　在男性标本上探查位于直肠与膀胱之间的直肠膀胱陷凹;在女性标本上探查位于直肠与子宫之间的直肠子宫陷凹和位于子宫与膀胱之间的膀胱子宫陷凹。

6. 观察腹前壁下份的腹膜皱襞和窝　在腹前壁下份内表面观察脐正中襞、脐内侧襞和脐外侧襞及膀胱上窝、腹股沟内侧窝和腹股沟外侧窝。可剥去壁腹膜,进一步观察其覆盖的结构。

(二)解剖结肠上区的结构

1. 解剖胃的血管、淋巴结和神经

(1)尽量将肝前缘向上拉起,以显露胃小弯侧的小网膜。沿胃小弯中份剖开小网膜,找到胃左动脉及与其伴行的胃左静脉,沿胃小弯向左上方修洁这两条血管至贲门处,并观察至食管的分支,注意沿胃左动脉行程分布的胃左淋巴结。

(2)在胃小弯右侧解剖出胃右动、静脉,分别追踪之。可见动脉发自肝固有动脉或肝总动脉,静脉注入肝门静脉,注意沿胃右血管分布的胃右淋巴结。观察胃左、右动脉的吻合情况。

(3)将胃尽量向下拉,从贲门处继续解剖胃左动脉至网膜囊后壁,可见其起自腹腔干。小心修洁胃左静脉,可见此静脉经腹腔干前方,行向右下注入肝门静脉。

(4)在胃大弯的下方,仔细解剖并修洁胃网膜左、右动脉及其吻合支。可见此两动脉不与胃大弯紧贴,并有两种分支,即上行分布于胃前、后壁的胃支和下行分布于大网膜的网膜支。向右侧修洁胃网膜右动脉,直到幽门下方,追寻其发自胃十二指肠动脉的起端。修洁血管时应注意沿其下方排列的胃网膜左、右淋巴结。向左修洁胃网膜左动脉至脾门处,可见它起自脾动脉。再修洁由脾动脉或其脾支发出的胃短动脉,此动脉向上经胃脾韧带分布于胃底。

(5)将胃小弯拉向前下方,在食管下端、贲门前方的浆膜下剖出迷走神经前干及其发出的肝支和胃前支;在食管下端、贲门后方的浆膜下,分离出迷走神经后干及其发出的腹腔支和胃后支。在胃小弯侧,沿胃前支继续向幽门处解剖并观察其终末支的"鸦爪"支。

2. 解剖脾动、静脉和胰、十二指肠上部　将胃向上翻,在胰体表面修洁从腹腔干发起向左走行的脾动脉,并观察其向下发出的胰支。再向左追查此动脉至脾门附近,可见脾动脉发出胃网膜左动脉、胃短动脉和数条脾支入脾门。从腹腔干向右,分离肝总动脉,修洁其发出的胃十二指肠动脉,可见其经十二指肠上部后方,沿胆总管左侧下行并分两支,其中较粗的一支为胃网膜右动脉;另一支向下走行于胰头和十二指肠降部之间的沟内,为胰十二指肠上动脉。

3. 解剖肝十二指肠韧带和胆囊　将肝向上拉,胃小弯向下拉,沿胰头上缘找出向右前行的肝总动脉,可见肝总动脉至十二指肠上部的上方分为两支,即胃十二指肠动脉和肝固有动脉。纵行剖开肝十二指肠韧带,可见肝固有动脉沿肝门静脉的前方、胆总管的左侧走向肝门,修洁它在肝门处分出的肝左、右动脉,可见它们经肝门入肝。从肝的胆囊窝中将胆囊稍加分离,分别辨认胆囊的底、体、颈和管,观察胆囊管以锐角与肝总管汇合成胆总管。确认由胆囊管、肝总管和部分肝右叶脏面构成的胆囊三角。在胆囊三角内寻找胆囊动脉并追踪它的起点是否是肝右动脉,再沿胆总管起始部向肝门方向逐一修洁肝总管及肝左、右管。

4. 修洁肝门静脉并观察其组成 将胰头和胰体向下翻转,修洁脾静脉,修洁时注意勿损伤从下向上注入脾静脉的肠系膜下静脉。继续向右修洁脾静脉,直到胰颈后方与肠系膜上静脉汇合成肝门静脉处为止。然后,向上修洁位于肝十二指肠韧带内的肝门静脉至肝门处并追踪它的左、右支,并验证胃左静脉汇入肝门静脉的情况。

(三) 解剖结肠下区的结构

1. 辨认各段肠管 首先辨认结肠和盲肠的结肠带、结肠袋和肠脂垂,并以此与小肠区别。再根据位置辨认结肠各部,其中横结肠和乙状结肠有系膜。以盲肠的前结肠带为标志,向下寻找阑尾的根部及阑尾。以位置、管径和血管弓的多少等来辨认空肠和回肠。将横结肠向上提起,小肠襻推向右侧,右手拇指和示指张开,顺脊柱左侧向上滑行受阻时收手,手中所握肠管即为空肠起始部位。

2. 解剖肠系膜上动、静脉 沿肠系膜根右侧小心切开肠系膜的右层,在切开处把腹膜向下成整片揭向小肠,于肠系膜缘处切断剥下,暴露肠系膜上动、静脉各级分支和属支。从空肠上端开始,边清理、修洁血管边观察,直到回肠末端。可见从肠系膜上动脉的左侧发出 12～18 条空、回肠动脉分布于空、回肠,这些肠动脉在分布于小肠之前,均形成动脉弓,从上向下大致为 1～4 或 5 级。

将横结肠连同其系膜向上翻,剥去系膜的后层以及肠系膜根至升结肠和回盲部之间的壁腹膜,修洁并观察由肠系膜上动脉右侧发出的分支,即从上而下依次追踪中结肠动脉及其分支至横结肠及结肠左、右曲附近,右结肠动脉至升结肠始端和结肠右曲,回结肠动脉至回盲部、阑尾和升结肠起始部等。仔细追踪观察阑尾动脉的起始和走行于阑尾系膜内的情况以及各动脉之间的吻合情况。同时,一并清理上述三支动脉的伴行静脉主干。

3. 解剖肠系膜下动、静脉 将全部小肠襻推向右侧,在腹后壁的左下方、腹主动脉下段的左前方,切开其表面的腹膜后,可清晰见到肠系膜下动脉本干,且可见其上段无静脉伴行。修洁本干后,从其左侧壁自上而下修洁由其发出的左结肠动脉、乙状结肠动脉,再找出该动脉的终支直肠上动脉。观察并追踪左结肠动脉与中结肠脉以及各分支之间的吻合。

(四) 解剖腹膜后隙

1. 解剖腹后壁的血管、淋巴结和神经丛 剔除腹后壁残存的壁腹膜,即可暴露腹膜后隙。追踪和修洁腹主动脉的成对脏支和壁支,即肾上腺中动脉、肾动脉、睾丸动脉(卵巢动脉)、膈下动脉、4 对腰动脉及其伴行静脉等。观察腹主动脉和下腔静脉周围的淋巴结后将其剥除,小心修洁腹腔干和肠系膜上、下动脉的根部。观察腹腔神经节、腹腔丛和肠系膜上、下丛、腹主动脉丛等。

2. 解剖肾及其周围结构 在肾前方,用刀切开肾筋膜后,剥除一侧肾筋膜,观察脂肪囊各部的差异。最后切开纤维囊,从肾表面撕剥此囊,观察此囊与肾实质的贴附情况。用游离冠状切面的肾脏,观察其内部结构。解剖一侧肾蒂,观察肾动脉、肾静脉和肾盂的排列关系。将肾动脉、肾静脉分别修洁至腹主动脉和下腔静脉处,观察左、右侧的不同。

自肾盂向下修洁输尿管腹部至骨盆上口处,注意它的行径与睾丸血管和结肠血管的毗邻关系。修洁左、右侧的肾上腺,仔细小心寻找来源不同的肾上腺动脉。其中,肾上腺上动脉起自膈下动脉,肾上腺中动脉起自腹主动脉,肾上腺下动脉起自肾动脉,并观察其静脉注入情况。注意观察左、右睾丸静脉(卵巢静脉)注入静脉及注入处所夹角度的不同。

3.修洁交感干腰部(腰交感干) 沿腰大肌内侧缘与脊柱之间修洁交感干腰部,观察腰交感干神经节和交通支。

4.探查膈的裂孔和薄弱区 在第2、第3腰椎前方寻找左、右膈脚。探查膈的起点及胸肋三角、腰肋三角的位置和构成。查找腔静脉孔、食管裂孔和主动脉裂孔并观察其通过的结构。

【临床应用】

一、常用腹部切口

腹前外侧壁手术切口选择的基本原则包括以下几方面:能充分暴露并易于接近要手术的器官;损伤结构较少,尤其是神经、血管的损伤要少;操作方便,按手术需要可扩大或延长;局部血液供应好,切口缝合后张力小,有利于切口愈合(图4-56)。

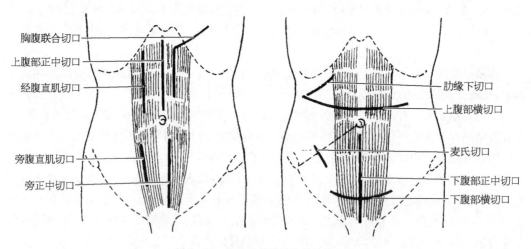

图4-56 腹前外侧壁手术切口示意图

1.纵切口 位于腹直肌的范围内,除正中切口经过白线外,其他切口均经过腹直肌与腹直肌鞘前、后层,其最大优点是可以扩大或延长切口。

(1)正中切口:在腹前正中线切开,经过层次为皮肤、浅筋膜、白线、腹横筋膜、腹膜外筋膜、壁腹膜。此切口因损伤血管和神经少,层次简单而常用。但血液供应差,尤其在上腹部正中切口缺乏肌肉保护,术后有时发生切口疝或切口裂开。

(2)旁正中切口:在前正中线旁开1~2 cm处作的纵行切口,经过层次为皮肤、浅筋膜、腹直肌鞘前层、腹直肌(游离其内侧缘后拉向外侧)、腹直肌鞘后层(弓状线以下缺如)、腹横筋膜、腹膜外筋膜、壁腹膜。手术损伤血管、神经和肌肉少,切口血液供应较好,因有肌肉保护,发生切口疝或切口裂开较少。

(3)经腹直肌切口:在腹直肌鞘中央的纵行切口,切口经过层次为皮肤、浅筋膜、腹直肌鞘前层、腹直肌(从其正中分开肌纤维,在腱划处应先结扎两侧血管后再切开)、腹直肌鞘后层(弓状线以下缺如)、腹横筋膜、腹膜外筋膜、壁腹膜。此切口损伤血管和神经较多,但不易发生切口疝或切口裂开。

（4）旁腹直肌切口：在半月线或腹直肌外侧缘的内侧 2 cm 处的切口，经过层次为皮肤、浅筋膜、腹直肌鞘前层、腹直肌（游离其外侧缘后拉向内侧）、腹直肌鞘后层（弓状线以下缺如）、腹横筋膜、腹膜外筋膜、壁腹膜。此切口损伤血管和神经较多。

2. 斜切口　常在腹前外侧壁的阔肌区进行。

（1）肋缘下切口：沿肋弓下方 2～3 cm 处作弧状切口，经过层次为皮肤、浅筋膜、腹外斜肌、腹内斜肌、腹横肌、腹横筋膜、腹膜外筋膜、壁腹膜。此切口损伤肌肉、血管和神经较多。

（2）麦氏（McBurney）切口：在麦氏点即右髂前上棘与脐连线的中、外 1/3 交点处的斜切口，经过层次为皮肤、浅筋膜、腹外斜肌或腹外斜肌腱膜、腹内斜肌、腹横肌、腹横筋膜、腹膜外筋膜、壁腹膜。因此切口是将肌肉按其纤维方向分离，故损伤肌肉、血管和神经少，但显露手术视野较小，不利于扩大延长切口，常只用于阑尾炎手术。

3. 横切口　在肋弓与髂嵴之间的区域内，沿皮纹切开两侧腹前外侧壁的全部肌肉，暴露手术野的范围大，能满足腹内巨大肿物的切除，缝合后张力小，但损伤肌肉较多。也有在耻骨联合上沿皮纹作横行切口，分离浅筋膜后再作纵行切口，此多为剖宫产术，术后皮肤因瘢痕形成皮肤皱褶，切口不易被发现，从而达到美观的目的。

4. 联合切口

（1）胸腹联合切口：常在纵切口的基础上经肋和肋间隙切开胸壁及膈，能很好地显露结肠上区的器官。但此切口操作较复杂，损伤结构较多，并且应有开胸的准备。

（2）腹壁会阴联合切口：常在左下腹切开并加上会阴部切开，此切口多用于直肠癌根治术。

二、睾丸下降与腹股沟疝的关系

睾丸在胚胎早期时位于脊柱腰部的两侧、腹后壁的腹膜后隙内。随着胚胎的发育，则逐渐向下移动。在胚胎 3 个月末时，睾丸已下降至髂窝内，胚胎 7 个月时则接近腹股沟管深环，此时壁腹膜也向前推移形成鞘突。出生前 1 个月左右，睾丸在腹股沟管深环处随腹膜鞘突进入腹股沟管；出生前进入阴囊内。如出生后仍未降入阴囊，临床上称隐睾。睾丸进入阴囊后，鞘突包绕睾丸的部分形成睾丸鞘膜，其余部分闭锁形成鞘韧带。如鞘突不闭锁，仍与腹膜腔相通，则可形成交通性鞘膜积液，同时易并发先天性腹股沟斜疝（图 4 - 57）。

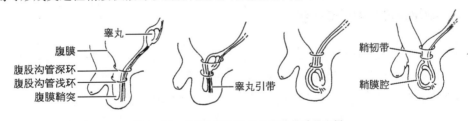

图 4 - 57　睾丸下降与腹股沟疝的关系示意图

三、腹膜对炎症刺激的反应

腹膜是由间皮细胞和含弹性纤维的结缔组织所组成的一层光滑浆膜，覆盖在膈肌下面、腹腔和盆腔内面及腹腔和盆腔脏器的表面，面积有 1.7～2.0 m² ，约与全身皮肤的面积相等。腹膜含有丰富的血管、淋巴和神经,具有分泌、吸收、再生修复、防御抵抗、刺激反应等功能。当腹膜腔进入细菌或内脏内容物后,腹膜会立即产生反应,局部充血水肿,并且失去原有光泽。随后则产生大量的浆液性渗出液,以稀释腹膜腔内的毒素和减少刺激,并产生大量的巨噬细胞和中性粒细胞来吞噬细菌、异物和破碎组织。渗出液中的纤维蛋白沉积在病变周围发生粘连,以防止炎症的扩散并修复受损的组织,从而可造成腹膜广泛的纤维性粘连。此粘连可使肠管成角、扭曲而导致肠梗阻。

脏腹膜和壁腹膜的感觉神经来源是不同的,壁腹膜的神经来源于下 5 对肋间神经和肋下神经,对机械、化学、冷热刺激引起的痛觉非常敏感,故受炎症刺激时出现的反应也明显,常表现为腹肌紧张或强直性收缩,局部出现压痛和反跳痛,尤其在胃前壁穿孔和胆囊穿孔时表现更明显。而脏腹膜的感觉主要由内脏传入神经分布,对机械、冷热的刺激不敏感,但对牵拉、膨胀、压迫等刺激比较敏感,表现为钝痛,定位较差。如胃后壁穿孔,胃内容物进入网膜囊内,由于网膜孔周缘的腹膜受溢出物的刺激,会很快发炎水肿而封闭网膜孔,炎症就不易扩散,感染则很局限,腹膜刺激症状也就不明显了。

四、胃的血供及临床

胃的血液供应非常丰富,在正常情况下均来自腹腔干的分支,包括胃左动脉、胃右动脉、胃网膜右动脉、胃网膜左动脉、胃短动脉和胃后动脉等,它们常经贲门和幽门两端到达胃,沿胃大、小弯形成动脉弓,并与同名静脉伴行,分出细支分布于胃前、后壁。胃的各动脉在胃黏膜下层内彼此广泛吻合,构成黏膜下丛,并形成侧支循环。胃大部分黏膜都由黏膜下动脉丛分支供血,只有胃小弯处的黏膜直接由胃左、右动脉的分支穿过肌层和黏膜下层而分布,因该处血管网细小,吻合较少,在肌肉收缩时易引起胃小弯黏膜、黏膜下层供血不足,甚至缺血,故成为该处好发溃疡的局部因素,并且一旦此处的溃疡大出血常不易自行止血。由于胃有广泛的黏膜下动脉丛,使得胃黏膜有丰富的血液供应,即使有较小的表浅溃疡或糜烂,也可能造成大量出血。故在实施胃次全切除术时,即使结扎了胃左、右血管和胃网膜右血管,胃的残留部分仍可依赖胃网膜左动脉和胃短动脉来提供充足的血供。

五、阑尾位置与阑尾炎症状

阑尾可随盲肠的位置异常而变化,其本身也可有多种位置变化,由于每一个体阑尾位置的差异,毗邻关系的不同,故阑尾发炎时可能出现的症状和体征也不同。

1. 回肠前位　最常见,约占 28%,阑尾根部位于回肠前方,尖端指向上方。此型阑尾发炎时,腹痛症状出现很快,并自上腹部或脐周转移至右下腹,即临床上所说的转移性右下腹疼痛。因其位置表浅,故右下腹区压痛更为明显,且压痛点多在 McBurney 点的内下方,即在 Lanz 点。又因阑尾贴近壁腹膜,使此处的壁腹膜也出现炎症反应,故此类患者会有明显的反跳痛。

2. 盆位　约占 26%,阑尾跨腰大肌前面伸入盆腔,尖端贴近闭孔内肌或盆腔脏器。急性炎症时,可出现伸髋时疼痛(刺激腰大肌)或屈髋内旋时疼痛(刺激闭孔内肌)即闭孔内肌征阳性,也可出现膀胱、直肠、子宫附件等刺激症状。

3. 回肠、盲肠后位　盲肠后位约占 24%,回肠后位约占 8%。阑尾位于回肠、盲肠或升结肠的后面,髂肌和腰大肌前面,尖端指向上方。急性炎症时,因刺激腰大肌和髂肌可出现大腿过度后伸时疼痛,即腰大肌征阳性。由于此种类型的阑尾位置深,故右下腹的压痛、反跳痛和腹壁肌紧张都不明显。

4. 盲肠下位　约占 6%,阑尾根部位于盲肠后内侧,尖端指向外下方,阑尾全长位于右髂窝内,也称髂窝位阑尾。此型阑尾炎症易导致髂窝脓肿。

5. 腹膜外位(盲肠外位)　约占 4%,阑尾位于盲肠与髂肌之间。此型阑尾炎症时除与回肠、盲肠后位阑尾具有同样的症状隐匿的特征外,还因位于腹膜之外,手术中寻找阑尾较困难,故应循结肠带向下追踪。此类型阑尾易形成腹膜后隙脓肿。

6. 高位阑尾　较少见,常因先天发育异常,盲肠下降不全而致阑尾位居肝的下方,也称肝下位阑尾。此型阑尾急性发炎时,其症状和体征局限在右上腹,易误诊为急性胆囊炎。尤其当感染累及肝而导致非特异性肝炎和黄疸时,使鉴别诊断更困难。

7. 左下腹位阑尾　极少见,常由于胚胎发育时,肠管旋转障碍所致内脏反位,阑尾随盲肠移位至左髂窝内。此类型阑尾发炎时,因其症状、体征全部在左侧,易误诊。

【课程思政】

中国肝胆外科之父——吴孟超

吴孟超(1922—2021 年),中国肝胆外科的创始人。1956 年加入中国共产党,1957 年吴孟超等"三人小组"首次提出肝脏结构"五叶四段"的解剖理论,建立了全新的人体肝脏解剖学理论。1960 年主刀完成我国第 1 例肝脏肿瘤切除手术。1963 年完成世界第 1 台中肝叶切除术。1975 年,通过整整 12 个小时手术,吴老切除了迄今世界上最大的肝海绵状血管瘤,重达 36 斤……这些使中国的肝脏外科提升至世界水平,被誉为"中国肝脏外科之父"。

肾　移　植

2018 年 6 月 21 日上午,山东省青岛市 4 岁小女孩九月因脑干占位性病变医治无效离世,父母将其肾、角膜等 5 个器官捐献出来,通过器官移植手术,让 5 个家庭燃起重生的希望!

目前,终末期肾病的发病率在全球范围内呈不断增长的趋势,治疗的主要方式有血液透析、腹膜透析和肾移植。肾移植在患者的长期存活率及对患者健康的恢复能力上优于长期血液透析。肾移植术已成为治疗终末期肾病的根本性方法,不仅能够延长患者生命,而且可以显著改善患者的生活质量。

2010 年,我国启动了公民逝世后自愿器官捐献活动。随着人们对器官捐献意义的认识,越来越多的人加入器官捐赠的队伍中,为那些在黑暗中苦苦等待供体的患者带来生命之光!

本书配套数字教学资源

第五章
盆部与会阴

导学

1. **掌握** 盆膈、尿生殖膈的构成及穿经结构；直肠、肛管的位置、毗邻及形态结构；子宫的韧带和淋巴回流；肛管齿状线上、下结构的区别；坐骨肛门窝的位置、组成、内容及意义。

2. **熟悉** 盆部与会阴的境界与分区，体表标志；膀胱、前列腺、卵巢、输卵管的位置、毗邻及形态结构；肛直肠环、会阴中心腱的构成及意义。

第一节 概 述

一、境界与分区

盆部（pelvis）位于躯干的下部，由骨盆、盆壁、盆底和盆腔脏器组成，上接腹部，下连臀部和股部。骨盆是盆部的支架，内衬盆壁肌和筋膜，骨盆上口通向腹腔，骨盆下口由盆底肌和筋膜封闭。骨与肌共同围成盆腔，内有消化、泌尿和生殖系统的部分器官。

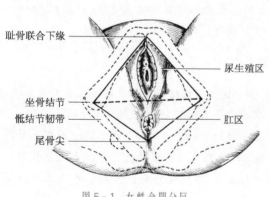

图 5-1 女性会阴分区

会阴（perineum）是指封闭骨盆下口的全部软组织，亦称广义会阴。会阴境界略呈菱形，前角为耻骨联合下缘，后角为尾骨尖，两侧角为坐骨结节，前外侧界为耻骨弓，后外侧界为骶结节韧带。会阴以两侧坐骨结节的连线，分为前、后两个三角区，前方为尿生殖区（urogenital region），男性有尿道通过，女性有尿道和阴道通过。后方为肛区（anal region），肛门开口于此（图 5-1）。

狭义的会阴在男性是指阴囊根与肛门之间的软组织；在女性是指阴道前庭后端与肛门之间的软组织，又称产科会阴。

二、表面解剖

在腹部外下方可扪及髂嵴全长，其前端为髂前上棘，后端为髂后上棘。腹前正中线下端为耻骨联合上缘,两侧的锐嵴为耻骨嵴,耻骨嵴外侧的突起是耻骨结节。髂前上棘与耻骨结节间的腹股沟韧带是腹部与股部的分界。在会阴部,坐骨结节、耻骨弓和尾骨尖也可扪及。

第二节　盆　部

一、骨盆的整体观

骨盆由两侧的髋骨、后方的骶骨和尾骨借骨连结而围成。骶岬、骶骨翼前缘、弓状线、耻骨梳、耻骨结节、耻骨嵴和耻骨联合上缘连接而成一环状的界线(terminal line),将骨盆分为前上方的大骨盆(greater pelvis)和后下方的小骨盆(lesser pelvis)。大骨盆几乎没有前壁,又称假骨盆,属于腹腔的一部分。小骨盆又称真骨盆,骨盆上口(superior pelvic aperture)即界线,骨盆下口(inferior pelvic aperture)由耻骨联合下缘、耻骨支、坐骨支、坐骨结节、骶结节韧带和尾骨尖围成。骨盆上、下口之间为骨盆腔,骨盆腔四壁完整。前壁短,为耻骨和耻骨联合;后壁长,为骶骨和尾骨的前面;两侧壁为髂骨、坐骨、骶结节韧带和骶棘韧带。骶结节韧带和骶棘韧带与坐骨大、小切迹围成坐骨大、小孔,它们是由盆部到臀部和会阴部的血管神经的通道。骨盆前外侧壁的闭孔被结缔组织封闭,仅在其上方留有一称闭膜管的裂隙;闭膜管自盆腔向前下通向股部,内有闭孔血管、神经通过。

骨盆除容纳、承托盆腔内脏外,女性骨盆还与妊娠、分娩有关。

二、盆壁肌

骨盆内面有闭孔内肌和梨状肌(图5-2),两者称盆壁肌。前者位于闭孔内面,肌腱出坐骨小孔至臀部;后者位于骨盆后外侧壁,呈三角形,向外穿坐骨大孔至臀部,将坐骨大孔分为梨状肌上孔和梨状肌下孔,两孔都有血管、神经穿过。

三、盆底肌

盆底肌包括肛提肌和尾骨肌两块扁肌(图5-3)。

1. 肛提肌(levator ani)　是一对四边形的扁薄肌,起于耻骨后面与坐骨棘之间的肛提肌腱弓(tendinous arch of levator ani),肌纤维行向内下,止于会阴中心腱、直肠壁、尾骨和肛尾韧带。两侧肛提肌汇合形成一向下的漏斗状。按肌纤维的起止及排列不同可将该肌分为4部:① 前部肌束起自耻骨盆面和肛提肌腱弓前份,夹持前列腺尖的两侧,止于会阴中心腱,为前列腺提肌(levator prostatae)(男性);或夹持尿道和阴道的两侧,为耻骨阴道肌(pubovaginalis)(女性)。② 中部肌束起于耻骨盆面和肛提肌腱弓前份,后行绕过直肠肛管交界处的两侧和后方,止于肛管侧壁、后壁和会阴中心腱,并与对侧肌束构成"U"形襻,为耻骨直肠肌(puborectalis)。③ 起于肛提肌腱弓中份,止于骶骨尾端的为耻尾肌(pubococcygeus)。④ 起于肛提肌腱弓后份和坐骨棘,止于尾骨侧缘和肛尾韧带的为髂尾肌(iliococcygeus)。

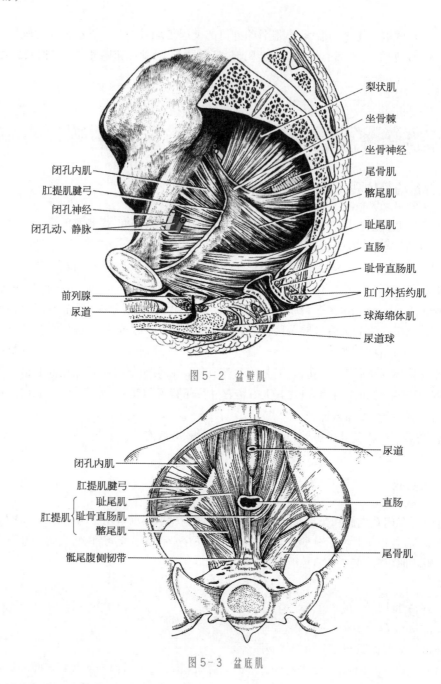

图5-2 盆壁肌

梨状肌
坐骨棘
坐骨神经
尾骨肌
髂尾肌
耻尾肌
直肠
耻骨直肠肌
肛门外括约肌
球海绵体肌
尿道球

闭孔内肌
肛提肌腱弓
闭孔神经
闭孔动、静脉
前列腺
尿道

图5-3 盆底肌

闭孔内肌
肛提肌腱弓
耻尾肌
肛提肌 { 耻骨直肠肌
髂尾肌
骶尾腹侧韧带
尿道
直肠
尾骨肌

　　肛提肌的主要作用是增强和上提盆底,向前方牵拉肛门,挤压直肠以协助排便,并协助肛门括约肌紧缩肛门。在女性,该肌还可向前牵拉阴道后壁,协助阴道括约肌缩小阴道。

　　2. 尾骨肌(coccygeus)　位于肛提肌后方,呈三角形,紧贴骶棘韧带上面,起于坐骨棘,止于尾骨和骶骨下部的侧缘。该肌与肛提肌共同封闭骨盆下口。

四、盆膈

　　肛提肌和尾骨肌及其覆盖于它们上、下表面的筋膜共同构成盆膈(pelvic diaphragm)。其上表面的筋膜称**盆膈上筋膜**（superior fascia of pelvic diaphragm），下表面的筋膜称**盆膈下筋膜**（inferior fascia of pelvic diaphragm）。盆膈封闭骨盆下口的大部分，仅在其前方两侧肛提肌前内侧缘间留有一间隙称盆膈裂孔，其下方由尿生殖膈封闭。盆膈具有承托盆内器官的作用，并与排便、分娩等有关。

五、盆筋膜和盆筋膜间隙

盆筋膜可分为**盆壁筋膜**（覆盖盆壁的内表面）和**盆脏筋膜**（包裹脏器表面）两部分。盆壁筋膜、盆脏筋膜与覆盖盆腔腹膜之间的疏松结缔组织还形成潜在的**盆筋膜间隙**（pelvic fascia spaces）（图5-4、图5-5）。在疾病时这些筋膜间隙易造成感染蔓延和脓液聚集，也是外科手术分离脏器的部位。

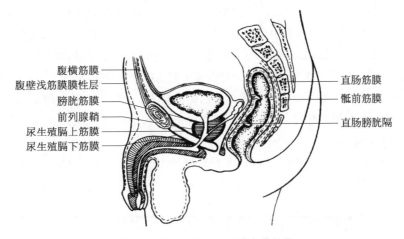

腹横筋膜
腹壁浅筋膜膜性层
膀胱筋膜
前列腺鞘
尿生殖膈上筋膜
尿生殖膈下筋膜

直肠筋膜
骶前筋膜
直肠膀胱隔

图5-4　男性盆部筋膜（正中矢状断面）

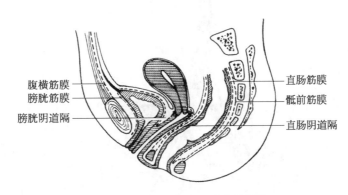

腹横筋膜
膀胱筋膜
膀胱阴道隔

直肠筋膜
骶前筋膜
直肠阴道隔

图5-5　女性盆部筋膜（正中矢状断面）

1. **耻骨后间隙**（retropubic space）　也称**膀胱前间隙**，前界为耻骨联合、耻骨上支及闭孔内肌筋膜；后界在男性为膀胱和前列腺，在女性为膀胱。此间隙向上与腹前外侧壁的腹膜外筋膜延续，隙内充以疏松结缔组织，以利于膀胱的功能活动。外科手术的耻骨上切口可经此间隙到达膀胱，从而避免损伤腹膜。

2. **直肠旁间隙**（pararectal space）　上界为腹膜，下界为盆膈，内侧界为直肠筋膜鞘，外侧界为髂内血管鞘及盆侧壁,前界为直肠膀胱隔(女性为直肠阴道隔),后界为直肠与直肠侧韧带(由盆膈上筋膜和闭孔内肌筋膜包裹直肠下动、静脉及盆内脏神经和淋巴结等构成)。

3. 直肠后间隙(retrorectal space) 前界为直肠筋膜鞘,后界为骶前筋膜,两侧借直肠侧韧带与直肠旁间隙分开,上界为腹膜至骶骨前面的返折部,下界为盆膈上筋膜。此间隙向上与腹膜后隙相延续。腹膜后隙充气造影术即经尾骨旁进针,空气注入直肠后隙后可上升到腹膜后隙。

六、盆部的血管、淋巴和神经

1. 动脉(图5-6)

(1) **髂总动脉**(common iliac artery):左右各一,平第4腰椎下缘发自腹主动脉,沿腰大肌内侧向外下斜行,至骶髂关节上缘分为髂内、外动脉。

(2) **髂外动脉**(external iliac artery):由髂总动脉发出后,在腹膜和髂筋膜之间沿腰大肌内侧继续向外下斜行,在腹股沟韧带中点深面经血管腔隙降入股三角,移行为股动脉。髂外动脉起始部前方有输尿管跨过,女性还有卵巢血管越过。髂外动脉末段前方,男性有输精管、女性有子宫圆韧带越过。在腹股沟韧带上方,髂外动脉向前上发出腹壁下动脉、向外上发出旋髂深动脉。

(3) **髂内动脉**(internal iliac artery):为盆部的动脉主干,是一短干,长约4 cm,由髂总动脉发出后,在髂内静脉和闭孔神经内侧、腰骶干前方入盆腔,下行至梨状肌上缘处分为前、后两干。髂内动脉的分支有脏支和壁支。

壁支:① **臀上动脉**(superior gluteal artery)发自髂内动脉后干,穿梨状肌上孔出盆腔,营养臀肌和髋关节。② **臀下动脉**(inferior gluteal artery)发自髂内动脉前干,穿梨状肌下孔出盆腔,营养臀部。③ **闭孔动脉**(obturator artery)发自髂内动脉前干,与同名静脉、神经在壁腹膜深面沿盆腔侧壁前行,穿闭膜管至股内侧,营养大腿内侧群肌和髋关节。闭孔动脉在穿闭膜管之前

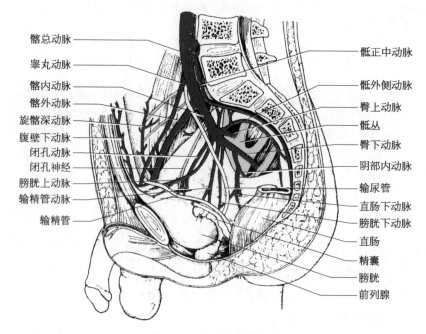

髂总动脉

睾丸动脉

髂内动脉

髂外动脉

旋髂深动脉

腹壁下动脉

闭孔动脉

闭孔神经

膀胱上动脉

输精管动脉

输精管

骶正中动脉

骶外侧动脉

臀上动脉

骶丛

臀下动脉

阴部内动脉

输尿管

直肠下动脉

膀胱下动脉

直肠

精囊

膀胱

前列腺

图5-6 盆部的动脉

发出一耻骨支,该分支在耻骨上支后面与腹壁下动脉的耻骨支相吻合,有时这一吻合支相当粗大,成为异常的闭孔动脉(出现率 16%～20%)。由于它经过股环内侧缘上方,在行股疝手术时应特别注意该动脉,防止损伤。④ **髂腰动脉**(iliolumbar artery)发自髂内动脉后干,向外上方斜行至腰大肌内侧缘,主要营养髂腰肌、腰方肌、髂骨等。⑤ **骶外侧动脉**(lateral sacral artery)发自髂内动脉后干,沿骶前孔内侧缘下行,分支营养梨状肌、肛提肌和尾骨肌等。

脏支:有膀胱上动脉、膀胱下动脉、子宫动脉、直肠下动脉及阴部内动脉等,各动脉的行程与分布,将在盆内脏器及会阴叙述。

2. **静脉**(图 5-7)　盆部静脉主干为**髂内静脉**(internal iliac vein),它由盆腔内静脉汇合而成,伴同名动脉至骶髂关节前方与髂外静脉汇合成髂总静脉。髂内静脉的属支有壁支和脏支:① 壁支与同名动脉伴行,收纳同名动脉分布范围内的静脉血。② 脏支起自盆内脏器周围或壁内的静脉丛,这样的静脉丛有直肠静脉丛、膀胱静脉丛、前列腺静脉丛、子宫静脉丛等。其中直肠静脉丛分为位于直肠黏膜深面的内静脉丛和位于肌层外面的外静脉丛。前者主要汇合成直肠上静脉,经肠系膜下静脉注入肝门静脉,属于肝门静脉系的血管;后者汇合成直肠下静脉和肛静脉,直接或间接地注入髂内静脉。直肠内、外静脉丛之间有广泛的吻合,为肝门静脉系与下腔静脉系之间的侧支循环途径之一。

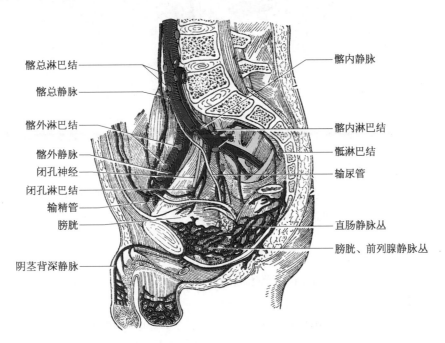

图 5-7　盆部的静脉与淋巴结

3. **淋巴**　盆腔脏器和盆壁的淋巴管分别注入以下淋巴结群(图 5-7)。

(1) **髂外淋巴结**(external iliac lymph nodes):沿髂外动脉排列,除收纳腹股沟浅、深淋巴结的输出淋巴管,还收纳膀胱、前列腺和子宫的淋巴。

(2) **髂内淋巴结**(internal iliac lymph nodes):沿髂内动脉及其分支排列,主要收纳盆腔内脏器、会阴深部结构、臀部和股后部的淋巴。

(3) **骶淋巴结**(sacral lymph nodes):沿骶正中动脉和骶外侧动脉排列,收纳盆后壁、直肠、前列腺和子宫颈的淋巴。

上述3组淋巴结的输出管注入沿髂总动脉排列的**髂总淋巴结**(common iliac lymph nodes)，它的输出管注入左、右腰淋巴结。

4. 神经　盆部的神经有腰丛的分支、骶丛及其分支和内脏神经(图5-8)。

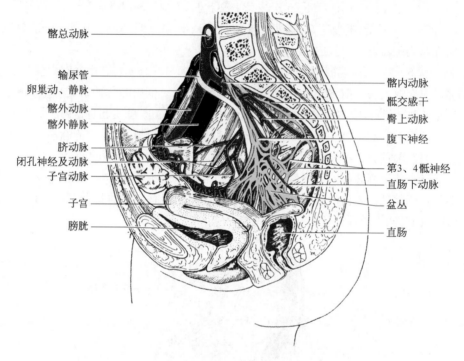

左侧标注（从上到下）：
髂总动脉
输尿管
卵巢动、静脉
髂外动脉
髂外静脉
脐动脉
闭孔神经及动脉
子宫动脉
子宫
膀胱

右侧标注（从上到下）：
髂内动脉
骶交感干
臀上动脉
腹下神经
第3、4骶神经
直肠下动脉
盆丛
直肠

图5-8　盆部的神经

(1) **骶丛**(sacral plexus)：由第4腰神经前支的一部分和第5腰神经前支组成的腰骶干、第1～5骶神经前支以及尾神经前支组成，位于骶前孔外侧、梨状肌前方、髂内动脉后方。其分支主要有：穿梨状肌上孔出盆腔的臀上神经，穿梨状肌下孔出盆腔的臀下神经、坐骨神经、阴部神经等。

(2) **骶交感干**(sacral sympathetic trunk)：由腰交感干延伸而来，沿骶前孔内侧下降，渐向中线靠拢，最后在尾骨前方共同连接一单独的**奇神经节**(ganglion impar)(尾节)。骶交感干上有2～3个骶交感神经节。

(3) **上腹下丛**(superior hypogastric plexus)和**下腹下丛**(inferior hypogastric plexus)：上腹下丛又称骶前神经，由腹主动脉丛经第5腰椎体前面下降而来。此丛发出左、右腹下神经行至第3骶椎高度，与同侧的盆内脏神经和骶交感节的节后纤维共同组成左、右下腹下丛，又称**盆丛**(pelvic plexus)。该丛位于直肠、精囊和前列腺(女性为子宫颈和阴道穹)的两侧，膀胱的后方。其纤维随髂内动脉的分支分别形成膀胱丛、前列腺丛、子宫阴道丛和直肠丛等，分布于盆内脏器。

(4) **盆内脏神经**(pelvic splanchnic nerves)：又称**盆神经**，较细小，共3支，由第2～4骶神经前支中的副交感神经节前纤维组成。此神经加入盆丛，与交感神经纤维一起行走至盆内脏器，在脏器附近或壁内的副交感神经节交换神经元，节后纤维分布于结肠左曲以下的消化管、盆内脏器及外阴等。

七、盆腔脏器

1. 膀胱

(1) **位置与毗邻**：**膀胱**(urinary bladder)位于盆腔前部。空虚时位于盆腔内,膀胱尖不超出耻骨联合上缘;充盈时升至耻骨联合上缘以上,此时腹膜返折处随之上移,膀胱前外侧壁直接贴腹前壁(图5-9)。临床上常利用这种解剖关系,在耻骨联合上缘行膀胱穿刺或做手术切口而不伤及腹膜。膀胱上面覆盖腹膜,男性邻小肠襻,女性则与子宫相邻。下外侧面紧贴肛提肌和闭孔内肌,其间充满结缔组织。前面紧邻耻骨联合和耻骨支。在男性,膀胱底上部借直肠膀胱陷凹与直肠相邻,下部附有精囊和输精管壶腹。在女性,膀胱底与子宫和阴道相贴。男性的膀胱颈与前列腺相接,女性的膀胱颈直接贴尿生殖膈。

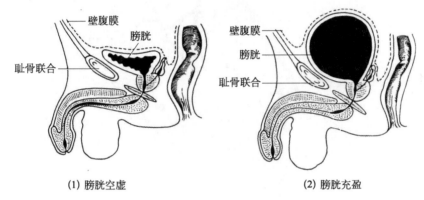

(1) 膀胱空虚　　　　　　　　　　(2) 膀胱充盈

图5-9　膀胱的位置变化

(2) **血管、淋巴和神经**

1) 血管：**膀胱上动脉**(superior vesical artery)发自髂内动脉的脐动脉,向下走行,分布于膀胱上、中部。**膀胱下动脉**(inferior vesical artery)发自髂内动脉前干,沿盆侧壁行向下,分布于膀胱下部、精囊、前列腺及输尿管盆部等。

膀胱的静脉在膀胱下部周围形成**膀胱静脉丛**,最后汇集成与动脉同名的静脉,再汇入髂内静脉。

2) 淋巴：膀胱的淋巴管多注入髂外淋巴结,亦有少数膀胱的淋巴管注入髂内淋巴结和髂总淋巴结。

3) 神经：膀胱的交感神经来自脊髓第11、第12胸段和第1、第2腰段,经盆丛随血管至膀胱,使逼尿肌松弛、尿道括约肌收缩而储尿。副交感神经来自脊髓骶第2~4段,通过盆内脏神经、盆丛和膀胱丛至膀胱,使逼尿肌收缩、尿道括约肌松弛而排尿。

2. 直肠

(1) **位置与毗邻**：**直肠**(rectum)位于盆腔后部,上平第3骶椎高度接乙状结肠,沿骶、尾骨前方下行,向下穿盆膈,续为肛管,全长约12 cm。直肠的后面借疏松结缔组织与骶、尾骨和梨状肌相邻,其间有骶正中血管、骶外侧血管、骶静脉丛和骶、尾神经前支、骶交感干、奇神经节等结构。在男性,直肠前面上部隔直肠膀胱陷凹与膀胱底、精囊相邻,直肠下部借直肠膀胱隔与膀胱底、精囊、输精管壶腹、前列腺等相邻;在女性,直肠前面上部隔直肠子宫陷凹与子宫颈和阴道后穹相邻,直肠下部借直肠阴道隔与阴道后壁相邻。直肠两侧的上部为腹膜形成的直肠旁窝,下部与盆丛、直肠上血管、直肠下血管和肛提肌相邻。

（2）血管、淋巴和神经

1）血管：直肠由直肠上动脉、直肠下动脉及骶正中动脉供应,彼此间有吻合（图5-10）。**直肠上动脉**（superior rectal artery）为肠系膜下动脉的终支,行于乙状结肠系膜根内,经骶骨岬左前方降至第3骶椎高度分为左、右两支,分布于直肠。**直肠下动脉**（inferior rectal artery）自髂内动脉前干发出后行向内下,供应直肠下部。骶正中动脉由腹主动脉发出后,沿骶骨前面下行,行程中分支至直肠后壁。

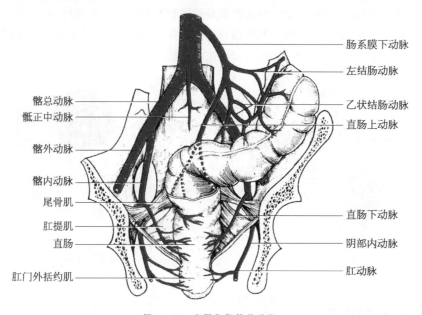

图5-10 直肠和肛管的动脉

直肠的静脉先在直肠肌层和黏膜下层内形成**直肠静脉丛**,再由直肠静脉丛发出直肠上静脉、直肠下静脉和肛静脉,与同名动脉伴行。

2）淋巴：直肠壁外有**直肠旁淋巴结**（pararectal lymph nodes）（图5-11）。该群淋巴结上份的输出淋巴管沿直肠上血管注入直肠上淋巴结和肠系膜下淋巴结；下份的输出淋巴管沿直肠下血管注入髂内淋巴结和骶淋巴结；还有部分输出淋巴管穿肛提肌至坐骨肛门窝,沿肛血管和阴部内血管注入髂内淋巴结。直肠和肛管的淋巴管吻合丰富,是直肠癌转移的重要途径,手术时要求彻底清除收纳直肠淋巴的淋巴结。

3）神经：直肠的交感神经来自肠系膜下丛和盆丛,副交感神经来自盆内脏神经,它们随直肠上、下血管到达直肠。

3. 前列腺

（1）**位置与毗邻**：前列腺（prostate）位于膀胱颈与尿生殖膈之间。前列腺底上接膀胱颈,前列腺尖的两侧有前列腺提肌绕过。前列腺体的前面有耻骨前列腺韧带,连接前列腺鞘与耻骨盆面；后面借直肠膀胱隔与直肠壶腹相邻（图5-12）。

（2）**被膜**：前列腺实质表面包裹一层薄而坚韧的由结缔组织和平滑肌构成的被膜,称**前列腺囊**（capsule of prostate）。前列腺囊外面还包裹由盆脏筋膜构成的前列腺鞘,鞘与前列腺囊之

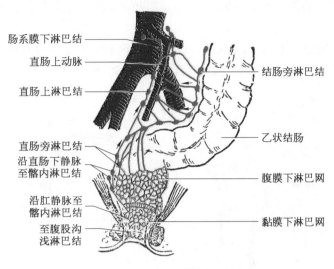

肠系膜下淋巴结
直肠上动脉
直肠上淋巴结
结肠旁淋巴结
直肠旁淋巴结
沿直肠下静脉
至髂内淋巴结
乙状结肠
沿肛静脉至
髂内淋巴结
腹膜下淋巴网
至腹股沟
浅淋巴结
黏膜下淋巴网

图 5- 11 直肠与肛管的淋巴回流

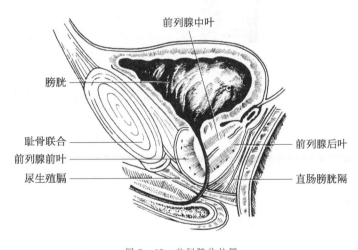

前列腺中叶
膀胱
耻骨联合
前列腺前叶
尿生殖膈
前列腺后叶
直肠膀胱隔

图 5- 12 前列腺的位置

间有前列腺静脉丛。

(3) **血管和神经**：前列腺的血供来源较多,接受阴部内动脉、膀胱下动脉和直肠下动脉的分支。前列腺静脉丛接受阴茎背深静脉,并有交通支与膀胱静脉丛吻合,经膀胱下静脉汇入髂内静脉。支配前列腺的神经来自盆丛,神经纤维和神经节形成前列腺神经丛位于前列腺囊外。

4. 子宫

(1) **位置与毗邻**：子宫(uterus)位于骨盆中央,在膀胱与直肠之间,其位置受周围器官的影响而发生变化,如直肠和膀胱的充盈、体位的变动等,都可造成子宫位置发生生理性变化。其前面隔膀胱子宫陷凹与膀胱上面相邻,子宫颈阴道上部的前方借膀胱阴道隔与膀胱底部相邻。子宫后面借直肠子宫陷凹及直肠阴道隔与直肠相邻。直立时,子宫体几乎呈水平位,子宫底伏于膀胱后上方,子宫颈在坐骨棘平面以上。正常子宫呈前倾前屈位,前倾是指子宫长轴与阴道长轴之间向前开放的角度(约 90°);前屈是指子宫体与子宫颈之间形成一个向前开放的钝角(约 170°)。

（2）韧带：子宫的位置和姿态除有赖于盆底肌和盆腔内脏的承托外，还有赖于以下韧带的作用。

1）**子宫阔韧带**（broad ligament of uterus）：位于子宫两侧，是一对由子宫两侧延伸到盆侧壁上的双层腹膜皱襞构成的韧带，可限制子宫向两侧移动（图 5-13）。

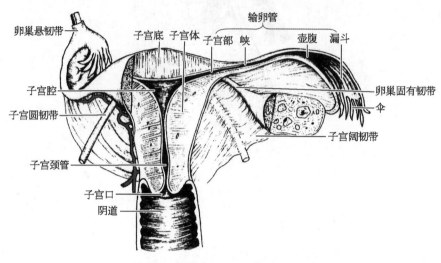

图 5-13 子宫阔韧带

2）**子宫圆韧带**（round ligament of uterus）：呈圆索状，起自子宫角，在子宫阔韧带内弯向盆侧壁，经腹股沟管后附着于阴阜及大阴唇的皮下（图 5-13），有维持子宫前倾的作用。

3）**子宫主韧带**（cardinal ligament of uterus）：由结缔组织和平滑肌构成，位于子宫阔韧带基底部，呈扇形连于子宫颈与盆侧壁之间。该韧带是维持子宫正常位置、防止子宫脱垂的主要结构。

4）**子宫骶韧带**（sacrouterine ligament）：起自子宫颈上部的后面，向后绕过直肠两侧，附着于骶骨前面。该韧带向后上方牵引子宫颈，防止子宫前移，维持子宫前屈。

子宫脱垂是指子宫沿阴道向下移动，子宫颈低于坐骨棘水平，严重时可脱出阴道口。肛提肌、子宫的韧带、尿生殖膈及会阴中心腱等在分娩时受到损伤，产后未得到恢复，对盆腔脏器的支持功能减弱或消失，可引起子宫脱垂。

（3）血管、淋巴和神经

1）**血管**：子宫动脉（uterine artery）发自髂内动脉的前干，沿盆腔侧壁向前内下方走行，进入子宫阔韧带基底部，在距子宫颈外侧约 2 cm 处，横向越过输尿管盆部的前上方，至子宫颈侧缘迂曲上行（图 5-14）。外科手术结扎子宫动脉时，要特别注意不要损伤输尿管。子宫动脉在子宫颈外侧向下发出阴道支，分布于阴道上部。子宫动脉行至子宫角处即分为输卵管支和卵巢支。子宫静脉丛位于子宫两侧，该丛汇集成子宫静脉，汇入髂内静脉。

2）**淋巴**：子宫底和子宫体上部的淋巴管沿卵巢血管上行，注入髂总淋巴结和腰淋巴结；子宫底两侧的部分淋巴管，沿子宫圆韧带注入腹股沟浅淋巴结；子宫体下部及子宫颈的淋巴管，沿子宫血管注入髂内淋巴结或髂外淋巴结，尚有一小部分淋巴管向后沿子宫骶韧带注入骶淋巴结（图 5-15）。盆腔脏器的淋巴管之间均有交通，因此，患子宫癌时，常有盆腔内广泛的转移。

3）**神经**：子宫阴道丛发自盆内脏神经丛，随子宫的血管分布于子宫和阴道。

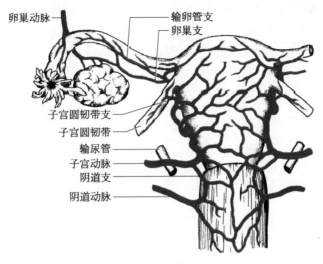

图 5-14　女性内生殖器的动脉

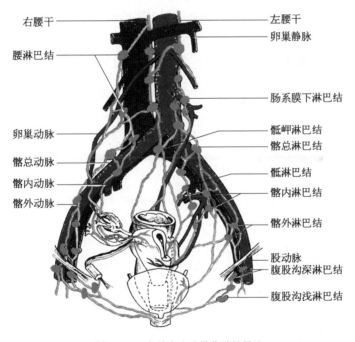

图 5-15　女性内生殖器的淋巴回流

5. 卵巢　卵巢(ovary)位于髂内、外动脉分叉处的卵巢窝内,卵巢窝的前界为脐外侧韧带,后界为髂内动脉和输尿管。卵巢的前缘中部有血管、神经出入,并借卵巢系膜连于子宫阔韧带的后面;后缘游离。上端以卵巢悬韧带连于盆侧壁,韧带内有卵巢血管、淋巴管和神经丛等;下端借卵巢固有韧带连于子宫两侧。

6. 输卵管　输卵管(uterine tube)是一对细长的肌性管道,位于子宫阔韧带的上缘内,长8~12 cm。子宫底外侧缘直而短的输卵管峡为行输卵管结扎术的理想部位。输卵管外侧端是呈漏斗状膨大的输卵管漏斗,有输卵管腹腔口通向腹膜腔。因此,女性腹膜腔借生殖管道间接与外界相通,发生感染的可能性比男性大。

输卵管子宫部和峡部由子宫动脉的输卵管支供血,壶腹和漏斗则由卵巢动脉的分支供应,彼此间有广泛的吻合(图5-14)。同样,一部分输卵管静脉汇入卵巢静脉,另一部分汇入子宫静脉。

7. 阴道　阴道(vagina)上端环绕子宫颈,下端开口于阴道前庭。阴道前壁短,上部借膀胱阴道隔与膀胱底、颈相邻,下部借尿道阴道隔与尿道相邻。后壁较长,上部与直肠子宫陷凹相邻,中部借直肠阴道隔与直肠壶腹相邻,下部与肛管之间有会阴中心腱。

第三节　会　阴

一、肛区

肛区又称肛门三角,其内主要结构有肛管末段和坐骨肛门窝。

1. 肛管　肛管(anal canal)长约4 cm,上续直肠,向后下绕尾骨尖终于肛门。肛门(anus)为肛管末段的开口,约位于尾骨尖下4 cm处,在会阴中心腱的稍后方。肛门周围皮肤形成辐射状皱褶。

肛门括约肌位于肛管周围,包括肛门内括约肌和肛门外括约肌(图5-16)。

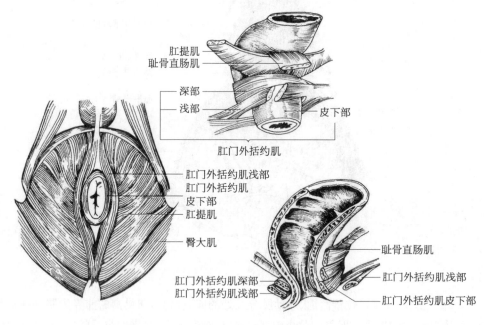

图5-16　肛门括约肌

（1）肛门内括约肌(sphincter ani internus)：为肛管壁内环行肌层明显增厚形成,属于不随意肌,有协助排便的作用。

（2）肛门外括约肌(sphincter ani externus)：为环绕肛门内括约肌周围的骨骼肌,按其纤维的位置又可分为：① 皮下部位于肛管下端的皮下,肌束呈环行,前方附于会阴中心腱,后方附于肛尾韧带。② 浅部在皮下部上方,肌束围绕肛门内括约肌下部。③ 深部肌束呈厚的环行带,围绕肛门内括约肌上部,其深层纤维与耻骨直肠肌混合而不能分隔。

肛直肠环(anorectal ring)是肛门内括约肌、肠壁的纵行肌、肛门外括约肌浅部和深部、耻骨直肠肌在肛管直肠移行处形成的肌性环。此环在肠管的两侧和后方发达,而在肠管前方纤维却较少。此环对括约肛门起主要作用,若外科手术不慎切断此环,可引起大便失禁。

2. 坐骨肛门窝

(1) 位置与组成:坐骨肛门窝(ischiorectal fossa)位于肛管的两侧,略呈尖朝上、底朝下的锥形间隙(图5-17)。尖由盆膈下筋膜与闭孔筋膜汇合而成,底为肛门三角区的浅筋膜及皮肤。内侧壁的下部为肛门外括约肌,上部为肛提肌、尾骨肌以及覆盖它们的盆膈下筋膜。外侧壁的下份为坐骨结节内侧面,上份为闭孔内肌及其筋膜。前壁为尿生殖膈,后壁为臀大肌下份及其筋膜和深部的骶结节韧带。坐骨肛门窝向前延伸到肛提肌与尿生殖膈会合处,形成前隐窝。向后延伸至臀大肌、骶结节韧带与尾骨肌之间,形成后隐窝。窝内有大量的脂肪组织,具有弹簧垫作用,排便时允许肛门扩张。窝内脂肪的血供较差,感染时容易形成脓肿或瘘管。

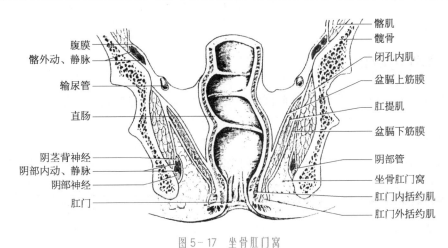

图5-17　坐骨肛门窝

(2) 血管、淋巴和神经

1) 血管:**阴部内动脉**(internal pudendal artery)起自髂内动脉前干,经梨状肌下孔出骨盆,绕过坐骨棘后面,穿坐骨小孔至坐骨肛门窝。主干沿此窝外侧壁上的**阴部管**(pudendal canal)(为阴部内血管和阴部神经穿经闭孔筋膜的裂隙,又称Alcock管)前行。在管内阴部内动脉发出肛动脉,分布于肛门周围的肌和皮肤。到达阴部管前端时,阴部内动脉分为会阴动脉和阴茎动脉(阴蒂动脉)进入尿生殖区。**阴部内静脉**(internal pudendal vein)及其属支均与同名动脉伴行,最后汇入髂内静脉。

2) 淋巴:齿状线以下肛管的淋巴及肛门外括约肌、肛门周围皮下的淋巴汇入腹股沟浅淋巴结,然后至髂外淋巴结。也有部分直肠末段的淋巴管沿肛血管、阴部内血管走行,汇入髂内淋巴结。

3) 神经:**阴部神经**(pudendal nerve)由骶丛发出,其行程、分支和分布皆与阴部内血管相同,可分为3支:即肛神经、会阴神经及阴茎(阴蒂)背神经(图5-18)。肛神经与肛动、静脉伴行,支配肛门外括约肌的运动,并分布于肛门周围皮肤,管理其感觉。若不慎伤及肛神经,将引起肛门外括约肌瘫痪,导致大便失禁。由于阴部神经在行程中绕坐骨棘,故会阴手术时,常将麻药由坐骨结节与肛门连线的中点,经皮刺向坐骨棘下方,以进行阴部神经阻滞。

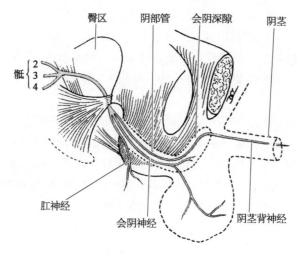

图 5-18 阴部神经的行程和分支

二、男性尿生殖区

尿生殖区又称尿生殖三角,男性此区的层次结构特点明显,具有临床意义。

(一) 层次结构

1. 浅层结构 皮肤有阴毛,富有汗腺和皮脂腺。此区浅筋膜与腹壁脐下浅筋膜一样,可分为浅、深两层。浅层为脂肪层,但含脂肪很少。深层为膜性层,又称**会阴浅筋膜**或 Colles **筋膜**。会阴浅筋膜前接阴囊肉膜、阴茎浅筋膜及腹前壁的浅筋膜膜性层(Scarpa **筋膜**),两侧附于耻骨弓和坐骨结节。此筋膜终止于两侧坐骨结节的连线上,并与尿生殖膈下、上筋膜相互愈着,正中线上还与会阴中心腱和男性尿道球中隔相愈着(图 5-19)。

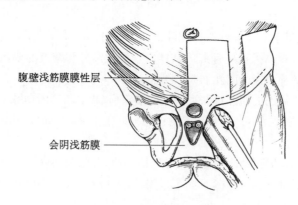

图 5-19 男性会阴浅筋膜

2. 深层结构 包括深筋膜、会阴肌等。该区的深筋膜包括浅层的**尿生殖膈下筋膜**和深层的**尿生殖膈上筋膜**。两层筋膜皆为三角形,几乎呈水平位展开,两侧附着于耻骨弓。它们的后缘终于两侧坐骨结节连线上,并与会阴浅筋膜一起相互愈着。它们的前缘在耻骨联合下缘合并增厚,形成**会阴横韧带**。该韧带与耻骨弓状韧带之间的裂缝内有阴茎(阴蒂)背深静脉穿过。

　　会阴浅筋膜与尿生殖膈下筋膜之间为会阴浅隙,由于会阴浅筋膜与阴囊肉膜、阴茎浅筋膜、腹前壁浅筋膜深层相延续,故会阴浅隙向前上方开放,与阴囊、阴茎和腹壁相通。尿生殖膈上、下筋膜之间为会阴深隙,因两层筋膜在前后端都愈合,故会阴深隙为一密闭的间隙。

　　(1) **会阴浅隙**(superficial perineal space):又称**会阴浅袋**,浅隙内有以下结构。① 浅层会阴肌:阴茎海绵体左、右脚附着在两侧坐骨支和耻骨下支的边缘,脚面覆盖一对**坐骨海绵体肌**。尿道海绵体后端膨大称尿道球,表面有**球海绵体肌**覆盖。一对狭细的**会阴浅横肌**位于浅隙的后份,起自坐骨结节的内侧,横行向内止于会阴中心腱。② **会阴动脉**(perineal artery):在此隙内有两条分支,**会阴横动脉**较细小,在会阴浅横肌表面向内侧走行;**阴囊后动脉**分布于阴囊的皮肤和阴囊肉膜。③ **会阴神经**(perineal nerve):伴会阴动脉进入浅隙,其肌支除支配浅隙内会阴浅横肌、球海绵体肌和坐骨海绵体肌之外,还支配深隙内的会阴深横肌、尿道括约肌、肛门外括约肌及肛提肌等(图 5 - 20)。

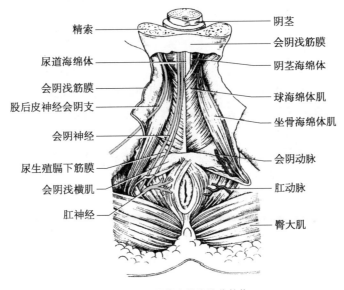

图 5 - 20　男性会阴浅隙的结构

　　(2) **会阴深隙**(deep perineal space):又称**会阴深袋**,深隙内的结构有:① 深层会阴肌,为一块三角形的扁肌;该肌前面的大部分围绕尿道膜部,称**尿道括约肌**(sphincter of urethra);后面的纤维起自坐骨支内侧面,行向内附着于会阴中心腱,称**会阴深横肌**(deep transverse muscle of perineum)。② **尿道球腺**(bulbourethral gland)位于尿道膜部后外侧,埋藏于会阴深横肌内。③ **阴茎动脉**进入会阴深隙后,发出尿道球动脉和尿道动脉,穿尿生殖膈下筋膜,进入尿道海绵体;其主干分为阴茎背动脉和阴茎深动脉,从深隙进入浅隙,分别行至阴茎的背面和穿入阴茎海绵体。④ **阴茎静脉**及其属支与阴茎动脉及其分支伴行。⑤ **阴茎背神经**也与阴茎背动伴行,至阴茎背面(图 5 - 21)。

　　尿道括约肌和会阴深横肌与覆盖于它们上、下面的尿生殖膈上、下筋膜共同构成尿生殖膈(urogenital diaphragm)。

　　(二) 阴囊及睾丸、精索的被膜

　　1. 阴囊(scrotum)　是容纳睾丸、附睾和精索下部的囊袋,悬于耻骨联合下方,两侧大腿前

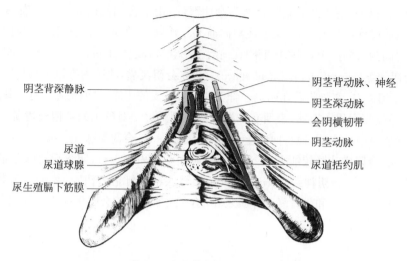

图 5-21 男性会阴深隙的结构

内侧之间。阴囊壁由皮肤和肉膜组成。阴囊皮肤薄,伸缩性强,有少量阴毛。阴囊的浅筋膜内缺乏脂肪,含有平滑肌纤维、致密结缔组织和弹性纤维,称**肉膜**(dartos coat);肉膜在正中线上发出**阴囊中隔**,将阴囊分成左、右两部。肉膜平滑肌纤维随外界温度变化而舒缩,以调节阴囊内的温度。

2. 睾丸、精索的被膜　阴囊深面有包裹睾丸、附睾和精索下部的被膜,由外向内依次为精**索外筋膜、提睾肌、精索内筋膜和睾丸鞘膜**。睾丸鞘膜不包裹精索,可分脏层和壁层,脏层贴于睾丸和附睾的表面,在附睾后缘与壁层相互移行,两层之间为鞘膜腔(图 5-22)。

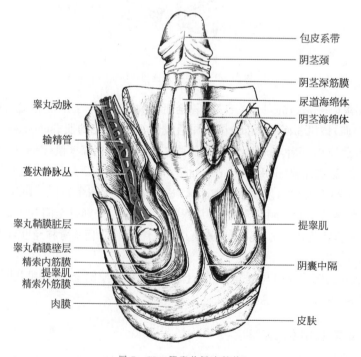

图 5-22　阴囊的层次结构

　　精索(spermatic cord)由输精管、睾丸动脉、蔓状静脉丛、淋巴管和神经等组成。始于腹股沟管深环，止于睾丸上端，其上部位于腹股沟管内，下部位于阴囊内。在阴囊侧壁近阴茎根部易于扪及输精管，它光滑坚韧，施行输精管结扎术时，常在此处进行。

(三) 阴茎

　　阴茎(penis)的阴茎根固定在会阴浅隙内；阴茎体和头为可动部，悬于耻骨联合前下方。阴茎体上面称阴茎背，下面称尿道面。尿道面正中有阴茎缝，与阴囊缝相接。

　　1. 层次结构

　　(1) 皮肤：薄而柔软，有明显的伸缩性，向阴茎头延伸形成双层的皮肤皱襞，即阴茎包皮，其内、外层反折处的游离缘围成包皮口，包皮与阴茎头之间为包皮腔。在阴茎头的腹侧中线上，包皮与尿道外口相连的皱襞称包皮系带。施行包皮环切术时，注意勿损伤此系带。

　　(2) 阴茎浅筋膜(superficial fascia of penis)：疏松无脂肪，内有阴茎背浅血管和淋巴管。该筋膜向四周分别移行于阴囊肉膜、会阴浅筋膜及腹前外侧壁的浅筋膜膜性层。

　　(3) 阴茎深筋膜(deep fascia of penis)：又称 Buck 筋膜，包裹 3 条海绵体，其前端始于阴茎颈，后端至阴茎根部上续白线，在耻骨联合前面有弹性纤维参与形成阴茎悬韧带。阴茎悬韧带对保持阴茎的位置甚为重要，如损伤将会导致阴茎下垂。在阴茎背正中线上，阴茎深筋膜与白膜之间有阴茎背深静脉，静脉两侧向外依次为阴茎背动脉和阴茎背神经。故做阴茎手术时，可在阴茎背面施行阴茎背神经阻滞麻醉。

　　(4) 白膜(albuginea)：分别包裹 3 条海绵体，并在左、右阴茎海绵体之间形成阴茎中隔(图 5 - 23)。

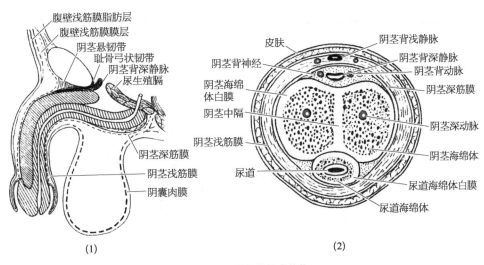

图 5 - 23　阴茎的层次结构

　　2. 血管、淋巴和神经　阴茎的血供非常丰富，主要来自阴茎背动脉和阴茎深动脉，阴茎深动脉由阴茎脚进入阴茎海绵体。阴茎的静脉有阴茎背浅静脉和阴茎背深静脉，前者收集阴茎包皮及皮下的小静脉，经阴部外浅静脉汇入大隐静脉；后者收集阴茎海绵体和阴茎头的静脉血，向后穿过耻骨弓状韧带与会阴横韧带之间进入盆腔，分左、右支汇入前列腺静脉丛。

　　阴茎的淋巴管分浅、深两组。浅组与阴茎背浅静脉伴行，注入两侧的腹股沟浅淋巴结；深组与阴茎背深静脉伴行,注入腹股沟深淋巴结或直接注入髂内、外淋巴结。

阴茎的感觉神经主要为阴茎背神经,伴随阴茎背动脉至阴茎背,在阴茎背动脉外侧行向阴茎头。阴茎的内脏神经来自盆丛,其中副交感神经来自盆内脏神经,随血管分布于海绵体的勃起组织,为阴茎勃起的主要神经,故称勃起神经。

(四) 男性尿道

男性尿道(male urethra)分为前列腺部、膜部和海绵体部,分别穿过前列腺、尿生殖膈和尿道海绵体。临床上将海绵体部称前尿道,膜部和前列腺部称后尿道。

尿道损伤因破裂的部位不同,尿外渗的范围也不同。如仅有尿道海绵体部破裂,阴茎深筋膜完好,渗出尿液可被局限在阴茎范围。如阴茎深筋膜也破裂,尿液则可随阴茎浅筋膜蔓延到阴囊和腹前壁。若尿生殖膈下筋膜与尿道球连接的薄弱处破裂(如骑跨伤引起尿道破裂),尿液可渗入会阴浅隙,再向前上进入阴囊、阴茎,并越过耻骨联合扩散到腹前壁。如尿道破裂在尿生殖膈以上,尿液将渗于盆腔的腹膜外间隙内(图 5-24)。

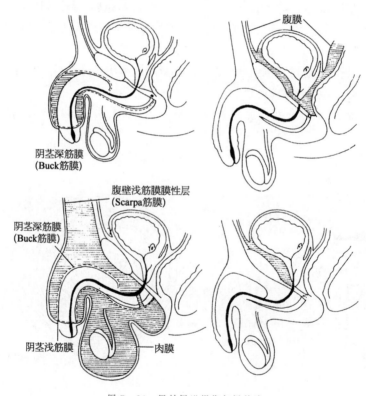

图 5-24　男性尿道损伤与尿外渗

三、女性尿生殖区

(一) 层次结构

女性尿生殖三角的层次结构基本与男性相似,有会阴浅筋膜、尿生殖膈下筋膜和尿生殖膈上筋膜、浅层和深层会阴肌,并形成浅、深两个间隙(图 5-25)。但女性的两个间隙因尿道和阴

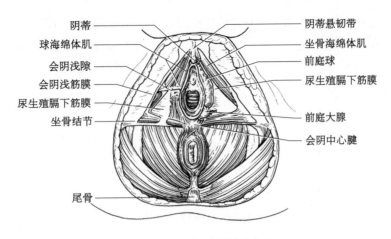

图 5-25 女性会阴浅隙的结构

道通过，被不完全分隔开，故没有男性尿外渗那样的临床意义。前庭球和球海绵体肌一起也被尿道和阴道不完全分开，且前庭大腺位于会阴浅隙内。

女性尿生殖区血管神经的来源、行程和分布以及淋巴回流也基本与男性一致，仅阴茎和阴囊的血管神经变为阴蒂和阴唇的血管神经(图 5-26)。

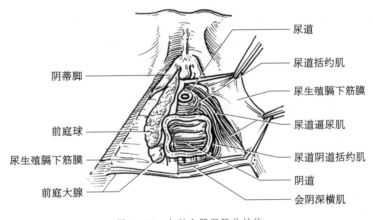

图 5-26 女性会阴深隙的结构

（二）女性尿道

女性尿道(female urethra)短而直，长 3～5 cm，较男性的易于扩张。起自尿道内口，向前下方穿过尿生殖膈，开口于阴道前庭。女性尿道在尿生殖膈以上，前面有阴部静脉丛；在尿生殖膈以下，前面与阴蒂脚汇合处相接触。尿道的后面为阴道，两者的壁紧贴在一起。分娩时若胎头在阴道内滞留时间过长，胎头嵌压在耻骨联合下，软产道组织可发生缺血性坏死，产后坏死组织脱落形成尿道阴道瘘，尿液自阴道流出。

（三）女性外生殖器

耻骨联合前面的皮肤隆起为**阴阜**，阴阜向两侧后外延伸为**大阴唇**，大阴唇内侧的皮肤皱襞为**小阴唇**。两侧小阴唇后端借阴唇系带连接，前端在阴蒂旁分叉，上层行于**阴蒂**上方，与对侧相连形成阴蒂包皮,下层在阴蒂下方与对侧连接形成阴蒂系带。阴蒂包皮内为阴蒂头。左、右小阴唇之间为**阴道前庭**,前庭中央有阴道口,口周围有处女膜或处女膜痕。阴道口后方与阴唇后连合之间有一陷窝,为阴道前庭窝。尿道外口位于阴道口的前方、阴蒂后方约 2 cm。

(四) 会阴中心腱

会阴中心腱(perineal central tendon)又称**会阴体**(perineal body),男性位于肛门与阴茎根之间,女性位于肛门与阴道前庭后端之间(图 5 - 25)。在矢状位上,呈楔形,尖朝上,底朝下,深3~4 cm。于此处起止的肌有:肛门外括约肌、球海绵体肌、会阴浅横肌、会阴深横肌、尿道阴道括约肌(男性为尿道括约肌)、肛提肌。会阴中心腱具有加固盆底承托盆内脏器的作用,分娩时此处受到很大的张力易于撕裂,所以在分娩时要注意保护会阴。

第四节　盆部与会阴的解剖操作

一、解剖盆部

(一) 观察盆腔脏器与腹膜关系

首先透过腹膜辨认盆腔脏器位置排列,然后观察盆腔内的腹膜与脏器的关系,辨认腹膜在脏器之间返折所形成的陷凹,以及腹膜形成的皱襞和系膜。观察完男、女盆腔内腹膜后,小心撕去盆侧壁的腹膜,暂时保留脏器表面的腹膜和子宫阔韧带的两层腹膜。

(二) 追查输尿管、输精管或子宫圆韧带

1. 解剖输尿管　在左髂总动脉末端和右髂外动脉起始部的前方找到左、右输尿管,向下追踪至膀胱底。在男性标本,观察它与输精管盆部的位置关系;在女性标本,追踪至子宫颈外侧时注意勿损伤其前方跨过的子宫动脉。

2. 解剖输精管或子宫圆韧带　在腹股沟管深环处找到输精管(男)或子宫圆韧带(女),追踪输精管至膀胱底,追踪子宫圆韧带至子宫角。

(三) 解剖盆部血管、神经和淋巴结

1. 解剖髂总和髂外血管　自腹主动脉分叉处起,向下沿血管走行修洁髂总和髂外血管至腹股沟管深环内侧,保留跨越髂外血管前面的输尿管、输精管、子宫圆韧带和卵巢血管。找到沿髂总和髂外血管排列的淋巴结后可除去。

2. 解剖生殖腺血管　在髂外血管外侧找到睾丸血管,修洁它们直至腹股沟管深环。在女性标本卵巢悬韧带的深面剖露出卵巢血管,向下追踪至卵巢和输卵管,再向上查看卵巢血管的起点和汇入点。

3. 解剖直肠上血管　在残余的乙状结肠系膜内修洁出直肠上血管,向下追踪到第 3 骶椎前方,证实它分为两支行向直肠两侧壁。

4. 解剖骶正中血管　在骶骨前面正中线上,寻找并修洁细小的骶正中动脉及沿血管排列

的骶淋巴结。

5. 解剖髂内血管　自髂总动脉分为髂外和髂内动脉处,向下清理髂内动脉至坐骨大孔上缘,再修洁其壁支和脏支。壁支有闭孔动脉、臀上动脉、臀下动脉、髂腰动脉和骶外侧动脉;脏支有脐动脉、膀胱下动脉、直肠下动脉和阴部动脉,女性还有子宫动脉。壁支清理至已剖出的远段接续,脏支清理至入脏器处。注意女性标本子宫动脉与输尿管的交叉关系。

髂内动脉分支常有变异,应细心辨认。各动脉的伴行静脉、脏器周围的静脉丛和髂内淋巴结观察后可结扎清除,注意保留神经丛。

6. 解剖盆腔神经　在腰大肌内侧缘与第 5 腰椎、骶岬之间的深面寻找腰骶干。沿腰骶干向下,清理出位于髂内动脉深面、梨状肌前面的骶丛,追踪参与此丛的骶神经前支至骶前孔。在腰大肌下部的内侧缘和外侧缘找出闭孔神经和股神经,前者追至闭膜管,后者追至肌腔隙。

在第 5 腰椎前方、中线两侧用解剖镊分离出自腹主动脉丛向下延续的上腹下丛,向下追踪至直肠两侧的盆丛(下腹下丛)。提起盆丛,清理、观察第 2～4 骶神经前支各发出一条细小的盆内脏神经加入盆丛。在骶前孔内侧,清理骶交感干和位于尾骨前方的奇神经节。

二、解剖会阴

(一) 解剖肛门三角

1. 皮肤切口　绕肛门作弧形切开周围皮肤,从坐骨结节向内横行切开皮肤至锯断面,剥离两侧坐骨结节连线后方的残余皮肤。

2. 剖查坐骨肛门窝的血管和神经　钝性清除肛门外、坐骨结节内侧的脂肪组织,显露坐骨肛门窝,分离出横过此窝的肛血管和肛神经,追踪至肛门。在坐骨结节内侧面上方约 2 cm 处,前后方向切开闭孔筋膜上的阴部管,分离出在管内走行的阴部内血管和阴部神经。向后追踪至坐骨小孔,向前分离至它们发出会阴和阴茎(阴蒂)支。

3. 清理坐骨肛门窝的境界　保留已解剖出的血管和神经,进一步清理窝内的脂肪,显露窝的各壁、尖和前后隐窝,观察肛提肌、尾骨肌下面的盆膈下筋膜。

4. 解剖肛门外括约肌　清除肛门外括约肌表面的筋膜,辨认其皮下部、浅部和深部。

(二) 解剖尿生殖三角

1. 皮肤切口　绕阴囊(阴裂)作弧形切口,并清除会阴区残留皮肤和皮下脂肪,暴露会阴浅筋膜。

2. 解剖会阴浅筋膜　男性标本从阴囊前外侧皮肤和肉膜切口处移出睾丸、附睾、精索和被膜,用手指或刀柄深入切口的深面。女性标本可将小指或刀柄从正中矢状面伸入会阴浅筋膜深面,向外侧、前、后方探查会阴浅筋膜的附着和延续。

3. 解剖会阴浅隙结构　在尿生殖区后缘横行切开会阴浅筋膜,将会阴浅筋膜翻向外侧,在坐骨结节内侧分离出阴部内血管和阴部神经发出的会阴血管和神经,追踪它们的分支至阴囊(阴唇)。清除浅隙内的结缔组织,显露两侧的坐骨海绵体肌、正中线上的球海绵体肌和后方的会阴浅横肌。剥离坐骨海绵体肌和球海绵体肌,暴露阴茎(阴蒂)脚和尿道球(前庭球和前庭大腺)。在尿生殖三角的后缘中点清理会阴中心腱,观察附着于此处的肌肉。

4. 显露尿生殖膈下筋膜　将尿道球(前庭球和前庭大腺)自附着处清除,并将两阴茎(阴蒂)脚附着处切断。翻起时注意观察阴茎(阴蒂)深血管自深面进入阴茎(阴蒂)海绵体。清除会阴浅横肌后,显露深面的尿生殖膈下筋膜。

5. 解剖会阴深隙结构　沿尿生殖膈下筋膜的后缘和前缘切开筋膜,将筋膜翻向外。清理后份的会阴深横肌和前份的尿道括约肌(尿道阴道括约肌),在坐骨支附近寻找阴茎(阴蒂)背血管,在会阴深横肌浅面寻找尿道球腺。清除部分尿道括约肌(尿道阴道括的肌)纤维,显露深面的尿生殖膈上筋膜。

【临床应用】

一、骨盆骨折

骨盆骨折可能是由于局部受打击所致的孤立性损伤,也可能是由于挤压伤而发生的骨盆环的一部分移位(指骨盆环有两处被折断而言)。侧方挤压通常引起两侧的耻骨上、下支同时骨折,或一侧的耻骨上、下支骨折,同时有耻骨联合脱位。前后方挤压可能发生耻骨联合脱位,或耻骨支骨折,并伴有骶髂关节脱位。

骨盆骨折时,需注意合并发生膀胱、尿道和直肠等软组织的损伤。这些器官可能被骨刺穿破,或被骨折片远距离移位所撕伤。有时坐骨神经、股神经可能受骨折片压迫而发生相应的骨骼肌瘫痪。

骨盆各骨主要为松质骨,盆壁肌肉多,邻近又有许多动脉丛和静脉丛,血液供应丰富,盆部腹膜后间隙向上与腹部腹膜后间隙相通,有巨大空隙可容纳出血,因此骨折后可引起广泛出血,导致失血性休克。故需严密细致观察,反复检查。

二、盆膈与子宫脱垂

盆底肌肉尤其是盆膈,是封闭骨盆下口、承托盆腔内脏器官的主要结构。女性盆底在分娩时被撑开,受压变薄,常合并不同程度的纤维撕裂。若再发生损伤,则可使盆底失去承托作用而导致子宫脱垂。

三、前列腺肥大所致的排尿困难

45岁以后,随着年龄的增加,前列腺可出现增生。增生到一定程度可引起尿道阻塞,发生排尿困难,甚至急性尿潴留。直肠指诊检查可发现前列腺明显增大。一部分患者的前列腺左、右两叶增大并不明显,但后正中沟消失,提示增生出现在中叶。中叶增生更容易压迫尿道造成尿路梗阻。

四、坐骨肛门窝脓肿

坐骨肛门窝内的脓肿一旦形成应及时切开引流,不然脓肿可能穿破肛提肌向上蔓延至盆腔内的腹膜外间隙,形成盆腔内脓肿。也可能穿破肛管壁,形成肛瘘。坐骨肛门窝内大部分区域都没有重要结构,切开方便。但是,应当注意避免损伤坐骨肛门窝外侧壁在阴部管内走行的阴部内血管和阴部神经,也应注意避免损伤肛动、静脉和肛神经,它们自坐骨结节内侧斜向前内侧走向肛管。

五、尿道破裂与尿液外渗

尿道损伤常并发于骨盆骨折和骑跨伤(人体坠落、骑跨在坚硬的物体上所致的损伤),尿道扩张、导尿管插入等也可损伤尿道。损伤部位多见于尿道膜部。伤后可发生血尿、尿潴留或尿外渗。当尿生殖膈以上部分尿道破裂后,血液和尿液可渗入腹膜外间隙内。尿道膜部破裂后,尿液可渗入会阴深隙内,该处筋膜颇为致密,尿液不易向外部扩散。海绵体部近段(尿道球部)破裂后,尿液可渗入会阴浅隙内,且可蔓延到阴茎、阴囊、腹前外侧壁下部等处。

六、产科会阴的保护

产科会阴是指肛门和阴道前庭后端之间的会阴中心腱(会阴体)。它是骨盆底的一部分,也是骨盆底的重要支持组织。会阴中心腱由浅入深逐渐变窄,呈楔形,深3~4 cm。分娩时,会阴部承受的压力很大,若不注意保护,易引起不同程度的撕裂伤。轻者只限于大阴唇后方的会阴浅横肌纤维;中度撕裂可达肛门外括约肌;严重时可从阴道撕裂至肛门,甚至直肠阴道隔也被撕裂。接产时必须注意保护会阴,会阴保护法通常包括托肛法和按肛法。一旦会阴发生撕裂,应分层缝合修补。

【课程思政】

母爱伟大,生命可贵

生命的孕育和诞生是一个奇妙的过程。子宫是孕育生命的摇篮,解剖结构的学习可促使大家更加关注自身健康和发展,产生热爱生命的强烈情感;自然分娩过程中为保护会阴中心腱,必要时做阴道口侧切。由此我们深切感受母爱的伟大和生命的可贵,正所谓"儿生母苦"。

"万婴之母"林巧稚

她,一生未嫁,无儿无女,却成功地将5万多个新生命带到人间,被称为"万婴之母"。她,医者仁心,用自己的一生诠释着"健康所系,性命相托"。她,成功施治中国首例新生儿溶血症手术,大大降低了中国婴儿、产妇的死亡率,被评为100位新中国成立以来感动中国人物。她,就是我国现代妇产科学的奠基人,北京协和医院第一位中国籍妇产科主任,首届中国科学院唯一的女院士——林巧稚。

林巧稚的一生不仅仅因为她高超练达的医技而为人称道,她心系患者,医者仁心的崇高医德也影响一代又一代的年轻医生。"只要我一息尚存,我存在的场所便是病房,存在的价值就是医治患者"。这是林巧稚的墓志铭,也是她一生的写照。或许不一定人人都能像林巧稚那样在自己的职业生涯里做出里程碑式的贡献,但我们可以沉下心来,孜孜以求地专注自己的工作,为自己、为他人,为国家创造出更多的价值。

本书配套数字教学资源

微信扫描二维码,加入局部解剖学读者交流圈,获取配套教学视频、学习课件、课后习题和沟通交流平台等板块内容,夯实基础知识

第六章
脊柱区

导学
1. **掌握** 脊柱区的境界与分区,体表标志;胸腰筋膜的层次;枕下三角、听诊三角、腰上三角、腰下三角的位置、组成及意义;钩椎关节的组成、毗邻及临床意义;脊髓的被膜,脊膜腔的构成与内容。
2. **熟悉** 脊柱区皮神经的来源及分布;椎动脉的分段;椎管壁的构成。

第一节 概　　述

一、境界与分区

脊柱区(vertebral region)又称背区(back),是指脊柱及其后方和两侧的软组织所共同配布的区域,自上而下分为项区、胸背区、腰区和骶尾区。项区的上界为枕外隆凸和上项线,下界为第 7 颈椎棘突至两侧肩峰的连线,两侧界为斜方肌前缘。胸背区的上界即项区的下界,下界为第 12 胸椎棘突向两侧沿第 12 肋直至腋后线的连线,两侧界为腋后线。腰区的上界即胸背区的下界,下界为两侧髂嵴后份、两侧髂后上棘的连线,两侧界为腋后线至髂嵴的延长线。骶尾区为两侧髂后上棘与尾骨尖所围成的三角区。

二、表面解剖

1. 棘突(spinous process) 后正中线上的浅沟称后正中沟或背纵沟,在沟底可触及大部分椎骨的棘突。头俯下时,平肩处可摸到显著突起的第 7 颈椎棘突(图 6-1),其下方为大椎穴,为辨认椎骨序数的标志;胸椎棘突斜向后下,呈叠瓦状;腰椎棘突呈水平位;骶椎棘突退化后融合成骶正中嵴。

2. 肩胛骨(scapula) 肩胛骨位于胸背区外上方皮下,可以摸到肩胛冈、肩峰、上角和下角。肩胛冈外侧端为肩峰,是肩部的最高点;两侧肩胛冈内侧端的连线平对第 3 胸椎棘突;两侧肩胛骨的上角(内侧角)连线平对第 2 胸椎棘突;两侧肩胛骨的下角连线平对第 7 胸椎棘突(图 6-2)。

3. 髂嵴和髂后上棘 髂嵴(iliac crest)位于腰区下部两侧皮下,为髂骨翼的上缘。两侧髂嵴最高点的连线平对第 4 腰椎棘突,是计数椎骨序数和腰椎穿刺定位的标志。髂后上棘(posterior superior iliac spine)为髂嵴后端的突起,两侧髂后上棘连线平对第 2 骶椎棘突(图 6-2)。

4. 骶正中嵴(median sacral crest)　由骶椎棘突融合而成,在骶骨后面正中线上可触及,其中以第2、第3骶椎处最显著。

5. 骶管裂孔和骶角　沿骶正中嵴向下,由第4、第5骶椎背面的切迹与尾骨围成的孔称骶管裂孔(sacral hiatus),是椎管的下口,此处为腰俞穴。裂孔两侧向下的突起为骶角(sacral cornu),体表易于触及,是骶管麻醉的进针定位标志。

6. 尾骨尖　位于骶骨下方,在肛门后上方约4 cm处可触及,其下方为长强穴。

7. 菱形区　由后正中沟的下部扩大而成。菱形区的上角相当于第5腰椎棘突,两侧角相

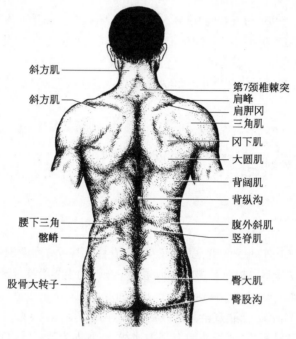

图6-1　躯干后面的体表标志

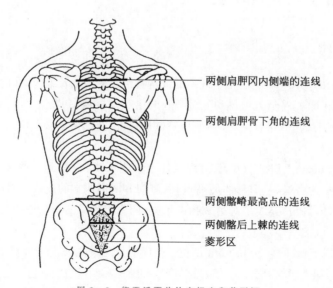

图6-2　躯干后面的体表标志和菱形区

当于髂后上棘,下角为尾骨尖(图6-2)。当腰椎或骶、尾骨骨折或骨盆畸形时,菱形区可出现变形。

8. 第12肋　在背区下方可触及,为胸背区和腰区的分界标志。

9. 竖脊肌(erector spinae)　位于后正中沟的两侧,呈纵行隆起,在棘突的两侧可触及(图6-1)。该肌外侧缘与第12肋的交角,称脊肋角。肾门位于该角的深部,故又称肾区,是肾囊封闭常用的进针部位。

10. 斜方肌(trapezius)　自项区正中线及胸椎棘突向肩峰伸展成三角形的轮廓,收缩时较明显(图6-1)。

11. 背阔肌(latissimus dorsi)　为覆盖腰区及胸侧壁下份的阔肌,收缩时可辨认其轮廓(图6-1)。

第二节　层次结构

一、浅层结构

(一) 皮肤

厚而致密,移动性小,有丰富的毛囊、皮脂腺和汗腺。

(二) 浅筋膜

厚实而坚韧,含有较多的脂肪,并有许多结缔组织纤维束与深筋膜相连。项区上部的浅筋膜含纤维较多,特别坚韧;腰区的浅筋膜含脂肪较多;骶尾区的浅筋膜较薄且脂肪较少,故长期卧床受压时易产生褥疮。

1. 浅血管　项区的浅动脉主要来自枕动脉、颈浅动脉和肩胛背动脉等分支;胸背区来自肋间后动脉、肩胛背动脉和胸背动脉等分支;腰区主要来自腰动脉分支;骶尾区来自臀上、下动脉等分支。各动脉均有伴行静脉。

2. 皮神经　均来自脊神经后支。

项区较粗大的皮神经有枕大神经和第3枕神经分布。枕大神经(greater occipital nerve)是第2颈神经后支的皮支,在上项线下方、斜方肌起点处浅出,伴枕动脉分支上行,分布于枕部的皮肤(图6-3)。第3枕神经(third occipital nerve)是第3颈神经后支的皮支,穿斜方肌浅出,分布于项上部皮肤。

胸背区和腰区的皮神经来自胸神经后支。上6对胸神经后支所发出的皮支,沿正中线两侧穿出斜方肌至皮下,分布于胸背区上部的皮肤。下6对胸神经后支的皮支斜向外下,穿背阔肌至皮下,分布于胸背区下部及腰区的皮肤(图6-3)。第1~3腰神经后支的外侧支组成臀上皮神经(superior clunial nerves),行经腰区,穿出胸腰筋膜,越过髂嵴,分布于臀上部皮肤。当腰部急剧扭转时,该神经易被拉伤,是导致腰腿痛的常见原因之一。

骶尾区的皮神经来自骶、尾神经后支。其中第1~3骶神经后支的外侧支穿臀大肌起始部至皮下,称臀中皮神经(middle clunial nerves),又称臀内侧皮神经,分布于臀中部皮肤(图6-3)。

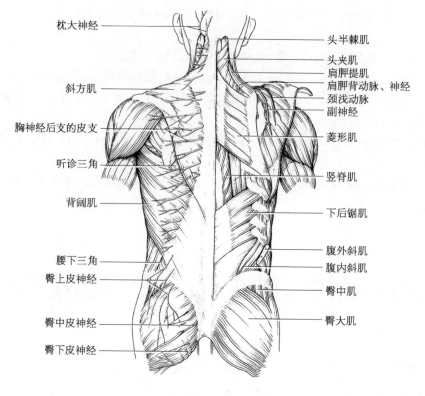

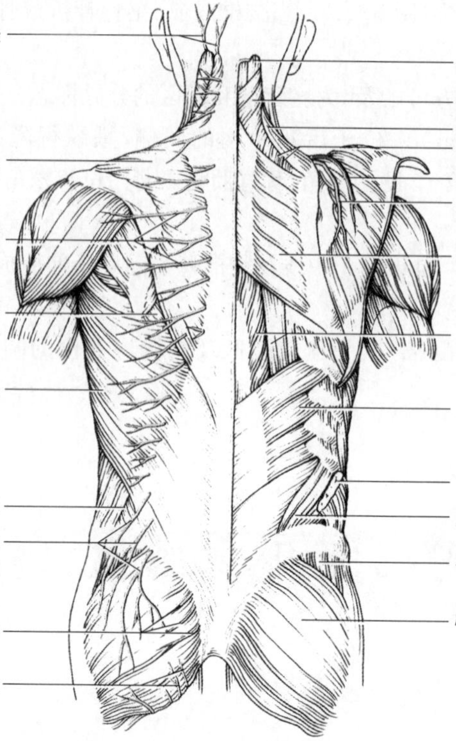
枕大神经
斜方肌
胸神经后支的皮支
听诊三角
背阔肌
腰下三角
臀上皮神经
臀中皮神经
臀下皮神经
头半棘肌
头夹肌
肩胛提肌
肩胛背动脉、神经
颈浅动脉
副神经
菱形肌
竖脊肌
下后锯肌
腹外斜肌
腹内斜肌
臀中肌
臀大肌

图 6-3　背浅层肌和皮神经

二、深层结构

(一) 深筋膜

项区深筋膜较薄弱，分为浅、深两层。浅层包裹斜方肌，属封套筋膜的一部分，在后正中线上附着于项韧带和第 7 颈椎棘突；深层为椎前筋膜向后的延伸部分，称**项筋膜**(uncial fascia)，位于斜方肌深面，包裹夹肌和半棘肌，内侧附于项韧带，上方附于上项线，向下移行为胸腰筋膜。

胸背区和腰区深筋膜也分浅、深两层。浅层较薄弱，覆于斜方肌和背阔肌的表面。深层较厚，称**胸腰筋膜**(thoracolumbar fascia)，在胸背区覆于竖脊肌表面，向上续于项筋膜，内侧附于胸椎棘突和棘上韧带，外侧附于肋角；在腰区增厚，并分为前、中、后 3 层(图 6-4)。

骶尾区的深筋膜较薄弱，与骶骨背面的骨膜相愈着。

腰区胸腰筋膜的后层最厚，覆于竖脊肌表面，并与背阔肌腱膜和下后锯肌腱膜相愈着，向上续于胸背区胸腰筋膜，向下附于髂嵴，内附于腰椎棘突和棘上韧带，外侧在竖脊肌外侧缘与中层愈着，形成竖脊肌鞘。中层分隔竖脊肌和腰方肌，向上附于第 12 肋下缘，向下附于髂嵴，内侧附于腰椎横突尖和横突间韧带，外侧在腰方肌外侧缘与前层相愈着，形成腰方肌鞘。前层覆于腰方肌的前面，内侧附于腰椎横突尖，上部增厚形成内、外侧弓状韧带，向下附于髂腰韧带和髂嵴后份。3 层筋膜在腰方肌外侧缘相愈着，作为腹内斜肌、腹横肌起始部的腱膜。由于腰部活动度大，在剧烈运动中，该筋膜可被扭伤，造成腰背部劳损，是引起腰腿痛的原因之一。

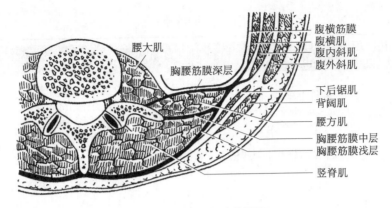

图6-4 胸腰筋膜(水平断面)

(二) 肌层

脊柱区的肌包括背肌和部分腹肌。由浅至深大致分为4层：第1层为斜方肌、背阔肌和腹外斜肌后部；第2层为夹肌、肩胛提肌、菱形肌、上后锯肌、下后锯肌和腹内斜肌后部；第3层为竖脊肌和腹横肌后部。第4层为枕下肌、横突棘肌和横突间肌等(图6-3、图6-5、表6-1)。

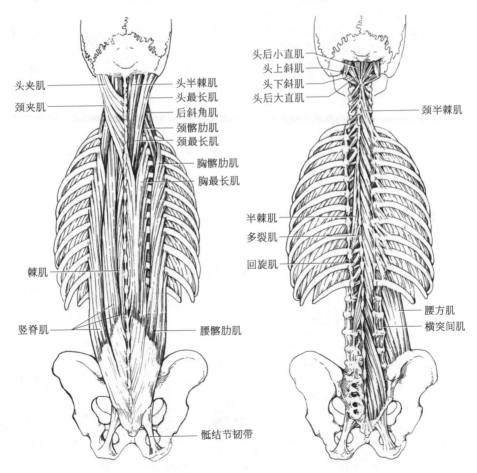

图6-5 背深层肌

表 6-1 项背腰骶部肌

层次	名称	起点	止点	作用	神经支配
第1层	斜方肌	枕骨上项线、枕外隆凸、项韧带、第7颈椎和全部胸椎棘突	锁骨外 1/3、肩峰、肩胛冈	上部纤维上提肩胛骨;下部纤维下降肩胛骨;全部肌纤维收缩,使肩胛骨向脊柱靠拢	副神经
	背阔肌	下部胸椎和全部腰椎棘突、骶正中嵴和髂嵴后部	肱骨小结节嵴	肩关节内收、旋内和后伸	胸背神经($C_{6\sim8}$)
浅层肌 第2层	头夹肌	上部胸椎和第7颈椎棘突及项韧带	枕骨上项线	一侧收缩,使头转向同侧;两侧收缩,使头后仰	颈神经后支($C_{2\sim5}$)
	颈夹肌	第3~6胸椎棘突	第1~3颈椎横突后结节		
	肩胛提肌	上4个颈椎横突后结节	肩胛骨上角和内侧缘上部	上提肩胛骨,并使肩胛骨下角转向内上方	肩胛背神经($C_{2\sim5}$)
	菱形肌	第6、第7颈椎棘突,第1~4胸椎棘突	肩胛骨内侧缘	使肩胛骨向脊柱靠拢并向上	肩胛背神经($C_{4,5}$)
第3层	上后锯肌	第6、第7颈椎棘突,第1、第2胸椎棘突	第2~5肋骨外面	上提肋骨,助吸气	肋间神经($T_{1\sim4}$)
	下后锯肌	第11、第12胸椎棘突,第1、第2腰椎棘突	第9~12肋骨外面	下提肋骨,助呼气	肋间神经($T_{9\sim12}$)
	竖脊肌	骶骨背面、骶结节韧带、腰椎棘突、髂嵴后部、胸腰筋膜	肋骨,椎骨横突和棘突,颞骨乳突	一侧收缩,使脊柱向同侧屈;两侧同时收缩,使脊柱后伸	脊神经后支($C_1\sim C_0$)
枕下肌	头后大直肌	第2颈椎棘突	枕骨下项线	使头部旋转和后仰	颈神经后支($C_{1,2}$)
	头后小直肌	寰椎后结节			
	头上斜肌	寰椎横突			
	头下斜肌	第2颈椎棘突	寰椎横突		
深层肌 横突棘肌	半棘肌	第2~7颈椎和第1~10胸椎横突	枕骨上、下项线之间骨面,第2~7颈椎和第1~4胸椎棘突	一侧收缩,脊柱转向对侧;双侧收缩,脊柱后伸	颈、胸神经后支($C_1\sim T_{10}$)
	多裂肌	骶骨背面,第4~7颈椎关节突,胸、腰椎横突	全部椎骨棘突		脊神经后支($C_3\sim S_5$)
	回旋肌	下位椎骨横突	上1~2位椎骨棘突		胸神经后支($T_{1\sim11}$)
	腰方肌	髂嵴	第12肋骨和上位4个腰椎横突	下降肋骨,使脊柱侧屈	腰神经($T_{12}\sim L_3$)
	腰大肌	第12胸椎下缘、全部腰椎体的外侧面和横突	股骨小转子	髋关节前屈、旋外	腰神经($L_{1\sim4}$)

（三）肌间三角

背部各肌之间形成了枕下三角、听诊三角、腰上三角和腰下三角等局部重要区域,统称肌间三角。

1. 枕下三角（suboccipital triangle）　在枕骨下方、项上部的深层,由枕下肌围成。其内上界为头后大直肌,外上界为头上斜肌,外下界为头下斜肌（图6-6）。三角的底为寰枕后膜和寰椎后弓;三角的顶为致密的结缔组织和脂肪,与夹肌、半棘肌相贴,枕大神经行于其间。三角内有枕下神经和椎动脉经过。**枕下神经**（suboccipital nerve）为第1颈神经后支,在椎动脉与寰椎后弓间穿出,行经枕下三角,支配枕下肌。**椎动脉**穿寰椎横突孔后转向内侧,行于寰椎后弓上面的椎动脉沟内,再穿寰枕后膜进入椎管,最后经枕骨大孔入颅腔。

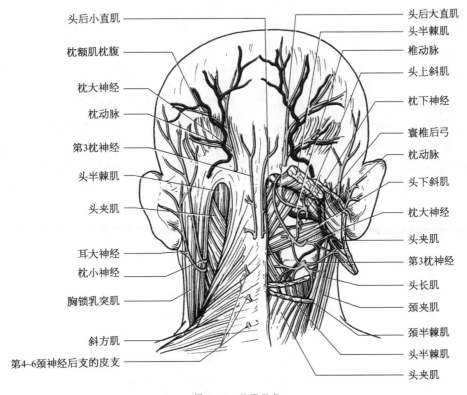

左侧标注（自上而下）：头后小直肌、枕额肌枕腹、枕大神经、枕动脉、第3枕神经、头半棘肌、头夹肌、耳大神经、枕小神经、胸锁乳突肌、斜方肌、第4~6颈神经后支的皮支

右侧标注（自上而下）：头后大直肌、头半棘肌、椎动脉、头上斜肌、枕下神经、寰椎后弓、枕动脉、头下斜肌、枕大神经、头夹肌、第3枕神经、头长肌、颈夹肌、颈半棘肌、头半棘肌、头夹肌

图6-6　枕下三角

2. 听诊三角（triangle of auscultation）　位于肩胛骨下角的内侧,又称肩胛旁三角。其下界为背阔肌的上缘,上内侧界为斜方肌的外下缘,上外侧界为肩胛骨内侧缘的下部（图6-3）。三角的底为薄层脂肪组织、深筋膜和第6肋间隙,表面覆以皮肤和浅筋膜。在背部听诊时,此处呼吸音最清楚。当肩胛骨向前外移位时,该三角的范围会扩大。

3. 腰上三角（superior lumbar triangle）　位于背阔肌的深面,第12肋下方。其内侧界为竖脊肌的外侧缘,外侧界为腹内斜肌的后上缘,上界为第12肋（图6-7）。三角的底为腹横肌起始部的腱膜,腱膜深面有3条与第12肋平行排列的神经,自上而下为肋下神经、髂腹下神经和髂腹股沟神经。腱膜的前方有肾和腰方肌。肾脏手术的腹膜外入路必经此三角。当切开腱膜时,应注意保护上述3条神经。第12肋前方与胸膜腔相邻,为扩大手术视野,常需切断腰肋韧

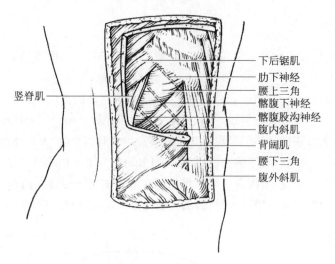

图 6-7　腰上、下三角

带(位于第 12 肋与第 1 腰椎横突之间的胸腰筋膜中层),将第 12 肋上提,此时应注意保护胸膜,以免损伤造成气胸。肾周围脓肿时,可在此处切开引流。腰上三角为腹后壁的薄弱部位之一,腹腔器官可经此三角向后突出,形成腰疝。

4. 腰下三角(inferior lumbar triangle)　位于腰区下方,其内侧界为背阔肌下部的外侧缘,外侧界为腹外斜肌下部的后缘,下界为髂嵴(图 6-3、图 6-7)。三角底为腹内斜肌。表面仅为皮肤、浅筋膜所覆盖。此三角为腹后壁的又一薄弱区,腹膜后隙脓肿可经此三角向外穿破;腰疝亦可发生于此处。在右侧,此三角前方与阑尾、盲肠相对应,故盲肠后位阑尾炎时,在此三角区内有明显压痛。

(四) 深部血管和神经

1. 动脉　项区主要由枕动脉、颈浅动脉、肩胛背动脉和椎动脉等供血;胸背区由肋间后动脉、胸背动脉和肩胛背动脉等供血;腰区由肋下动脉和腰动脉等供血;骶尾区则由臀上、下动脉等供血。

(1) 枕动脉(occipital artery):起自颈外动脉,向后上经颞骨乳突内面进入项区,在夹肌深面、半棘肌外侧缘处越过枕下三角,并分出数支。本干继续向上至上项线高度穿斜方肌浅出(图 6-6),与枕大神经伴行,并分布至枕部;分支中有一较大的降支,向下分布至项区诸肌,并与椎动脉、肩胛背动脉等分支吻合,形成动脉网。

(2) 椎动脉(vertebral artery):起自锁骨下动脉第 1 段,沿前斜角肌内侧上行,穿第 6~1颈椎横突孔,继经枕下三角入颅(图 6-6、图 6-9)。按其行程分为 4 段:自起始处至穿第 6 颈椎横突孔之前为第 1 段;穿经第 6~1 颈椎横突孔为第 2 段;经枕下三角入颅为第 3 段;颅内部为第 4 段。

颈椎骨质增生、头部过分旋转或枕下肌痉挛都可压迫椎动脉,造成脑供血不足,即所谓椎动脉型颈椎病。

(3) 肩胛背动脉(dorsal scapular artery):起自锁骨下动脉,向外穿过或越过臂丛,经中斜角肌前方至肩胛提肌深面,与同名神经伴行转向内下,在菱形肌深面下行,分布至背肌和肩肌,并参与构成肩胛动脉网(图 6 - 3)。有时肩胛背动脉与颈浅动脉共干起自甲状颈干,称颈横动脉(transverse cervical artery)。颈浅动脉即颈横动脉的浅支,肩胛背动脉即颈横动脉的深支。

2. 静脉　脊柱区的深静脉多与动脉伴行;项区的静脉汇入椎静脉、颈内静脉或锁骨下静脉;胸背区静脉可经肋间后静脉汇入奇静脉,部分汇入锁骨下静脉或腋静脉;腰区深静脉可经腰静脉汇入下腔静脉;骶尾区静脉可经臀部的静脉汇入髂内静脉。

脊柱区的深静脉可通过椎静脉丛,广泛与椎管内外、颅内以及盆部等处的深静脉相交通。

3. 神经　脊柱区的神经来自 31 对脊神经后支、副神经、胸背神经和肩胛背神经。

(1) 脊神经后支(posterior ramus of spinal nerve):在椎间孔发自脊神经,绕椎骨关节突外侧向后行,随即分为内侧支和外侧支,分布于邻近的肌和皮肤。颈神经后支分布到项区皮肤和深层肌;胸神经后支分布到胸背区皮肤和深层肌;腰神经后支分布到腰区、臀部皮肤和深层肌;骶尾神经后支分布到骶骨背面的皮肤。脊神经后支呈明显的节段性分布,故手术中横断背深层肌时,不会引起肌瘫痪。临床上,腰神经后支的损伤较常见,是引起腰腿痛的常见原因之一。

(2) 副神经(accessory nerve):穿颈静脉孔出颅后,先在颈内静脉前外侧下行,继而转向后下,穿入胸锁乳突肌上部,并有分支至该肌。主干由胸锁乳突肌后缘中、上 1/3 交点处穿出,经枕三角,于斜方肌前缘中、下 1/3 交点处深面进入该肌,支配该肌(图 6 - 3)。

(3) 胸背神经(thoracodorsal nerve):起自臂丛后束,与同名动脉伴行,沿肩胛骨外侧缘下降,于背阔肌前面进入并支配该肌。

(4) 肩胛背神经(dorsal scapular nerve):起自臂丛锁骨上部,穿中斜角肌向外至肩胛提肌深面,再沿肩胛骨内侧缘下行,与肩胛背血管伴行,支配肩胛提肌和菱形肌(图 6 - 3)。

第三节　椎管及其内容物

一、椎管

椎管(vertebral canal)是由分离椎骨的椎孔和骶骨的骶管借椎骨之间的骨连结共同连成的骨纤维性管道;向上通过枕骨大孔与颅腔相通,向下达骶管裂孔而终。其内容物有脊髓、脊髓被膜、脊神经根、血管及结缔组织等。

(一) 椎管壁的构成

椎管是一骨纤维性管道,其前壁由椎体后面、椎间盘后缘和后纵韧带构成,后壁为椎弓板、黄韧带和关节突关节,两侧壁为椎弓根和椎间孔。椎管骶段由融合的骶椎椎孔连成,又称骶管。构成椎管壁的任何结构发生病变,如椎骨骨质增生、椎间盘突出以及黄韧带肥厚等因素,均可使椎管腔变形或狭窄,压迫其内容物而引起相应症状。

(二) 椎骨间的连结

1. 寰枕关节(atlantooccipital joint)　由枕骨的枕髁与寰椎侧块的上关节凹构成(图 6 - 8)。两侧关节同时活动,可使头做前屈、后伸和侧屈运动。关节囊与寰枕前、后膜相连结,并借此加

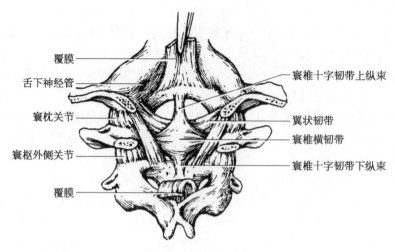

图6-8 寰椎十字韧带

强关节的稳定性。**寰枕前膜**是位于寰椎前弓上缘与枕骨大孔前缘之间的结缔组织膜,宽而致密,中部有前纵韧带加强,并与之愈合。**寰枕后膜**是位于寰椎后弓与枕骨大孔后缘之间的结缔组织膜,其外侧部有椎动脉和第1颈神经穿过。

2. **寰枢关节**(atlantoaxial joint) 包括寰枢外侧关节和寰枢正中关节。**寰枢外侧关节**由寰椎侧块的下关节面与枢椎上关节面组成(图6-8),关节囊和周围韧带松弛,在一定限度内允许较大范围的运动。**寰枢正中关节**由齿突、寰椎前弓后方的齿突凹和寰椎横韧带构成,可使头旋转。**寰椎横韧带**连于寰椎侧块的内侧面,将寰椎的椎孔分为前、后两部。前部容纳齿突,后部容纳脊髓及其被膜。寰椎横韧带中部向上发出一纵行纤维束附着于枕骨大孔的前缘,向下发出一纵行纤维束附着于枢椎体后面。因此,寰椎横韧带与其上、下两纵行纤维束,共同构成**寰椎十字韧带**(图6-8),有限制齿突后移的作用。一旦寰椎十字韧带损伤,齿突向后移位,压迫脊髓,有生命危险。

3. **钩椎关节**(uncovertebral joints) 又称 **Luschka 关节**,在下6个颈椎体之间,由椎体上面两侧缘向上突起的**椎体钩**(uncus of vertebral body)与上位椎体下面两侧缘的相应部位呈斜坡样的唇缘构成(图6-9)。椎体钩可限制上一椎体向两侧方移位,增加颈椎体间的稳定性,并防止椎间盘向外后方脱出。椎体钩外侧为椎动、静脉及其周围的交感神经丛,后方有脊髓颈段,后外侧部参与构成颈椎间孔的前壁。故椎体钩发生不同方向的骨质增生时,可分别压迫上述结构,引起椎动脉型、脊髓型、神经根型等颈椎病。

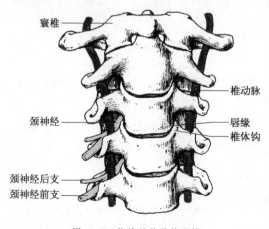

图6-9 钩椎关节及其毗邻

4. **关节突关节**(zygapophysial joints) 由相邻椎骨的上、下关节突的关节面组成,可做微量运动。颈部关节囊松弛易于脱位,胸部较紧张,腰部又紧又厚。关节前方有黄韧带,后方有棘间韧带加强。关节突关节参与构成椎管和椎间孔的后壁,前方与脊髓和脊神经根相邻,该关节退变可压迫脊髓或脊神经根。

5. 后纵韧带(posterior longitudinal ligament)　位于椎体和椎间盘后方正中线,上自枢椎、下达骶管前壁,窄细而坚韧,与椎体边缘和椎间盘连结紧密,有防止椎间盘向后突出和限制脊柱过分前屈的作用。由于此韧带窄细,椎间盘纤维环的后外侧部又相对较为薄弱,故椎间盘易向后外侧突出,压迫脊神经根,形成椎间盘突出症。有时后纵韧带可骨化肥厚,向后压迫脊髓。

6. 黄韧带(ligamenta flava)　又名弓间韧带,是连于相邻两椎弓板之间的节段性、主要由弹性纤维组成的韧带。黄韧带参与围成椎管的后壁和椎间孔的后外侧壁,颈段黄韧带薄而宽,胸段窄而稍厚,腰段最厚。随着年龄增长,黄韧带可出现退变、增生肥厚,以腰段为多见,可导致腰椎管狭窄,压迫马尾和腰神经根,引起腰腿痛。

(三) 椎管腔的形态

在横断面上,各段椎管的形态和大小不完全相同。颈段上部近枕骨大孔近似圆形,往下逐渐演变为三角形,矢径短,横径长;胸段大致呈椭圆形;腰段上、中部由椭圆形逐渐演变为三角形;腰段下部椎管的外侧部逐渐出现侧隐窝,使椎管呈三叶形;骶段呈扁三角形。由于腰神经根走行于侧隐窝内,故腰椎间盘突出、关节突关节退变和椎体后缘骨质增生等引起侧隐窝狭窄的因素,均可压迫腰神经根,造成腰腿痛。

二、脊髓被膜和脊膜腔

椎管内容纳脊髓及其被膜等结构。脊髓上端平枕骨大孔连于脑,下端成人终于第1腰椎下缘。脊髓表面有3层被膜覆盖,由外向内为硬脊膜、脊髓蛛网膜和软脊膜。各层膜之间及硬脊膜与椎管之间存在腔隙,由外向内依次为硬膜外隙、硬膜下隙和蛛网膜下隙(图6-10、图6-11)。

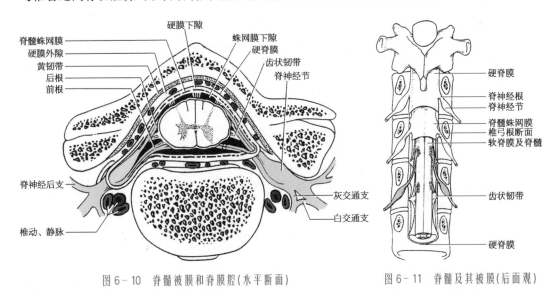

图6-10　脊髓被膜和脊膜腔(水平断面)　　　图6-11　脊髓及其被膜(后面观)

(一) 脊髓被膜

1. 硬脊膜(spinal dura mater)　由致密结缔组织构成,厚而坚韧,包裹脊髓形成一长筒状的硬脊膜囊。其上端附于枕骨大孔周缘，与硬脑膜相续；下部在第 2 骶椎水平以下变细，末端附于尾骨。硬脊膜囊内有脊髓、马尾和 31 对脊神经根等。每对脊神经根穿硬脊膜囊时，被其紧密包裹，延续为神经外膜，并与椎间孔周围的结缔组织紧密相连，起固定作用。

2. 脊髓蛛网膜（spinal arachnoid mater） 薄而半透明，位于硬脊膜与软脊膜之间，向上在枕骨大孔处与脑蛛网膜相续，向下平第 2 骶椎水平变成一盲端。此膜发出许多纤维小梁与软脊膜相连。

3. 软脊膜（spinal pia mater） 薄而富有血管，与脊髓表面紧密相贴，并伸入脊髓的沟裂中，在脊髓下端移行为终丝。在脊髓两侧软脊膜增厚向外伸出形成齿状韧带（denticulate ligament），有维持脊髓正常位置的功能。

（二）脊膜腔

1. 硬膜外隙（epidural space） 位于硬脊膜与椎管内面的骨膜和黄韧带之间的疏松间隙，内有脂肪、椎内静脉丛、脊神经脊膜支和淋巴管等，并有脊神经根及其伴行血管通过。此隙上端起自枕骨大孔，与颅内腔隙不通，下端终于骶管裂孔，隙内略呈负压。临床上的硬膜外麻醉就是将药物注入此隙，以阻滞脊神经根的传导。

2. 硬膜下隙（subdural space） 位于硬脊膜与脊髓蛛网膜之间的潜在性腔隙，内有少量液体。

3. 蛛网膜下隙（subarachnoid space） 位于脊髓蛛网膜与软脊膜之间的腔隙，内充满脑脊液。向上经枕骨大孔与颅内蛛网膜下隙相通，向下达第 2 骶椎高度。此隙自第 1 腰椎下缘至第 2 骶椎水平特别宽阔，称终池，池内有马尾和终丝。临床上常在第 3、第 4 或第 4、第 5 腰椎棘突之间进行腰椎穿刺或麻醉，将针穿至终池，一般不会损伤脊髓和马尾。

第四节　脊柱区的解剖操作

一、皮肤切口（图绪-5）

1. 后正中线切口　自枕外隆凸向下沿后正中线切至骶骨后面下端。
2. 枕部横切口　自枕外隆凸沿上项线向外侧切至乳突。
3. 肩部横切口　自第 7 颈椎棘突向外侧切至肩峰。
4. 胸背区横切口　平肩胛骨下角向外侧切至腋后线。
5. 髂嵴弓形切口　自骶骨后面中部向外上方沿髂嵴切至腋后线延长线。

二、解剖浅层结构

1. 翻开皮肤　沿上述切口将 3 片皮肤向外侧翻开，显露浅筋膜。上片翻至项区侧方，中片和下片翻至腋后线。在翻皮的过程中，注意观察项区、胸背区、腰区、骶尾区皮肤的厚薄、质地和活动度。

2. 解剖皮神经和浅血管　在枕外隆凸外侧 2～3 cm 处(斜方肌的枕骨起始部外侧缘)寻找枕大神经及其伴行的枕动、静脉和枕淋巴结。在胸背区、腰区后正中线两侧寻找脊神经后支的皮支及其伴行的细小的肋间后血管的穿支;在胸背区上部,胸神经后支靠近棘突处穿出,呈水平方向行向外侧;在胸背区下部,胸神经后支在近肋角处穿出,斜向外下,与对侧呈"Λ"形排列;在腰区,第 1～3 腰神经后支从竖脊肌外侧缘、近髂嵴处浅出,越过髂嵴至臀部,组成臀上皮神经。

3. 清除浅筋膜　清除残余的浅筋膜,暴露出深筋膜。

三、解剖深层结构

1. 解剖深筋膜浅层　脊柱区深筋膜浅层包裹斜方肌和背阔肌。在棘突、肩胛冈、肩峰和髂嵴等处与骨面愈着。边解剖、边清除深筋膜浅层,最后清理出斜方肌和背阔肌。清理过程中,在项区斜方肌外侧缘注意避免损伤副神经和颈丛皮支,在胸背区下部和腰区注意保留背阔肌起始部的腱膜(即胸腰筋膜后层)。

2. 解剖斜方肌并观察听诊三角　在观察斜方肌起止点之后,自斜方肌的外下缘紧贴肌肉深面插入刀柄(或用手指伸入),钝性分离至胸椎棘突的起始部,然后沿后正中线外侧 1 cm 处向上纵行切断斜方肌的起点并向外翻开直至肩胛冈的止点,再沿上项线切断斜方肌的枕部起点并向下翻开。在解剖过程中,注意该肌深面的副神经、肩胛背血管和菱形肌,清理并观察它们。

听诊三角由斜方肌的外下缘、背阔肌的上缘和肩胛冈的内侧缘共同围成。该三角的底为薄层脂肪组织、筋膜和第 6 肋间隙。

3. 解剖背阔肌　在观察背阔肌起点之后,自背阔肌的外下缘紧贴肌肉深面插入刀柄(或用手指伸入),钝性分离至胸椎棘突的起始部,然后沿背阔肌的肌性部分与腱膜的移行线外侧 1 cm 处纵行切断背阔肌,并向外侧翻开直至腋窝下方。在解剖过程中,注意该肌深面的下后锯肌、胸背血管和胸背神经,清理并观察它们。

4. 解剖腰上、下三角　腰上三角由第 12 肋、竖脊肌的外侧缘和腹内斜肌的后缘共同围成。有时下后锯肌也参与构成一个边,则成四边形间隙。该三角的表面由背阔肌覆盖,深面是腹横肌起始部腱膜,腱膜深面自上而下为肋下神经、髂腹下神经和髂腹股沟神经。腰下三角由背阔肌的前下缘、腹外斜肌的后缘和髂嵴共同围成。该三角的表面仅为皮肤、浅筋膜所覆盖,深面为腹内斜肌。

5. 解剖胸腰筋膜和竖脊肌　首先切断菱形肌、上后锯肌和下后锯肌的起点并向外翻开,然后观察胸腰筋膜。胸腰筋膜在腰区特别增厚,覆盖在竖脊肌和腰方肌周围,可分为前、中、后 3 层,沿竖脊肌中线切断胸腰筋膜浅层,向两侧翻开,暴露竖脊肌,并将竖脊肌向内侧牵拉,观察深面的胸腰筋膜中层,位于腰方肌前面的胸腰筋膜前层暂不观察。竖脊肌纵列于脊柱的两则,自外侧向内侧分别由髂肋肌、最长肌和棘肌 3 部分组成,小心用手指分离 3 列纤维。

6. 解剖枕下三角　在项区与胸背区移行处沿后正中线切断头夹肌的起点并向外上方翻开,再切断其深面的棘肌的枕部起点并向下方翻开。清理枕下三角的 3 条边界,即内上界的头后大直肌、外上界的头上斜肌和外下界的头下斜肌,并观察三角内的枕下神经和椎动脉。

7. 解剖椎管　在上述结构全部观察结束之后,清除各椎骨和骶骨背面所有附着的肌肉,可保留一些脊神经后支,以利追踪其来源。在各椎骨的关节突内侧和骶骨的骶中间嵴处纵行锯断椎弓板,再自上、下两端横行凿开椎管的后壁。观察椎管后壁位于椎弓板之间的黄韧带,观察椎管壁与硬脊膜之间的硬膜外隙,观察硬脊膜与其深面的蛛网膜之间潜在的硬膜下隙。剪开蛛网膜打开蛛网膜下隙及其下端的终池,观察脊髓、脊髓圆锥、终丝和马尾等结构。最后,用咬骨钳咬去几个椎间孔后壁的骨质,观察椎间盘、后纵韧带、脊神经节、脊神经根、脊神经的前支和后支。

【临床应用】

一、椎间盘突出症

椎间盘突出症是临床上较为常见的脊柱疾病之一,主要是因为椎间盘退行性病变后,纤维环在外力作用下破裂,髓核从损伤口突出或脱出,其突出部分、变性纤维环刺激和压迫神经根、血管、脊髓、马尾等组织,从而产生颈、肩、腰腿痛、肢体麻木等临床症状。好发于青壮年,男性多于女性。

成人的椎间盘除第1、第2颈椎之间缺如外,共有23块,最上1个在第2、第3颈椎体之间,最末1个在第5腰椎体与骶骨底之间。颈、腰部的椎间盘前厚后薄,胸部则反之,与整个脊柱的弯曲度相适应。椎间盘除连结椎体外,还可承受压力、吸收震荡、减缓冲击以保护脑。此外,还有利于脊柱向各方运动。在脊柱运动时,椎间盘可相应地改变形状。

椎间盘纤维环前部较厚、后部较窄,且椎间盘前、后方有前纵韧带和后纵韧带加强,而后外侧部无韧带并对向椎间孔,因此髓核常向后外侧突出,压迫脊神经根。

因脊柱腰段负重大,且活动多,故脊柱腰段的椎间盘突出症多见,以第4、第5腰椎间盘突出为多见。脊柱颈段椎间盘的后外侧有椎体钩加固,胸段脊柱活动幅度小,故脊柱颈、胸段的椎间盘突出症较少见。

二、颈椎病的解剖基础

颈椎病又称颈肩综合征,是颈椎骨、关节、肌肉、韧带等发生病变后,压迫颈部的肌肉、神经根、椎动脉、交感神经和脊髓,出现单侧上肢或双侧上肢的部分或全部感觉、运动、腱反射、肌营养障碍,或头部供血不足,或内脏神经功能障碍的综合性病症。好发于长期低头伏案工作或劳累过度的患者,为中老年人的常见病、多发病。

由于椎间盘发生退行性病变后,椎间隙变窄,颈椎的稳定性下降,颈椎运动范围减小,上下相邻椎体唇形增生,相互融合形成骨嵴,突向椎间孔、横突孔或椎管,同时还可伴有脊柱曲度异常、椎体边缘或椎间孔骨刺形成以及椎间孔狭小等因素,引起脊髓、神经或血管受压,造成颈椎病。临床上常见的颈椎病类型主要有神经根、脊髓和椎动脉3型,各型致病的解剖学因素主要有以下方面。

神经根型:① 椎间孔狭窄;② 椎间盘向外膨出;③ 椎体钩骨质增生;④ 上关节突增生向前倾斜。

脊髓型:① 椎管发育性狭窄;② 椎间盘退变、膨出;③ 椎体后缘骨质增生形成骨嵴;④ 后纵韧带钙化;⑤ 黄韧带肥厚;⑥ 椎体退行性滑落;⑦ 脊髓血液循环障碍。

椎动脉型：① 椎体钩骨质增生向外倾斜；② 横突孔狭小；③ 椎静脉曲张；④ 椎动脉硬化；⑤ 枕下肌群痉挛。

三、腰痛与脊柱的关系

腰痛是临床上常见的一种症状。多因腰部软组织损伤、肌肉劳损、腰椎病变、椎间盘病变以及部分内脏病变等所致，好发于中老年人。

先天性脊柱发育异常亦可引起腰痛。如腰椎骶化、腰椎胸化可使腰椎数目减少，从而加重腰椎的负担；胸椎腰化、骶椎腰化使腰椎数目增加，造成杠杆力量加长，腰部活动不稳定；骶椎隐裂、棘突过小或缺如可使腰椎承受应力的负荷减弱；腰椎、骶椎小关节不对称，或第3腰椎横突过长，可使腰部活动时发生力量不协调，加重了一侧软组织以及小关节的负重。以上这些情况均可造成腰部损伤，引起腰痛。

四、硬膜外麻醉的应用解剖

临床上将麻醉药注入硬膜外隙，以阻滞脊神经根的传导，暂时使其支配区域麻痹，称硬膜外麻醉。

硬膜外隙并非是一个完整互通的腔隙，而是被脊神经根分为前、后两隙。前隙窄小，后隙较大。在中线上，前隙有疏松结缔组织连于硬脊膜与后纵韧带之间，后隙有时有纤维隔连于椎弓板与硬脊膜后面。这些纤维结缔组织结构在颈段和上胸段出现率较高，且有时较致密，可能是导致硬膜外麻醉出现单侧麻醉或麻醉不全的解剖学因素。

骶段硬膜外隙上大、下小，前宽、后窄，硬脊膜紧贴骶管后壁，间距仅为 $0.10\sim0.15$ cm，故骶管麻醉时应注意进针的角度。硬脊膜囊平第2骶椎高度变细，包裹终丝，其前、后方有结缔组织纤维索把它连于骶管前、后壁，结合较紧，有中隔作用，且隙内充满脂肪，这可能是导致骶管麻醉出现单侧麻醉的解剖学因素。第1～3骶神经的神经鞘较厚，周围脂肪较多，这也可能是导致骶神经麻醉出现麻醉不全的解剖学因素（图6-12、图6-13）。

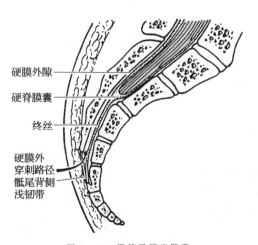

图6-12 骶管及硬脊膜囊

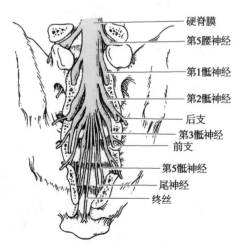

图6-13 骶神经根

五、腰椎穿刺与颈椎侧方穿刺

腰椎穿刺通常采取侧卧位,患者脊柱尽可能前屈、弯曲呈弓形,以增加棘突间隙的宽度,有利于进针;然后术者将穿刺针从第3、第4或第4、第5腰椎棘突之间刺入,进针应缓慢,体会针感;穿刺针依次穿过皮肤、浅筋膜、深筋膜、棘上韧带、棘间韧带、黄韧带进入椎管,再穿过硬脊膜和蛛网膜进入蛛网膜下隙的终池之内。其中,浅筋膜、棘间韧带、硬膜外隙结构比较疏松,进针阻力不明显;而皮肤、棘上韧带、黄韧带和硬脊膜比较致密,进针阻力较大,针穿过时有明显的落空感。当出现最后一次阻力突然消失时,表示穿刺针进入终池内,拔出针芯,有脑脊液流出。

颈椎侧方穿刺采取坐位或侧卧位,使患者头微前屈;穿刺部位在左侧或右侧乳突下 0.5~1.0 cm,再水平向后移 0.5~1.0 cm 处;穿刺针依次经过皮肤、浅筋膜、深筋膜及肌层、黄韧带、硬膜外隙、硬脊膜、蛛网膜,最后进入蛛网膜下隙。皮肤、黄韧带和硬脊膜比较致密,进针阻力较大,当针穿过这些结构时有明显的落空感,注意不宜穿刺过深,一般在 6.4 cm ± 1.6 cm,以免损伤脊髓。颈椎侧方穿刺弥补了腰椎穿刺的一些不足,替代了有一定危险性的小脑延髓池穿刺,为神经系统疾病的早期诊断、治疗增添了一项新的检查途径和方法。

【课程思政】

永远的民族"脊梁"——文学巨匠鲁迅

鲁迅(1881 年 9 月 25 日—1936 年 10 月 19 日),原名周樟寿,后改名周树人,浙江绍兴人。著名文学家、思想家、革命家、教育家、民主战士,新文化运动的重要参与者,中国现代文学的奠基人之一。"有的人活着,他已经死了;有的人死了,他还活着"。鲁迅先生是活在中国人民心中的英雄,他是永远的民族"脊梁"。

鲁迅在新文化运动伊始便向封建旧文化宣战,不断与压迫民众的旧思想旧文化做斗争。他以小说和杂文批判一切旧思想、旧道德、旧文化、旧礼教,为的就是解开缠在人民身上和思想上的枷锁,在政治上不再被压迫,在精神上不再被奴役。毛泽东说:"鲁迅的骨头是最硬的,他没有丝毫的奴颜和媚骨。"瘦骨嶙峋的身躯、饱经沧桑的面庞,"横眉冷对千夫指,俯首甘为孺子牛"。在那个"吃人"和"蒙人"的时代,鲁迅号召:"创造这历史上未曾有过的第三样时代,则是现在的青年的使命!"而他也正是为了这理想奋斗追求一生,矢志不渝。

本书配套数字教学资源

第七章

上　肢

导学

1. **掌握**　腋窝、肱骨肌管、肘窝、腕管的构成及其内容;三边孔、四边孔的构成及其内容;肌腱袖的构成及其功能;臂前区的血管神经,前臂前、后区的血管神经束的名称、组成、位置及其分支分布。

2. **熟悉**　上肢的境界与分区,表面解剖;肩胛动脉网、肘关节动脉网的组成及意义;肘后三角、肘外侧三角的构成及意义;腕桡侧管、腕尺侧管的构成及穿经结构;鼻烟壶的境界、内容及意义;手的皮神经分布。

第一节　概　述

上肢(upper limb)通过肩部与颈、胸和背部相连。与下肢相比,上肢骨骼轻巧,关节囊薄而松弛,肌肉数目众多、肌形细小,故人类上肢运动灵活。

一、境界与分区

上肢通过三角肌前、后缘上份与腋前、后襞下缘中点的连线与胸、背部为界。与颈部的界线是锁骨上缘外侧 1/3 段和肩峰到第七颈椎棘突的连线。

按部位,上肢可分为肩、臂、肘、前臂、腕和手部。其中,肩部和手部可分为 3 区,其余各部均分为前、后两区。

二、表面解剖

(一) 体表标志

1. 肩部

(1) **锁骨**:位于胸廓前上部两侧,全长于皮下均可摸到。

(2) **肩峰**:为肩部最高点,在肩部上方可摸到,也可顺着肩胛冈向外上方触摸(图 7-1)。

(3) **喙突**:位于锁骨中、外 1/3 交界处下方 2.5 cm 处,向后外可扪及。

(4) **肱骨大结节**:位于肱骨上端的外侧,肩峰的外下方。

(5) **三角肌**:从前、后、外侧包绕肩关节,形成肩部的膨隆(图 7-1)。

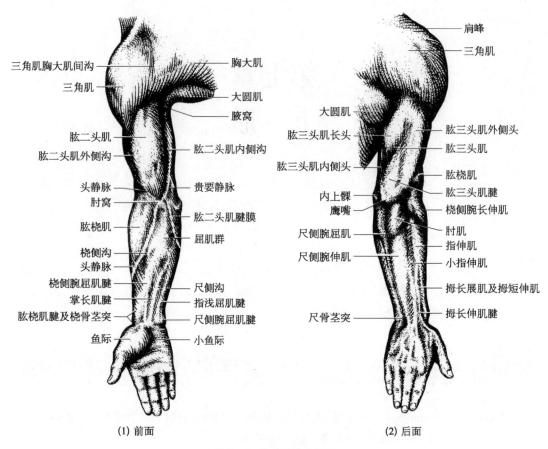

（1）前面　　　　　　　　　　　　　（2）后面

图7-1　上肢的体表标志

2. 臂部(图7-1)

（1）肱二头肌：肌腹在臂前面形成纵行隆起,两侧为肱二头肌内、外侧沟,屈肘时更明显。

（2）肱三头肌：肌腹在臂后面形成隆起,伸肘时更明显。

3. 肘部

（1）肱骨内、外上髁：是肘部两侧最突出的骨点。

（2）肱骨小头和桡骨头：伸肘时,肘部后外侧有一皮肤凹陷,称肘后窝,窝底可扪及一横行骨缝,其上方为肱骨小头,下方为桡骨头。

（3）尺骨鹰嘴：是肘后最明显的骨性突起。

（4）肘横纹和肱二头肌腱：屈肘时,肘前区可见一明显的皮肤横纹,称肘横纹。在横纹中点处可触及肱二头肌腱,尤以半屈肘时明显。

4. 腕和手部

（1）桡骨茎突：为腕桡侧骨性隆起。

（2）尺骨茎突：为腕背侧的尺侧明显突出的骨性隆起,比桡骨茎突高约1 cm。

（3）腕横纹：腕前区皮肤有3条横纹。腕近侧纹约平尺骨头,腕中纹不恒定,腕远侧纹最明显,平对屈肌支持带近侧缘。

（4）腕掌侧肌腱：握拳屈腕时,在腕前区可见3条纵行的肌腱隆起。近中线者为掌长肌腱,其桡侧为桡侧腕屈肌腱,尺侧为尺侧腕屈肌腱。腕横纹上方2寸、桡侧腕屈肌腱与掌长肌腱之间为内关穴。

(5)腕背侧肌腱:当拇指伸直外展时,近桡腕关节处,自桡侧向尺侧可摸到拇长展肌腱、拇短伸肌腱和拇长伸肌腱。拇长伸肌腱的尺侧有指伸肌腱。拇长展肌和拇短伸肌腱与拇长伸肌腱之间的三角窝,解剖学称"鼻烟窝",窝底有手舟骨和大多角骨,窝内有桡动脉通过。

(6)鱼际、小鱼际和掌心:鱼际是手掌桡侧的肌性隆起,小鱼际是手掌尺侧的肌性隆起,手掌中部尖端向上的三角形凹陷区为掌心。

(7)手掌纹:手掌常可见3条掌纹。鱼际纹位于鱼际的尺侧,近侧端常与腕远侧横纹的中点相交,远侧端达手掌桡侧缘;掌中纹斜位于掌中部,桡侧端与鱼际纹重叠;掌远纹自手掌尺侧缘横行向桡侧,稍弯向第2指蹼处,恰对第3~5掌指关节线。

(二)上肢的轴线与提携角

上肢的轴线是经肱骨头—肱骨小头—尺骨头中心的连线。肱骨的纵轴称臂轴,尺骨的长轴称前臂轴,该两轴的延长线在肘部构成向外开放的夹角,为165°~170°,其补角10°~15°,称**提携角**。提携角在0°~10°为直肘,-10°~0°为肘内翻,>20°为肘外翻(图7-2)。

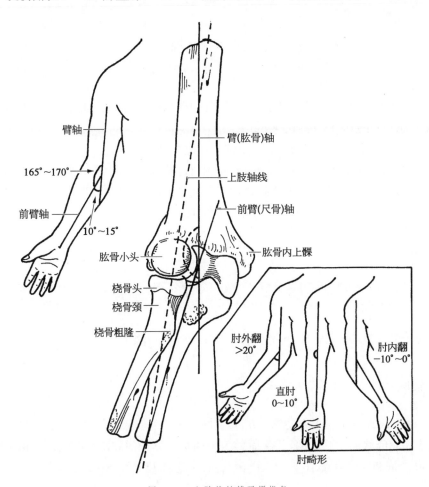

图7-2 上肢的轴线及提携角

（三）体表投影

1. 上肢动脉干的投影（图7-3）

（1）**腋动脉和肱动脉**：上肢外展90°，掌心向前，从锁骨中点至肘前横纹中点远侧2 cm 处的连线，为腋动脉和肱动脉的体表投影。大圆肌下缘为腋动脉和肱动脉的分界标志。

（2）**桡动脉和尺动脉**：从肘前横纹中点远侧2 cm 处至桡骨茎突前方的连线为桡动脉的投影，至豌豆骨桡侧的连线为尺动脉的投影。

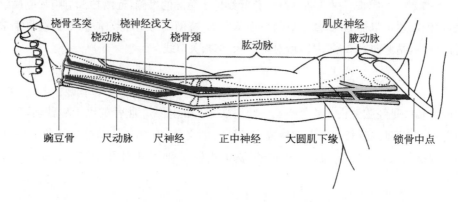

图7-3　上肢动脉与神经干的体表投影

2. 上肢神经干的投影（图7-3）

（1）**正中神经**：在臂部与肱动脉一致；在前臂位于从肱骨内上髁与肱二头肌腱连线中点，向下至腕前部横纹中点略偏外的连线上。

（2）**尺神经**：从腋窝顶，经尺神经沟，至豌豆骨桡侧的连线。

（3）**桡神经**：自腋后襞与臂的交点起，向外侧斜过肱骨后方，至肱骨外上髁的斜行连线为桡神经干的投影。桡神经浅支位于自肱骨外上髁至桡骨茎突的连线上；桡神经深支位于肱骨外上髁至前臂背面中线的中、下1/3交点处的连线上。

第二节　肩　　部

肩部是上肢与躯干的移行区，可分为腋区、三角肌区和肩胛区。

一、腋区

腋区（axillary region）位于肩关节下方，臂上段与胸前外侧壁上部之间。在上肢外展时，此区出现向上呈穹隆状的皮肤凹陷，其深面为1个四棱锥体形的腔隙，称腋窝（axillary fossa）。腋窝由1顶、1底和4壁构成（图7-4），内含血管、神经、淋巴结和脂肪组织等结构。

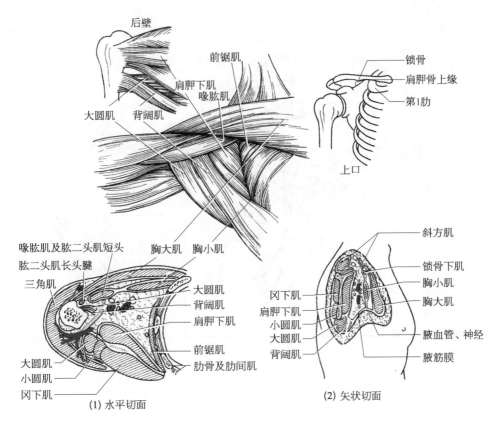

图 7-4　腋窝的构成

(一) 腋窝的构成

1. 顶　由锁骨中 1/3 段、第 1 肋外侧缘和肩胛骨上缘围成,是腋窝的上口,向上内通颈根部。臂丛由此入腋窝,锁骨下血管于此处移行为腋血管。

2. 底　由皮肤、浅筋膜和腋筋膜共同构成。皮肤薄而松弛,青春期后长有腋毛,含有大量的皮脂腺和大汗腺。腋筋膜中央部因皮神经、浅血管和浅淋巴管等穿过呈筛状,故又称筛状筋膜。

3. 前壁　由胸大肌、胸小肌、锁骨下肌和锁胸筋膜构成(图 7-5)。

4. 后壁　由背阔肌、大圆肌、肩胛下肌和肩胛骨构成。因肱三头肌长头在大圆肌和小圆肌之间穿过,使腋后壁形成两个间隙;内侧者称三边孔(trilateral foramen),其上界为小圆肌(后)和肩胛下肌(前),下界为大圆肌,外侧界为肱三头肌长头,内有旋肩胛血管通过;外侧者称四边孔(quadrilateral foramen),其上、下界与三边孔相同,内侧界是肱三头肌长头,外侧界是肱骨外科颈,内有旋肱后血管和腋神经通过(图 7-6)。

5. 内侧壁　由前锯肌、第 1～4 肋及其间的肋间肌构成。

6. 外侧壁　由肱骨的结节间沟及肱二头肌长、短头和喙肱肌组成。

(二) 腋腔的内容

腋窝内主要有腋动脉及其分支、腋静脉及其属支、臂丛锁骨下部及其分支、腋淋巴结和疏

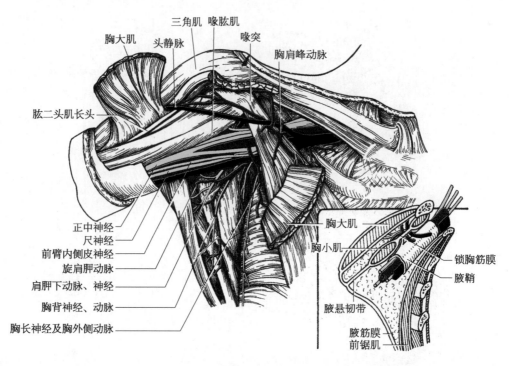

图 7-5　腋窝前壁的层次及内容

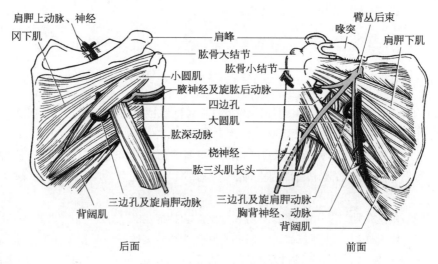

图 7-6　腋后壁及三边孔和四边孔

松结缔组织等(图 7-7)。

1. 腋动脉(axillary artery)　在第 1 肋外侧缘处续于锁骨下动脉,经腋窝至大圆肌下缘续为肱动脉。腋动脉以胸小肌为界分为 3 段。

(1)第 1 段:自第 1 肋外侧缘至胸小肌上缘之间,是腋动脉位置最深的一段。此段发出 1 个分支:**胸上动脉**(superior thoracic artery)细小,分布于第 1、第 2 肋间隙前部。

(2)第 2 段:位于胸小肌后方。此段发出 2 个分支:① **胸肩峰动脉**(thoracoacromial artery)为一短干,穿锁胸筋膜后,分数支营养胸大肌、胸小肌和三角肌等。② **胸外侧动脉**(lateral

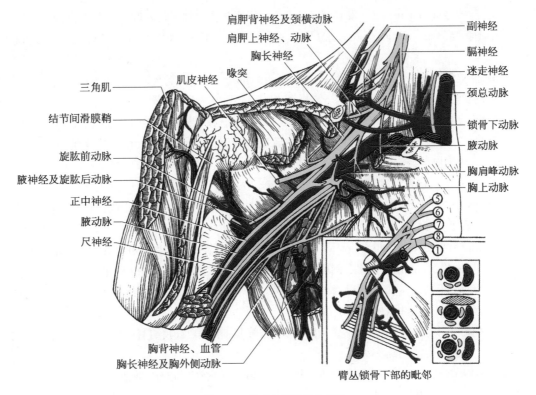

图7-7 腋窝内容及臂丛组成

thoracic artery)于腋中线稍前方、前锯肌表面与胸长神经伴行,分布于前锯肌和胸大、小肌。在女性发出分支至乳房外侧部。

(3) 第3段:自胸小肌下缘至大圆肌下缘之间,是腋动脉最长、位置最浅的一段。此段发出3个分支:① **肩胛下动脉**(subscapular artery)沿肩胛下肌下缘向后下走行,分为旋肩胛动脉和胸背动脉。前者经三边孔入冈下窝,营养冈下肌等;后者与胸背神经伴行营养背阔肌。② **旋肱前动脉**(anterior humeral circumflex artery)较为细小,于三角肌深面、绕过肱骨外科颈前方向后行。③ **旋肱后动脉**(posterior humeral circumflex artery)较为粗大,与腋神经伴行穿四边孔后,于三角肌深面、绕过肱骨外科颈后方向前行。旋肱前、后动脉在肱骨外科颈外侧彼此吻合,分布于三角肌和肩关节。

2. **腋静脉**(axillary vein) 位于腋动脉前内侧,两者之间为臂丛内侧束、尺神经、前臂内侧皮神经等,内侧有臂内侧皮神经。

3. **臂丛**(brachial plexus) 在此为臂丛的锁骨下部,包括内侧束、外侧束和后束及其分支,围绕在腋动脉周围。在腋动脉的第1段,各束位于腋动脉后外方;在腋动脉的第2段,内、外侧束及后束分别相应地位于腋动脉的内侧、外侧和后方;在腋动脉的第3段,臂丛的各束发出分支。主要分支如下。

(1) **肌皮神经**(musculocutaneous nerve):发自臂丛外侧束,行向外下方穿喙肱肌至肱二头肌和肱肌之间。

(2) **正中神经**(median nerve):由发自臂丛内侧束和外侧束的两根在腋动脉外侧合成,下行进入肱二头肌内侧沟。

（3）**尺神经**（ulnar nerve）：发自臂丛内侧束，于腋动脉内侧下行入肱二头肌内侧沟。

（4）**腋神经**（axillary nerve）：发自臂丛后束，伴旋肱后动脉穿四边孔，支配三角肌和小圆肌。

（5）**桡神经**（radial nerve）：是臂丛后束最粗大的分支，行向后外下方，降入肱骨体中部后面的肱骨肌管。

（6）**胸背神经**（thoracodorsal nerve）：起自后束，沿肩胛骨外侧缘伴同名动脉下行至背阔肌。

（7）**胸内、外侧神经**：分别发自臂丛的内侧束和外侧束，分布于胸大肌和胸小肌。

（8）**臂内侧皮神经**（medial brachial cutaneous nerve）**和前臂内侧皮神经**（medial antebrachial cutaneous nerve）：均发自臂丛内侧束，分别分布于臂内侧和前臂内侧的皮肤。

（9）**胸长神经**（long thoracic nerve）：在锁骨上方发自内侧束，沿前锯肌表面与胸外侧动脉同行，支配该肌。在行乳腺癌手术时应注意保护该神经。

4. **腋淋巴结**（axillary lymph nodes）　位于腋窝的疏松结缔组织中，可分为 5 群（图 3－5）。

（1）**外侧淋巴结**：沿腋静脉远侧段排列，收纳上肢的淋巴，注入中央和尖淋巴结。

（2）**胸肌淋巴结**：于腋窝前壁、胸小肌下缘，沿胸外侧血管排列，收纳胸前外侧壁、乳房中央部和外侧部的淋巴，注入中央和尖淋巴结。

（3）**肩胛下淋巴结**：位于腋后壁，沿肩胛下血管和神经排列，收纳肩胛区、肩部及胸后壁的淋巴，注入中央和尖淋巴结。

（4）**中央淋巴结**：位于腋窝内脂肪组织中，是最大一群腋淋巴结，收纳上述 3 群淋巴结的输出管，其输出管注入尖淋巴结。

（5）**尖淋巴结**：沿腋静脉近侧段排列，收纳中央淋巴结群及其他各群淋巴结的输出管，以及乳房上部的淋巴。输出管汇合成锁骨下干，左侧注入胸导管，右侧注入右淋巴导管。

5. **腋鞘和腋窝蜂窝组织**　包裹腋动、静脉和臂丛周围的结缔组织膜称腋鞘（axillary sheath），向上与颈部椎前筋膜相延续。临床上行锁骨下臂丛麻醉时，将药液注入腋鞘内，可达到良好麻醉效果（图 7－5）。

腋窝内大量的疏松结缔组织称腋窝蜂窝组织。腋窝内的感染沿着蜂窝组织间隙和腋鞘，向上可蔓延至颈根部，向下可达臂部，向后经三边孔和四边孔蔓延至肩胛区、三角肌区，向前可蔓延至胸肌间隙。

二、三角肌区

（一）浅层结构

三角肌区（deltoid region）是三角肌所覆盖的区域。此区皮肤较厚，浅筋膜较致密，脂肪组织较少。腋神经的皮支即臂外侧上皮神经从三角肌后缘浅出，分布于三角肌表面的皮肤。

（二）深层结构

1. **三角肌**（deltoid）　呈三角形，从前方、后方和外侧包绕肩关节，使肩部呈圆隆状。三角肌起自锁骨的外 1/3 段、肩峰和肩胛冈，止于肱骨体外侧面的三角肌粗隆。主要作用是使肩关节外展。三角肌是临床上常用肌内注射的部位，但在三角肌后缘中、下 1/3 部肌肉较薄，且其深面有桡神经，故该部为三角肌注射的"危险区"。

2. 腋神经(axillary nerve)　发自臂丛后束,与旋肱后血管一起穿四边孔,在三角肌深面分为前、后两支,前支支配三角肌的前、中部;后支支配三角肌的后部和小圆肌(图7-8)。肱骨外科颈骨折时,可损伤腋神经和旋肱前、后血管,造成三角肌瘫痪和深部血肿。

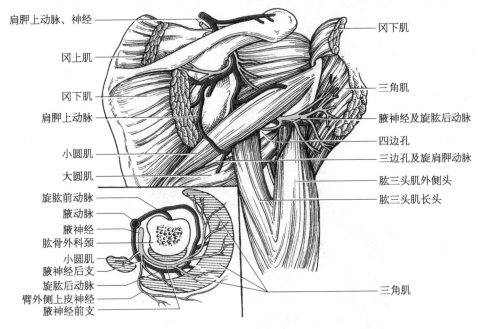

图7-8　三角肌区及肩胛区的结构

三、肩胛区

(一) 浅层结构

肩胛区(scapular region)是指肩胛骨后面的区域。该区皮肤较厚,与致密的浅筋膜紧密相连。内有来自颈丛的锁骨上神经分布。

(二) 深层结构

深筋膜覆盖于各肌表面,肩胛冈下部深筋膜发达。

1. 肌肉　肩胛区肌肉可分为浅、深两层。浅层为斜方肌;深层为冈上肌、冈下肌、小圆肌和大圆肌,在肩胛骨前方有肩胛下肌(表7-1)。

表7-1　肩 部 肌

名　称	起　点	止　点	对肩关节的作用	神经支配
三角肌	锁骨外1/3、肩峰、肩胛冈	三角肌粗隆	外展、前屈、后伸	腋神经($C_{5,6}$)
冈上肌	冈上窝	大结节上部	外展	肩胛上神经($C_{5,6}$)
冈下肌	冈下窝	大结节中部	内收、外旋	肩胛上神经($C_{5,6}$)

续 表

名 称	起 点	止 点	对肩关节的作用	神经支配
小圆肌	肩胛骨外侧缘后部	大结节下部	内收、外旋	腋神经($C_{5,6}$)
大圆肌	肩胛骨下角背面	肱骨小结节嵴	内收、内旋、后伸	肩胛下神经($C_{5,6}$)
肩胛下肌	肩胛下窝	肱骨小结节	内收、内旋、后伸	肩胛下神经($C_{5,6}$)

2. 肌腱袖(myotendinous cuff)　冈上肌、冈下肌、小圆肌和肩胛下肌的肌腱经过肩关节上、后、前方时,与关节囊愈着,围绕肩关节形成一近环形的腱板,称肌腱袖,也称肩袖(图 7 - 9)。肌腱袖加强了肩关节稳定性。当肩关节扭伤或脱位时,肌腱袖可被撕裂。

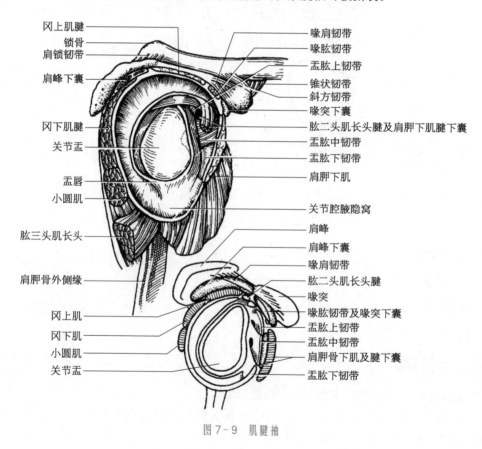

图 7 - 9　肌腱袖

3. 血管和神经

(1) **肩胛上动脉**(suprascapular artery)：发自锁骨下动脉的甲状颈干,经肩胛横韧带的上方进入冈上窝,再经肩胛颈至冈下窝,分布于冈上、下肌。

(2) **旋肩胛动脉**：发自腋动脉的肩胛下动脉,经三边孔至冈下窝,与肩胛上动脉吻合。

(3) **肩胛上神经**(suprascapular nerve)：发自臂丛锁骨上部,经肩胛横韧带的下方进入冈上窝,与肩胛上血管伴行,支配冈上肌和冈下肌。

四、肩胛动脉网

肩胛动脉网(scapular arterial network)位于肩胛骨的周围,是由 3 条动脉的分支相互吻合形成的动脉网。① 肩胛上动脉经肩胛横韧带的上方至冈上窝。② 肩胛背动脉为颈横动脉的降支,沿肩胛骨内侧缘下行,分支分布于冈下窝内侧部。③ 旋肩胛动脉经三边孔至冈下窝的外侧部。该网是肩部的重要侧支循环途径,当腋动脉血流受阻时,通过该网仍可维持上肢的血供(图 7 - 10)。

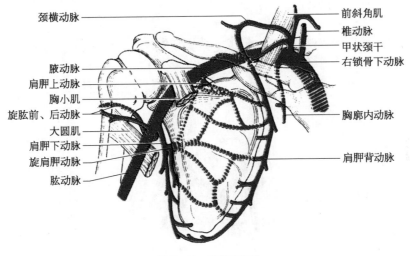

图 7 - 10　肩胛动脉网

第三节　臂　　部

臂部介于肩部与肘部之间,被肱骨和臂内、外侧肌间隔分为臂前区和臂后区。

一、臂前区

(一) 浅层结构

1. 皮肤　臂前区的皮肤较薄、弹性好、移动性较大。

2. 浅筋膜　浅筋膜薄而松弛,脂肪组织较少,内有头静脉、贵要静脉和臂内、外侧皮神经。

(1) **浅静脉**:头静脉(cephalic vein)沿肱二头肌外侧沟上行,再经三角肌胸大肌间沟穿锁胸筋膜注入腋静脉或锁骨下静脉。贵要静脉(basilic vein)在肱二头肌内侧沟下部上行,在臂中部穿深筋膜注入肱静脉或腋静脉。

(2) **皮神经**:臂上部内侧有肋间臂神经分布,臂下部内侧有臂内侧皮神经分布,前臂内侧皮神经(伴贵要静脉)穿出深筋膜向下分布于前臂内侧皮肤。臂外侧上、下皮神经分布于臂外侧上、下部皮肤。

（二）深层结构

1. 深筋膜与骨筋膜鞘　臂部的深筋膜称**臂筋膜**。臂前区的深筋膜较薄，向上移行为三角肌筋膜、胸肌筋膜和腋筋膜。向下移行为肘前区筋膜。臂筋膜发出臂内、外侧肌间隔，深入到臂肌前、后群之间，并附着于肱骨，与肱骨共同围成臂前、后骨筋膜鞘。**臂前骨筋膜鞘**内含有臂肌前群和行经臂前区的血管、神经（图7-11、表7-2）。

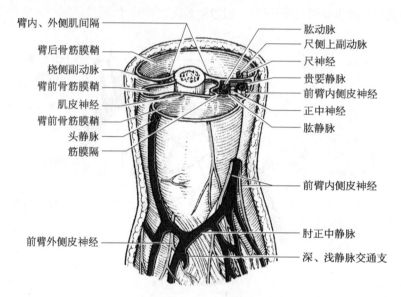

图7-11　臂部骨筋膜鞘

表7-2　臂　肌

名　称	起　点	止　点	作　用	神经支配
肱二头肌	肩胛骨盂上结节、喙突	桡骨粗隆	屈肘、前臂旋后	肌皮神经
喙肱肌	肩胛骨喙突	肱骨中份	肩关节内收、前屈	$(C_{5\sim7})$
肱肌	肱骨前面下半	尺骨粗隆	屈肘	
肱三头肌	肩胛骨盂下结节、肱骨后面	尺骨鹰嘴	伸肘	桡神经$(C_{5\sim8})$
肘肌	肱骨外上髁	鹰嘴、尺骨后面		

2. 血管和神经（图7-12）

（1）**肱动脉**（brachial artery）：在大圆肌下缘续于腋动脉，沿肱二头肌内侧沟下行至肘窝，沿途发出3个分支：① 肱深动脉起自肱动脉起点处稍下方的后内侧壁，与桡神经伴行于桡神经沟中，分支营养肱三头肌和肱肌。② 尺侧上副动脉平肱肌起点处发出，穿臂内侧肌间隔，伴尺神经至肘关节的后面。③ 尺侧下副动脉在肱骨内上髁的上方发出，至肘关节附近分前、后两支，参与肘关节网的形成。

（2）**肱静脉**（brachial veins）：有两条，伴行于肱动脉的两侧，向上汇成1条腋静脉。

（3）**正中神经**：由臂丛内、外侧束各发一根在腋动脉外侧汇合而成。与肱血管伴行于肱二

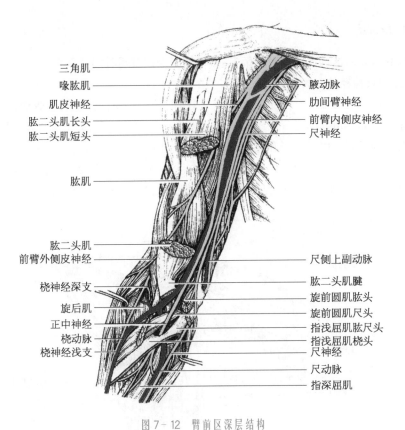

左侧标注（从上到下）：
三角肌
喙肱肌
肌皮神经
肱二头肌长头
肱二头肌短头
肱肌
肱二头肌
前臂外侧皮神经
桡神经深支
旋后肌
正中神经
桡动脉
桡神经浅支

右侧标注（从上到下）：
腋动脉
肋间臂神经
前臂内侧皮神经
尺神经
尺侧上副动脉
肱二头肌腱
旋前圆肌肱头
旋前圆肌尺头
指浅屈肌肱尺头
指浅屈肌桡头
尺神经
尺动脉
指深屈肌

图 7-12　臂前区深层结构

头肌内侧沟，在臂上部行于肱动脉的外侧，至臂中部，越过肱动脉前方至其内侧，下行至肘窝。

（4）尺神经：发自臂丛内侧束，在臂上部行于肱动脉内侧，在臂中部与尺侧上副动脉伴行，穿臂内侧肌间隔至臂后区。

（5）肌皮神经：发自臂丛外侧束，穿过喙肱肌至肱二头肌与肱肌之间，行向外下方，其末支在肘窝外上方，从肱二头肌与肱肌之间穿出向下行入前臂外侧，移行为前臂外侧皮神经。肌支支配臂肌前群。

二、臂后区

（一）浅层结构

1. 皮肤　臂后区皮肤较厚。

2. 浅筋膜　浅筋膜较致密。浅静脉多由内、外侧转向前面，分别注入贵要静脉和头静脉。有 3 条皮神经分布和 1 条皮神经通过。

（1）臂外侧上皮神经：发自腋神经，分布于三角肌区和臂外侧上部的皮肤。

（2）臂外侧下皮神经：发自桡神经，分布于臂外侧下部的皮肤。

（3）臂后皮神经：发自桡神经，分布于臂后面的皮肤。

（4）前臂后皮神经：发自桡神经，约在臂后区中、下 1/3 交界处穿出深筋膜下行，分布于前臂后面皮肤。

（二）深层结构

1. 深筋膜　臂后区的深筋膜较前区发达，厚而坚韧。**臂后骨筋膜鞘**内有含肱三头肌、肱深血管、桡神经和尺神经的一段。

2. 肱三头肌与肱骨肌管　臂肌后群只有 1 块，即肱三头肌。该肌与肱骨桡神经沟共同构成**肱骨肌管**（humeromuscular tunnel），内有桡神经和肱深血管通过，故又称**桡神经管**。

3. 桡血管神经束　由桡神经和肱深血管组成，位于肱骨肌管内。

（1）**桡神经**：在大圆肌下缘，伴肱深血管行向下外，进入肱骨肌管，紧贴桡神经沟走行，穿臂外侧肌间隔，至肘窝外侧。在行程中，发肌支支配肱三头肌（图 7-13）。

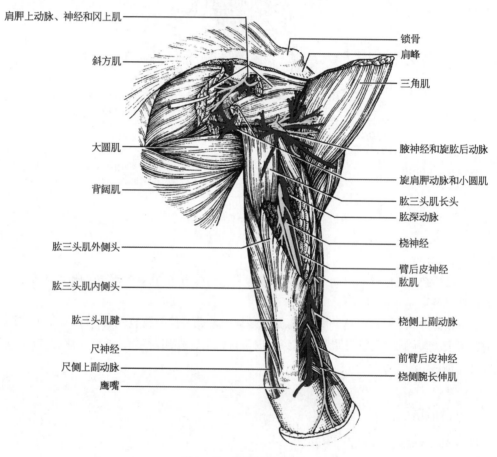

图 7-13　臂后区深层结构

（2）**肱深动脉**：在肱骨肌管内分为前、后两支。前支称桡侧副动脉，与桡神经伴行穿外侧肌间隔。后支称中副动脉，在臂后区下行。

（3）**肱深静脉**：有 2 条，伴行于肱深动脉的两侧。

三、臂部中 1/3 横断面

表面为皮肤和浅筋膜。在浅筋膜前外侧部（肱二头肌外侧沟）有头静脉，前内侧部（肱二头肌内侧沟)有贵要静脉和前臂内侧皮神经。在肱骨前面内侧有肱二头肌长、短头,肱二头肌的后外侧为肱肌,两者之间有肌皮神经。在肱骨后方为肱三头肌的3个头。臂前区的血管神经束位于肱三头肌内侧头前方,有正中神经、肱动脉、肱静脉、尺神经和尺侧上副动、静脉。臂后区的血管神经束位于肱三头肌外侧头前方,有肱深血管和桡神经(图7-14)。

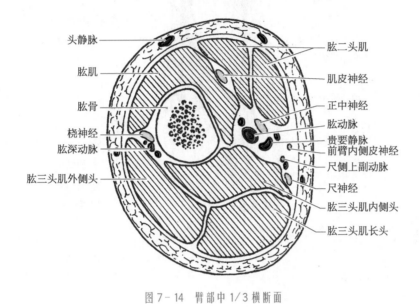

图 7-14 臂部中 1/3 横断面

第四节 肘 部

肘部介于臂与前臂之间,通过肱骨内、外上髁的冠状面将该部分为肘前区和肘后区。

一、肘前区

(一) 浅层结构

肘前区皮肤薄而柔软,浅筋膜疏松,浅静脉和皮神经行于皮下。

1. 浅静脉 头静脉和贵要静脉分别行于肱二头肌腱的外侧和内侧。**肘正中静脉**(median cubital vein)自头静脉分出,斜向内上方注入贵要静脉,与深静脉之间有交通支。该静脉位置比较固定,是临床上进行静脉穿刺或插管的常用部位。有时可见**前臂正中静脉**,常分两支,分别注入贵要静脉和头静脉。

2. 皮神经 前臂内侧皮神经在肘部分为前、后两支,分别行于贵要静脉的外侧和内侧。前臂外侧皮神经行于头静脉的后方,在肱二头肌腱的外侧、肱肌的浅面穿出深筋膜(图7-15)。

3. **肘浅淋巴结** 又称**滑车上淋巴结**,位于肱骨内上髁上方、贵要静脉附近,收纳手和前臂尺侧半的浅淋巴管,其输出管与肱静脉伴行,注入腋淋巴结。

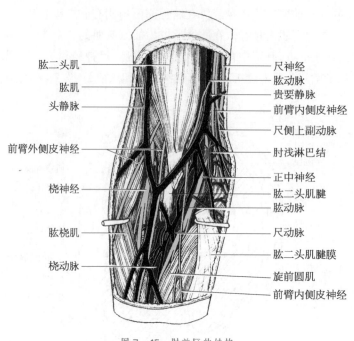

肱二头肌
肱肌
头静脉

前臂外侧皮神经

桡神经

肱桡肌

桡动脉

尺神经
肱动脉
贵要静脉
前臂内侧皮神经
尺侧上副动脉
肘浅淋巴结
正中神经
肱二头肌腱
肱动脉
尺动脉
肱二头肌腱膜
旋前圆肌
前臂内侧皮神经

图 7-15 肘前区的结构

(二）深层结构

1. 深筋膜　由臂筋膜延续而来,下续前臂筋膜。从肱二头肌腱内侧,向下连于前臂筋膜的部分为**肱二头肌腱膜**(bicipital aponeurosis),屈肘时可触及。该腱膜与肱二头肌腱交角处,是触及肱动脉搏动和测量血压的听诊部位(图 7-16)。

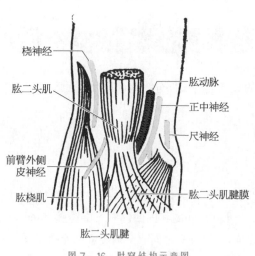

桡神经
肱二头肌

前臂外侧
皮神经
肱桡肌

肱动脉
正中神经
尺神经
肱二头肌腱膜
肱二头肌腱

图 7-16 肘窝结构示意图

2. 肘窝(cubital fossa)　是肘前区略呈三角形凹陷,其尖指向远侧。

(1)境界:上界为肱骨内、外上髁的连线,下外侧界为肱桡肌,下内侧界为旋前圆肌。顶由浅入深依次为皮肤、浅筋膜、深筋膜和肱二头肌腱膜。底由肱肌、旋后肌和肘关节囊构成。

(2)内容:有肱二头肌腱、血管、神经和淋巴结等。

肱二头肌腱是肘窝内的中心标志,其内侧为肱动脉及两条伴行静脉,再内侧为正中神经;其外侧有前臂外侧皮神经、桡神经及其分支。

肱动脉在平桡骨颈高度分为桡、尺动脉,两者在肘窝内各自发出桡侧返动脉和尺侧返动脉参与肘关节动脉网的构成。桡动脉越过肱二头肌腱表面斜向外下,至肱桡肌内侧继续下行;尺动脉经旋前圆肌尺头深面,至前臂尺侧腕屈肌深面继续下行。

正中神经越过尺血管前方,穿旋前圆肌两头之间,至指浅屈肌深面。

桡神经在肱骨外上髁前方或稍下方,分为浅、深两支。浅支为皮支,经肱桡肌深面至前臂;

深支主要为肌支,于桡骨颈外侧穿旋后肌至前臂后区。

肌皮神经于肱二头肌腱外侧穿深筋膜浅出,经肘窝外侧部改称**前臂外侧皮神经**。

肘深淋巴结(deep cubital lymph node)位于肱动脉分叉处,收纳前臂深层的淋巴管,其输出管注入腋淋巴结。

二、肘后区

(一)浅层结构

肘后区皮肤厚而松弛,浅筋膜不甚发达。在皮肤与鹰嘴之间有滑膜囊,称鹰嘴皮下囊,与关节腔不相通,当有炎症或出血时滑膜囊可肿大。

(二)深层结构

肘后区的深筋膜与肱骨下端和尺骨上端的骨膜紧密结合(图 7-17)。

1. 肱三头肌腱　附着于尺骨鹰嘴。在肌腱与鹰嘴之间有**鹰嘴腱下囊**。肌腱的外侧有起于外上髁的前臂伸肌群。

2. 尺神经　行于肱骨内上髁后下方的尺神经沟内,其外侧紧邻鹰嘴。尺神经与皮肤之间仅隔以薄层结缔组织,可在肘后内侧沟处进行尺神经阻滞麻醉;尺神经在肘后区位置表浅,极易受损。

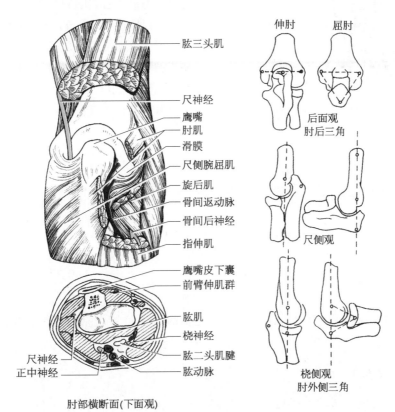

肱三头肌　尺神经　鹰嘴　肘肌　滑膜　尺侧腕屈肌　旋后肌　骨间返动脉　骨间后神经　指伸肌　鹰嘴皮下囊　前臂伸肌群　肱肌　桡神经　尺神经　正中神经　肱二头肌腱　肱动脉

肘部横断面(下面观)

伸肘　屈肘　后面观　肘后三角　尺侧观　桡侧观　肘外侧三角

图 7-17　肘后区的结构

3. 肘后三角(posterior cubital triangle) 为肘关节屈曲呈直角时,肱骨内、外上髁和尺骨鹰嘴三点构成一尖向远侧的等腰三角形。当肘关节伸直时,上述 3 点成一条直线。当肘关节脱位或肱骨内、外上髁骨折时,三点的上述位置关系会发生改变。当肱骨体骨折时,三点的位置关系不会改变。

4. 肘外侧三角和肘后窝 肘关节屈曲 90°时,肱骨外上髁、桡骨头和尺骨鹰嘴尖端构成一尖向前的等腰三角形,称肘外侧三角(lateral cubital triangle)。其中央点是肘关节穿刺的进针部位。肘关节伸直时,上述三点之间形成的皮肤凹陷称肘后窝(posterior cubital fossa),其深面有肱桡关节,深按可触及肱骨小头和桡骨头。肘后窝也是常用的肘关节穿刺部位。当肘关节积液时,此窝可因肿胀而消失。

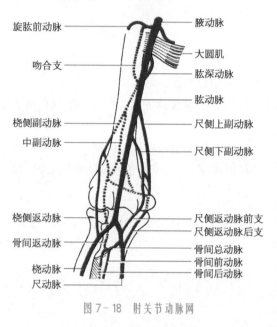

图 7 - 18 肘关节动脉网

旋肱前动脉
腋动脉
大圆肌
吻合支
肱深动脉
肱动脉
桡侧副动脉
尺侧上副动脉
中副动脉
尺侧下副动脉
桡侧返动脉
尺侧返动脉前支
尺侧返动脉后支
骨间返动脉
骨间总动脉
骨间前动脉
桡动脉
骨间后动脉
尺动脉

三、肘关节动脉网

肘关节动脉网(cubital arterial network)由肱动脉、桡动脉和尺动脉的 9 条分支在肘关节前后吻合而成。此网在关节的背侧发育较好,其主要吻合有 4 处:① 桡侧副动脉与桡侧返动脉的吻合。② 中副动脉与骨间返动脉的吻合。③ 尺侧上副动脉、尺侧下副动脉后支与尺侧返动脉后支的吻合。④ 尺侧下副动脉前支与尺侧返动脉前支的吻合(图 7 - 18)。

肘关节动脉网构成了肘关节周围丰富的侧支循环,在肱深动脉发出点以下结扎肱动脉时,通过肘关节动脉网形成的侧支循环,仍可保持其远端有血液供应。

第五节 前 臂 部

前臂部介于肘部与手部之间,分为前臂前区和前臂后区。

一、前臂前区

前臂前区是指位于桡、尺骨和前臂骨间膜之前的部分,主要包括前臂肌前群、血管和神经等结构。

(一)浅层结构

前臂前区皮肤较薄,移动性较大。浅筋膜中有较丰富的浅静脉和皮神经(图 7 - 19)。

1. 浅静脉 ① 头静脉位于前臂桡侧,在前臂上半部从背面转至前面。② 贵要静脉位于前臂尺侧,在肘窝下方由背面转至前面。③ **前臂正中静脉**行于前臂前面的正中,其管径和数目都不甚恒定,注入肘正中静脉或贵要静脉。

2. 皮神经　① **前臂外侧皮神经**经肘正中静脉和头静脉的深面,沿前臂外侧下行,分布于前臂前外侧面的皮肤。② **前臂内侧皮神经**在前臂分成前、后两支;前支较大,分布于前臂前内侧面的皮肤,后支分布于前臂后内侧面的皮肤。

(二) 深层结构

1. 深筋膜和前臂前骨筋膜鞘　前臂的深筋膜称**前臂筋膜**,薄而坚韧,近肘部有肱二头肌腱膜加强,远侧延伸至腕前区,形成厚而坚韧的腕掌侧韧带及其远侧深面的屈肌支持带。前臂筋膜伸入前、后肌群之间,形成前臂内、外侧肌间隔。

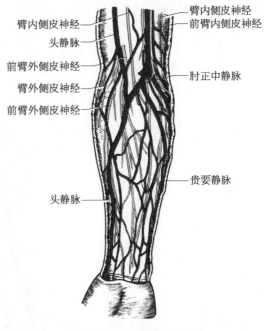

图 7-19　前臂前区浅层结构

前臂前骨筋膜鞘由前臂内、外侧肌间隔、前臂前区的筋膜及尺、桡骨与前臂骨间膜共同围成。鞘内有前臂肌前群,桡、尺侧血管神经束,骨间前血管神经束和正中神经等。

2. 前臂肌前群　共9块,分4层。第1层有5块,从桡侧向尺侧依次为肱桡肌、旋前圆肌、桡侧腕屈肌、掌长肌和尺侧腕屈肌;第2层只有1块指浅屈肌;第3层有2块,桡侧为拇长屈肌,尺侧为指深屈肌;第4层为旋前方肌。各肌的起止点、作用及神经支配见表7-3。

表7-3　前臂肌前群

层次	名　称	起　点	止　点	作　用	神经支配
第1层	肱桡肌	肱骨外上髁上方	桡骨茎突	屈肘	桡神经($C_{5,6}$)
	旋前圆肌	肱骨内上髁、尺骨冠突	桡骨外侧面中部	前臂旋前、屈肘	正中神经($C_{6,7}$)
	桡侧腕屈肌	肱骨内上髁、前臂筋膜	第2掌骨底前面	屈肘、屈腕、腕外展	
	掌长肌	肱骨内上髁、前臂筋膜	掌腱膜	屈腕、紧张掌腱膜	
	尺侧腕屈肌	肱骨内上髁、前臂筋膜	豌豆骨	屈腕、腕内收	尺神经($C_8 \sim T_1$)
第2层	指浅屈肌	肱骨内上髁、尺骨、桡骨	第2~5指中节指骨底两侧	屈第2~5掌指关节和掌指关节;屈腕和屈肘	正中神经($C_6 \sim T_1$)
第3层	拇长屈肌	桡骨及骨间膜前面	拇指远节指骨底	屈拇指	正中神经和尺神经($C_6 \sim T_1$)
	指深屈肌	尺骨、骨间膜前面	第2~5指远节指骨底	屈腕;屈第2~5指间关节和掌指关节	
第4层	旋前方肌	尺骨远侧1/4前面	桡骨远侧1/4前面	前臂旋前	正中神经($C_6 \sim T_1$)

3. 血管神经束　前臂前区有 4 个血管神经束(图 7 - 20)。

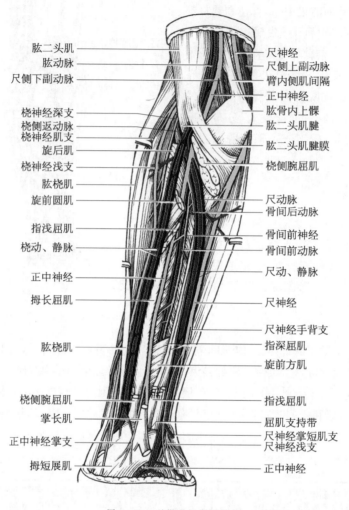

肱二头肌	尺神经
肱动脉	尺侧上副动脉
尺侧下副动脉	臂内侧肌间隔
	正中神经
桡神经深支	肱骨内上髁
桡侧返动脉	肱二头肌腱
桡神经肌支	肱二头肌腱膜
旋后肌	
桡神经浅支	桡侧腕屈肌
肱桡肌	
旋前圆肌	尺动脉
	骨间后动脉
指浅屈肌	骨间前神经
桡动、静脉	骨间前动脉
正中神经	尺动、静脉
拇长屈肌	尺神经
	尺神经手背支
肱桡肌	指深屈肌
	旋前方肌
桡侧腕屈肌	指浅屈肌
掌长肌	屈肌支持带
正中神经掌支	尺神经掌短肌支
	尺神经浅支
拇短展肌	正中神经

图 7 - 20　前臂前区深层结构

(1) **桡血管神经束**：由桡动脉及其两条伴行静脉和桡神经浅支组成。走行于前臂桡侧肌间隙内。① **桡动脉**(radial artery)平桡骨颈高度自肱动脉发出后，近侧段行经肱桡肌深面，故肱桡肌尺侧缘是暴露桡动脉的标志。桡动脉远侧段在肱桡肌腱与桡侧腕屈肌腱之间下行至腕部，在腕部上方，其位置表浅，仅覆以皮肤和筋膜，能摸到桡动脉的搏动，是计数脉搏和中医切脉的部位。桡动脉在起始段发出桡侧返动脉；在腕前区发出掌浅支，向下行经鱼际表面或穿鱼际至手掌，参与组成掌浅弓。② **桡静脉**(radial vein)有两条，较细，与桡动脉伴行。③ **桡神经浅支**(superficial branch of radial nerve)为桡神经的皮支，在肱桡肌的深面沿桡动脉的外侧下行。在前臂近侧 1/3 段，两者相距较远，中 1/3 段，两者相伴而行；在中、下 1/3 交界处，两者分开，桡神经浅支经肱桡肌腱深面转至前臂后区，下行至手背。

(2) **尺血管神经束**：由尺动、静脉和尺神经组成。① **尺动脉**(ulnar artery)经旋前圆肌尺头深面，进入前臂前区。在前臂上 1/3 段，行于指浅屈肌深面，在下 2/3 段于尺侧腕屈肌的深面下行。尺动脉上端发出**骨间总动脉**(common interosseous artery)和**尺侧返动脉**。骨间总动脉粗而短,又分为骨间前动脉和骨间后动脉。② **尺静脉**(ulnar vein)有两条,与尺动脉伴行。③ **尺神经**从尺神经沟向下穿尺侧腕屈肌两头之间进入前臂前区,在前臂的上半部,位于指深屈肌与尺侧腕屈肌之间,与尺动、静脉相距较远。在前臂的下半部,位于尺侧腕屈肌的桡侧,并与尺动、静脉伴行。尺神经始终行于尺、动静脉的尺侧,经腕尺侧管入手掌。其肌支支配尺侧腕屈肌和指深屈肌尺侧半。在桡腕关节近侧约 5 cm 处发出手背支,经尺侧腕屈肌腱与尺骨之间转向背侧,下行至手背。

(3) **正中血管神经束**:由正中神经及其伴行血管组成。① **正中神经**从旋前圆肌的两头之间穿出,在此发出骨间前神经后,于指浅、深屈肌之间下行。在前臂下 1/3 段,位于桡侧腕屈肌腱与掌长肌腱之间,位置表浅,表面仅被以皮肤、浅筋膜和深筋膜。主干在前臂发出肌支支配旋前圆肌、桡侧腕屈肌、掌长肌和指浅屈肌,这些肌支均由正中神经的尺侧发出,故在其桡侧进行手术操作较安全。此外,掌长肌腱较细长,其粗细与正中神经相仿,手术中应注意区别。② **正中动脉**(median artery)自骨间前动脉发出。多数为一细小的分支,伴正中神经下降,分支营养正中神经。行程中有同名静脉伴行。

(4) **骨间前血管神经束**:由骨间前神经和血管组成。① **骨间前神经**(anterior interosseous nerve)在正中神经穿旋前圆肌两头之间处,从神经干的背侧发出,与骨间前血管伴行,沿前臂骨间膜的前方,拇长屈肌和指深屈肌之间下行,至旋前方肌深面,进入该肌。发出肌支支配拇长屈肌、指深屈肌桡侧半和旋前方肌。② **骨间前动脉**(anterior interosseous artery)自骨间总动脉分出后,在拇长屈肌和指深屈肌之间,沿骨间膜前面下行,至旋前方肌深面,行程中有两条同名静脉伴行。

4. **前臂屈肌后间隙**(posterior space of antebrachial flexor) 是位于前臂远侧 1/4 段的潜在性间隙,在指深屈肌和拇长屈肌腱的后方、旋前方肌的前方,其内侧界为尺侧腕屈肌和前臂筋膜,外侧界为桡侧腕屈肌和前臂筋膜。该间隙向远侧经腕管与掌中间隙相通,当前臂远侧段或手掌间隙感染时,炎症可相互蔓延。

二、前臂后区

(一) 浅层结构

前臂后区皮肤较厚,移动性小。浅筋膜内有头静脉和贵要静脉的主干及其属支。有 3 条皮神经:前臂后皮神经分布于前臂后区中间部直至腕后区的皮肤;前臂内、外侧皮神经分布于前臂后区内、外侧部。

(二) 深层结构

1. **深筋膜与前臂后骨筋膜鞘** 前臂后区的深筋膜厚而坚韧,近侧部有肱三头肌腱膜加强,远侧部在腕背侧增厚形成伸肌支持带。

前臂后骨筋膜鞘由前臂后区深筋膜、前臂内侧肌间隔、前臂外侧肌间隔、尺骨、桡骨和前臂骨间膜共同围成,其内有前臂肌后群和骨间后血管神经束等(图 7 - 21)。

2. **前臂肌后群** 共 10 块,分浅、深两层,每层各 5 块(表 7 - 4)。浅层自桡侧向尺侧依次为桡侧腕长伸肌、桡侧腕短伸肌、指伸肌、小指伸肌和尺侧腕伸肌。深层各肌近平行排列,自桡侧向尺侧依次为旋后肌、拇长展肌、拇短伸肌、拇长伸肌和示指伸肌。

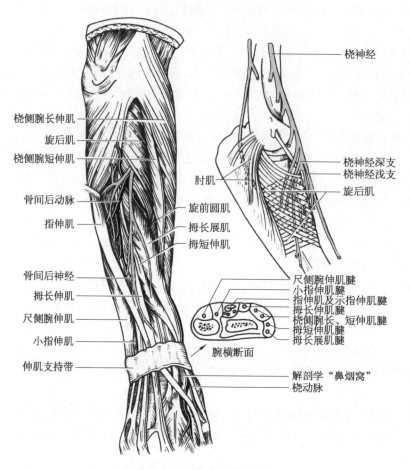

桡神经

桡侧腕长伸肌

旋后肌

桡侧腕短伸肌

桡神经深支
桡神经浅支
旋后肌

骨间后动脉

指伸肌

肘肌

旋前圆肌
拇长展肌
拇短伸肌

骨间后神经

拇长伸肌

尺侧腕伸肌

小指伸肌

伸肌支持带

尺侧腕伸肌腱
小指伸肌腱
指伸肌及示指伸肌腱
拇长伸肌腱
桡侧腕长、短伸肌腱
拇短伸肌腱
拇长展肌腱

腕横断面

解剖学"鼻烟窝"
桡动脉

图 7-21 前臂后区深层结构

表 7-4 前臂肌后群

层次	名 称	起 点	止 点	作 用	神经支配
浅层	桡侧腕长伸肌	肱骨外上髁及邻近深筋膜	第 2 掌骨底背面	伸和外展桡腕关节	桡神经（$C_{6~8}$）
	桡侧腕短伸肌		第 3 掌骨底背面	伸桡腕关节	
	指伸肌		第 2～5 中指中节、远节指骨底	伸第 2～5 指和伸腕	
	小指伸肌		小指中节、远节指骨底背面	伸小指和伸腕	
	尺侧腕伸肌		第 5 掌骨底	伸和内收桡腕关节	
深层	旋后肌	肱骨外上髁、尺骨	桡骨前面上 1/3	前臂旋后	桡神经（$C_{6~8}$）
	拇长展肌	桡、尺骨和骨间膜背面	第 1 掌骨底	外展拇指及桡腕关节	
	拇短伸肌		拇指近节指骨底	伸拇掌指关节	
	拇长伸肌		拇指远节指骨底	伸拇指	
	示指伸肌		示指中节指骨底	伸示指	

由于拇长展肌、拇短伸肌、拇长伸肌经桡侧腕长、短伸肌之间，从深层浅出，从而又将浅层肌分为两组。外侧组包括桡侧腕长、短伸肌及前群的肱桡肌；内侧组包括指伸肌、小指伸肌和尺侧腕伸肌。两组肌之间的缝隙无神经走行，是前臂后区手术的安全入路。

3. 骨间后血管神经束　由骨间后血管和神经组成，位于前臂肌后群浅、深层之间。

（1）桡神经深支和骨间后神经：桡神经深支（deep branch of radial nerve）自肱骨外上髁前方由桡神经发出后，向下后走行，发出肌支支配桡侧腕长、短伸肌和旋后肌，然后于桡骨颈外侧穿入旋后肌，在桡骨头后下方5～7 cm处穿出该肌，改称骨间后神经（posterior interosseous nerve），与同名血管伴行，下行于前臂肌后群浅、深两层之间，分支支配前臂肌后群其余诸肌。

（2）骨间后动脉（posterior interosseous artery）：是骨间总动脉的分支，与同名静脉伴行，经骨间膜上缘进入前臂后区，初居旋后肌深面，后从该肌下缘与拇长展肌起始部上缘之间穿出，在浅、深两层肌之间下行，分支营养邻近诸肌，并发出骨间返动脉向上返行，参与构成肘关节动脉网。

三、前臂部中 1/3 横断面

在此断面上，尺、桡骨平行排列，两骨之间有前臂骨间膜相连（图 7-22）。

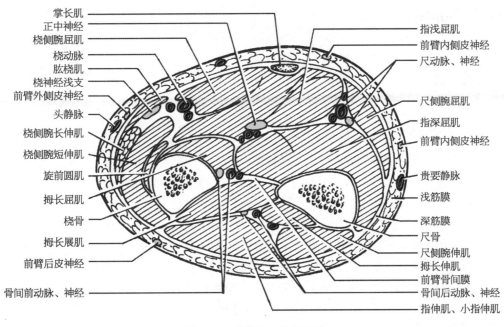

图 7-22　前臂中 1/3 横断面

在皮肤和浅筋膜内，前面的尺侧有贵要静脉和前臂内侧皮神经，桡侧有头静脉和前臂外侧皮神经，中部有前臂正中静脉，后面的中部有前臂后皮神经。

深筋膜呈圆管状包裹前臂深层结构，在尺、桡侧还分别发出前臂内、外侧肌间隔，介于屈、伸肌之间，分别连于尺、桡骨。深筋膜、内侧肌间隔、外侧肌间隔、尺骨、桡骨和骨间膜共同围成前臂前、后骨筋膜鞘。

在前臂前骨筋膜鞘内,前臂屈肌位于骨间膜的前方,在该断面分浅、中、深3层。浅层从桡侧向尺侧依次为肱桡肌、桡侧腕屈肌、掌长肌和尺侧腕屈肌,中层为旋前圆肌的止点和指浅屈肌,深层为拇长屈肌和指深屈肌。桡神经浅支及桡动、静脉位于肱桡肌与桡侧腕屈肌之间,尺血管神经束位于指浅屈肌、尺侧腕屈肌和指深屈肌三者之间,正中神经血管束位于指浅屈肌与指深屈肌之间,骨间前血管神经束位于骨间膜的前方。

在前臂后骨筋膜鞘内,前臂伸肌位于骨间膜的后方,分浅、深两层排列。浅层从桡侧向尺侧依次为桡侧腕长伸肌、桡侧腕短伸肌、指伸肌、小指伸肌和尺侧腕伸肌;深层为旋后肌、拇长展肌和拇长伸肌。骨间后血管神经束位于浅、深层伸肌之间。

第六节　腕　　部

腕部(wrist)介于前臂与手之间,其上界为尺、桡骨茎突近侧两横指的环线,下界相当于屈肌支持带的下缘水平。腕是前臂的屈、伸肌腱和血管、神经到达手的通路,可分为腕前区和腕后区。

一、腕前区

(一) 浅层结构

腕前区的皮肤薄而松弛,移动性较大。浅筋膜内有前臂内、外侧皮神经的分支分布,并有数量较多的浅静脉和浅淋巴管。

(二) 深层结构

1. 深筋膜　为前臂深筋膜在腕前区的延续,在腕前区增厚形成腕掌侧韧带和屈肌支持带。

(1) **腕掌侧韧带**(palmar carpal ligaments):位于腕横纹深部,两侧与腕背侧的伸肌支持带相延续,对前臂屈肌腱有固定、保护和支持作用。

(2) **屈肌支持带**(flexor retinaculum):又名**腕横韧带**(transverse carpal ligament),位于腕掌侧韧带远侧深面,厚而坚韧,由致密结缔组织构成,其尺侧端附于豌豆骨和钩骨钩,桡侧端附于手舟骨和大多角骨结节。掌长肌腱经该韧带的浅面下行入手掌,续为掌腱膜。

2. 腕管(carpal canal)　由屈肌支持带与腕骨沟共同围成。管内有指浅、深屈肌腱及**屈肌总腱鞘**(common flexor sheath)、拇长屈肌腱及其腱鞘和正中神经通过。两腱鞘均超过屈肌支持带近侧和远侧各2.5 cm。屈肌总腱鞘常与小指的指滑膜鞘相通,拇长屈肌腱鞘与拇指的指滑膜鞘相连。正中神经在腕管内变扁平,紧贴屈肌支持带桡侧端的深面。腕骨骨折时可压迫正中神经,导致腕管综合征。

3. 腕尺侧管(ulnar carpal canal)　为腕掌侧韧带的远侧部与屈肌支持带尺侧端之间的间隙,内有尺神经和尺动、静脉通过(图7-23)。尺神经在腕部表浅,易受损伤。

4. 腕桡侧管(radial carpal canal)　屈肌支持带桡侧端分两层附着于手舟骨结节和大多角骨结节,其间的间隙称**腕桡侧管**,内有桡侧腕屈肌腱及其腱鞘通过。

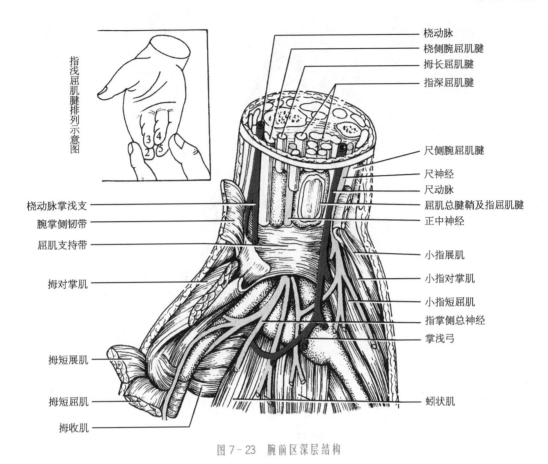

图 7-23 腕前区深层结构

图中标注（左侧，自上而下）：指浅屈肌腱排列示意图、桡动脉掌浅支、腕掌侧韧带、屈肌支持带、拇对掌肌、拇短展肌、拇短屈肌、拇收肌

图中标注（右侧，自上而下）：桡动脉、桡侧腕屈肌腱、拇长屈肌腱、指深屈肌腱、尺侧腕屈肌腱、尺神经、尺动脉、屈肌总腱鞘及指屈肌腱、正中神经、小指展肌、小指对掌肌、小指短屈肌、指掌侧总神经、掌浅弓、蚓状肌

二、腕后区

(一) 浅层结构

腕后区的皮肤比腕前区厚，浅筋膜薄而松弛，内有浅静脉和皮神经。

头静脉和贵要静脉分别位于腕后区桡侧和尺侧的浅筋膜内。桡神经浅支与头静脉伴行，越过腕背侧韧带的浅面下行，在"鼻烟窝"附近分为 4～5 支指背神经。**尺神经手背支**（dorsal branch of ulnar nerve）在腕关节上方由尺神经发出，经尺侧腕屈肌腱和尺骨之间转入腕后区，分支至手背皮肤，并发出 3 条指背神经。在腕后区正中部有前臂后皮神经的终末支分布（图 7-24）。

(二) 深层结构

1. 伸肌支持带（extensor retinaculum）及腕伸肌腱　伸肌支持带由腕后区深筋膜增厚形成，又名**腕背侧韧带**（dorsal carpal ligament），其尺侧端附于尺骨茎突和三角骨，桡侧端附于桡骨远侧端的外侧缘。伸肌支持带向深面发出 5 个纤维隔，附着于尺、桡骨的背面，形成 6 个骨纤维管道，有 9 条前臂伸肌肌腱及其腱鞘通过。从桡侧向尺侧排列，依次通过各骨纤维管的肌腱为：① 拇长展肌和拇短伸肌腱及其腱鞘；② 桡侧腕长、短伸肌腱及其腱鞘；③ 拇长伸肌腱及其腱鞘；④ 指伸肌腱和示指伸肌腱及其腱鞘；⑤ 小指伸肌腱及其腱鞘；⑥ 尺侧腕伸肌腱及其腱鞘（图 7-25）。

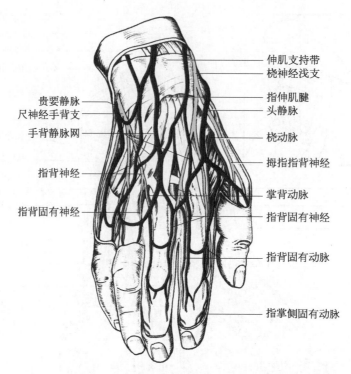

伸肌支持带
桡神经浅支
贵要静脉
尺神经手背支
手背静脉网
指伸肌腱
头静脉
桡动脉
指背神经
拇指指背神经
掌背动脉
指背固有神经
指背固有神经
指背固有动脉
指掌侧固有动脉

图 7-24　手背浅层结构

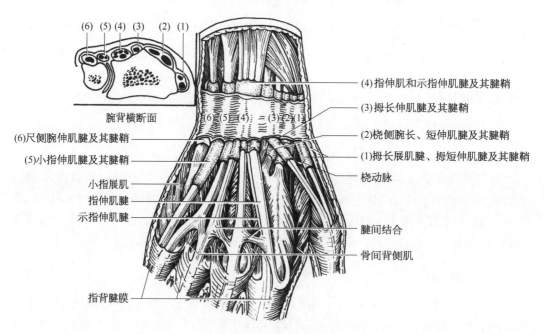

(6)(5)(4)(3)(2)(1)

腕背横断面

(6)(5)(4)＝(3)(2)(1)

(4)指伸肌和示指伸肌腱及其腱鞘

(3)拇长伸肌腱及其腱鞘

(2)桡侧腕长、短伸肌腱及其腱鞘

(1)拇长展肌腱、拇短伸肌腱及其腱鞘

桡动脉

(6)尺侧腕伸肌腱及其腱鞘

(5)小指伸肌腱及其腱鞘

小指展肌

指伸肌腱

示指伸肌腱

腱间结合

骨间背侧肌

指背腱膜

图 7-25　手背深层结构

2. "鼻烟窝"的境界及其内容　"鼻烟窝（snuffbox）"的桡侧界为拇长展肌腱和拇短伸肌腱，尺侧界为拇长伸肌腱，近侧界为桡骨茎突，窝底为手舟骨和大多角骨。在窝内有桡动脉通过（图 7-26）。手舟骨骨折时，"鼻烟窝"可因肿胀而消失，且可有压痛。此处也是切开拇伸肌腱鞘和结扎桡动脉的合理途径。

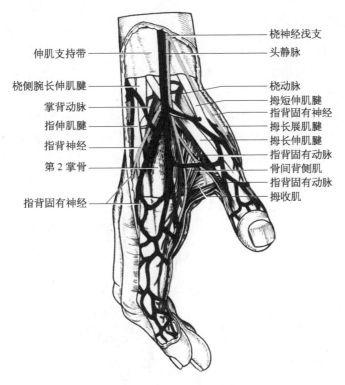

图 7-26　鼻烟窝的境界和内容

第七节　手　　部

手部(hand)可分为手掌、手背和手指 3 部分。

一、手掌

(一) 浅层结构

1. 皮肤与浅筋膜　**手掌**(palm of hand)皮肤厚而坚韧,角化层较厚,汗腺丰富,无毛囊和皮脂腺。浅筋膜在鱼际和小鱼际处比较疏松,而在掌心部非常致密,由纤维隔将皮肤与掌腱膜紧密相连,并将浅筋膜分隔成许多小叶,浅血管、浅淋巴管和皮神经穿行其间。

2. 浅血管、浅淋巴管和皮神经　浅动脉细小、分支较多。由于手的握持功能,浅静脉、淋巴管不与动脉伴行,大部分流向手背。手掌桡侧 2/3 的皮神经为**正中神经掌支**,内侧 1/3 为尺神经掌支。

3. 掌短肌　属于退化的皮肌,位于小鱼际近侧部的浅筋膜内,对浅筋膜有固定作用,并可保护其深面的尺血管和尺神经。

（二）深层结构

1. 深筋膜　分为浅、深两层。

（1）**浅层**：覆盖于鱼际肌、指浅屈肌腱和小鱼际肌的浅面，分别称为**鱼际筋膜**（thenar fascia）、**掌腱膜**（palmar aponeurosis）和**小鱼际筋膜**（hypothenar fascia）。

鱼际筋膜和小鱼际筋膜均较薄弱。掌腱膜厚而致密，呈尖端向近侧的三角形（图 7 - 27）。其尖端附着于屈肌支持带，并与掌长肌腱相延续；其远侧形成 4 束长的纵行纤维束，行向第 2～5 指末节指骨底。掌腱膜有协助肌腱屈指的功能，发生炎症或受到外伤后，可引起掌腱膜挛缩，影响手指运动。

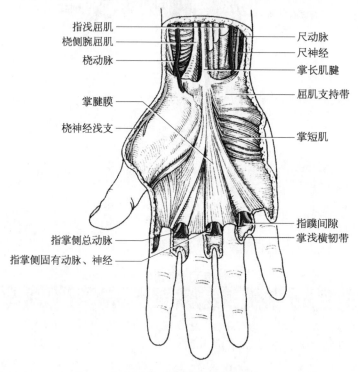

图 7 - 27　掌腱膜及指蹼间隙

（2）**深层**：较浅层薄弱，包括骨间掌侧筋膜与拇收肌筋膜。**骨间掌侧筋膜**位于指深屈肌腱深面，覆盖于骨间掌侧肌与掌骨的表面；**拇收肌筋膜**覆盖在拇收肌的表面。

2. 骨筋膜鞘　掌腱膜的内、外侧缘向深面发出附着于第 1、第 5 掌骨的**掌内、外侧肌间隔**，因此在手掌形成外侧鞘、中间鞘和内侧鞘 3 个骨筋膜鞘。

（1）**外侧鞘**：又称鱼际鞘，由鱼际筋膜、掌外侧肌间隔和第 1 掌骨围成。其内有鱼际肌（拇收肌除外）、拇长屈肌及其腱鞘，以及至拇指的血管、神经等。

（2）**中间鞘**：由掌腱膜、掌内侧肌间隔、掌外侧肌间隔、骨间掌侧筋膜和拇收肌筋膜共同围成。其内有指浅、深屈肌腱及屈肌总腱鞘、蚓状肌、掌浅弓和指血管、神经等。

（3）**内侧鞘**：又称小鱼际鞘，由小鱼际筋膜、掌内侧肌间隔和第 5 掌骨围成。其内有小鱼际肌以及至小指的血管、神经等。

3. 筋膜间隙　位于掌中间鞘的深部，由掌中隔分隔成外侧的鱼际间隙和内侧的掌中间隙

（图 7-28）。**掌中隔**（midpalmar septum）是连接于掌腱膜桡侧缘与第 3 掌骨表面的骨间掌侧筋膜之间的纤维组织隔。

（1）**掌中间隙**（midpalmar space）：位于掌中间鞘尺侧半的深面。其前界自桡侧起依次为第 3～5 指屈肌腱、第 2～4 蚓状肌；后界为掌中隔后部、第 3～4 指、骨间肌及其前面的骨间掌侧筋膜；内侧界为掌内侧肌间隔；外侧界为掌中隔。其近侧端位于屈肌总腱鞘深面，经腕管与前臂屈肌后间隙相交通；远侧端经第 2～4 蚓状肌鞘通第 2～4 指蹼间隙，进而可通向手背。此间隙的感染可经上述途径蔓延。

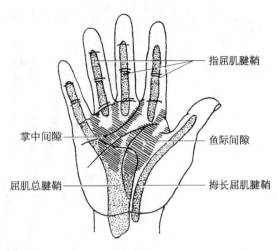

图 7-28　手部腱鞘及筋膜间隙

（2）**鱼际间隙**（thenar space）：位于掌中间鞘桡侧半的深面。其前界为掌中隔前部、示指屈肌腱、第 1 蚓状肌，后界为拇收肌筋膜；内侧界为掌中隔，外侧界为掌外侧肌间隔。其近侧端为盲端，远侧端经第 1 蚓状肌鞘与示指背侧相通。

4. **手肌**　分外侧群、中间群和内侧群 3 群（表 7-5）。

表 7-5　手　肌

分群	名称	起点	止点	作用	神经支配
外侧群	拇短展肌	腕横韧带、手舟骨结节	拇近节指骨底外侧缘	外展拇指	正中神经（$C_{6,7}$）
	拇短屈肌	浅头：腕横韧带 深头：腕横韧带、小多角骨	拇近节指骨底	屈拇掌指关节	
	拇对掌肌	腕横韧带、大多角骨	第 1 掌骨桡侧缘	拇指对掌	
	拇收肌	斜头：头状骨、腕横韧带 横头：第 3 掌骨前面	拇近节指骨底	内收、屈曲拇指	尺神经深支（C_8）
中间群	蚓状肌（4 块）	指深屈肌腱桡侧	第 2～5 指近节指骨背面和指背腱膜	屈掌指关节、伸指关节	正中神经、尺神经深支（$C_{6～8}$）
	骨间掌侧肌（3 块）	第 2 掌骨尺侧缘第 4、5 掌骨桡侧缘	第 2、第 4、第 5 近节指骨底和指背腱膜	第 2、第 4、第 5 指内收，屈掌指关节，伸指骨间关节	尺神经深支（C_8）
	骨间背侧肌（4 块）	第 1～5 掌骨相对侧缘	第 2、第 3 指近节指骨底桡侧缘，第 3、第 4 指近节指骨底尺侧缘，指背腱膜	第 2、第 3、第 4 指外展，屈掌指关节，伸指关节	
内侧群	小指展肌	豌豆骨、豆钩韧带	小指近节指骨尺侧缘	屈、外展小指	
	小指短屈肌	钩骨、腕横韧带	小指近节指骨底尺侧缘	屈小指	
	小指对掌肌	钩骨、腕横韧带	第 5 掌骨尺侧缘	小指对掌	

5. 血管 手的血液供应来自桡动脉和尺动脉,两动脉的分支在手掌彼此吻合成掌浅弓和掌深弓(图 7 - 29)。

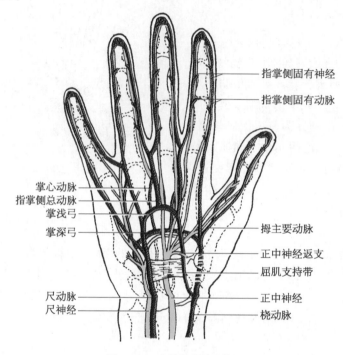

图 7 - 29 手部的动脉和神经

(1) **掌浅弓**(superficial palmar arch):由尺动脉终支和桡动脉掌浅支在掌腱膜深面吻合而成。掌浅弓的凸侧缘发出 3 条指掌侧总动脉和到小指尺侧的小指尺掌侧固有动脉;其中每条指掌侧总动脉分别沿第 2~4 蚓状肌浅面行向指蹼间隙,再各自分为两条指掌侧固有动脉,分布于第 2~5 指的相对缘。小指尺掌侧固有动脉沿小鱼际肌浅面下行,分布于小指尺侧缘。

(2) **掌深弓**(deep palmar arch):由桡动脉终支和尺动脉掌深支在掌骨和骨间肌浅面吻合而成。掌深弓的位置高于掌浅弓 1~2 cm。由弓的凸侧缘发出 3 条掌心动脉,沿骨间掌侧肌前面下行,至掌指关节处分别与相应的指掌侧总动脉吻合。

(3) **拇主要动脉** 由桡动脉穿第 1 掌骨间隙入手掌后发出,分为 3 条指掌侧固有动脉,分布于拇指两侧缘和示指桡侧缘。

6. 神经 分布于手掌的神经有正中神经、尺神经及其分支(图 7 - 29)。

(1) **正中神经**:紧贴屈肌支持带深面进入手掌后,分为 3 条指掌侧总神经。第 1 指掌侧总神经在屈肌支持带下缘发出正中神经返支,绕屈肌支持带远侧行向近侧,入鱼际肌,支配除拇收肌以外的鱼际诸肌;再发出 3 条指掌侧固有神经,分布于拇指两侧和示指桡侧缘。第 2、第 3 指掌侧总神经与同名动脉伴行至指蹼间隙,各自再分为两条指掌侧固有神经,分布于第 2~4 指相对缘。此外,第 1、第 2 指掌侧总神经还各发出 1 肌支,分别支配第 1、第 2 蚓状肌。正中神经返支在手部位置表浅,易受损伤而使拇指丧失对掌功能。

(2) **尺神经**:主干经屈肌支持带浅面伴尺血管入手掌,在豌豆骨外下方分为浅、深两支。

1) **尺神经浅支**:伴行于尺动脉尺侧,分支至掌短肌,再发出两个分支,其中一支为至小指尺侧缘的小指尺掌侧固有神经;另一支为指掌侧总神经,该支再发出两条指掌侧固有神经,分布于小指、环指相对缘。

2）尺神经深支：主要为肌支，与尺动脉掌深支伴行，穿经小鱼际肌起始处后，伴行于掌深弓，发出分支支配小鱼际肌，第3、第4蚓状肌，所有骨间肌和拇收肌。深支经豌豆骨与钩骨间的一段位置表浅，易受到损伤，临床上表现为"爪形手"。

二、手背

（一）浅层结构

手背（dorsum of hand）的皮肤薄而柔软，富有弹性，移动性较大，有毛囊和皮脂腺。浅筋膜薄而松弛，内有丰富的浅静脉、浅淋巴管和皮神经（图7-24）。

1. 手背静脉网（dorsal venous rete of hand）　手背浅静脉相互吻合成手背静脉网，收集手部大部分静脉血。手背静脉网的桡、尺侧半分别汇合成头静脉和贵要静脉。手的静脉回流一般由掌侧流向背侧，从深层流向浅层。

2. 浅淋巴管　手背的浅淋巴管与浅静脉伴行。

3. 皮神经　手背的皮神经有**桡神经浅支**和**尺神经手背支**，分别分布于手背桡侧半和尺侧半的皮肤。

（二）深层结构

1. 手背筋膜　为手背的深筋膜，分浅、深两层。

（1）浅层：为伸肌支持带的延续，与指伸肌腱融合为**手背腱膜**（dorsal aponeurosis），该腱膜两侧分别附着于第2掌骨和第5掌骨。

（2）深层：覆盖于第2～5掌骨和第2～4骨间背侧肌背面，称**骨间背侧筋膜**（dorsal interosseous fascia）。在第2～5掌骨近、远侧端，手背筋膜浅、深两层相互融合。

2. 筋膜间隙　由于手背筋膜浅、深两层在掌骨的近、远侧端彼此融合，因此在手背浅筋膜、手背腱膜和骨间背侧筋膜之间形成两个筋膜间隙。

（1）**手背皮下间隙**：为手背浅筋膜和手背腱膜之间的间隙。

（2）**腱膜下间隙**：为手背腱膜与骨间背侧筋膜之间的间隙。

上述两个筋膜间隙都比较疏松，且两者常有交通。因此，手背感染时，炎症可相互蔓延，致使整个手背肿胀明显。

3. 指伸肌腱　在手背，指伸肌腱共有4条，与手背深筋膜浅层融合，分别至第2～5指。指伸肌腱薄而扁，至第2～5指远节指骨底移行为**指背腱膜**。在近掌骨头处，各指伸肌腱被3条称为**腱间结合**的斜行腱纤维束连结（图7-25）。腱间结合的作用是伸指时，各肌腱彼此牵拉，协同动作。

三、手指

手指（finger）借掌指关节与手掌相连，运动灵活。手指分为掌侧和背侧。

（一）浅层结构

1. 皮肤　手指掌侧皮肤较厚，富有汗腺，无毛囊和皮脂腺。在指腹处，神经末梢非常丰富，感觉敏锐。手指背侧皮肤较薄,皮下脂肪较少。指端背面有**指甲**。指甲深面的真皮称**甲床**。指甲的近端埋在皮肤形成的深凹内,称**甲根**。围绕指甲根部和两侧的皮肤皱襞为**甲襞**。指甲与甲襞之间的沟称**甲沟**,受伤时易引起甲沟炎。

2. 浅筋膜　手指掌侧面浅筋膜较厚,有大量纤维束将皮肤连于指屈肌腱鞘;纤维束之间的脂肪组织聚集成球状。当手指损伤感染时,可导致腱鞘炎。

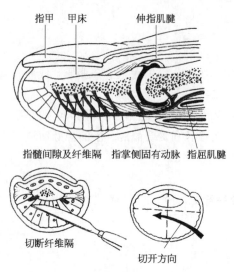

图 7-30　指髓间隙及切开引流术

3. 指髓间隙(pulp space)　又称**指髓**,位于各指远节指骨远端 4/5 掌侧骨膜与皮肤之间的密闭间隙。间隙两侧、掌面和末端都是致密的皮肤,近侧有纤维隔连于指远纹皮下和指深屈肌腱末端,将指髓完全封闭。指髓内有许多纤维隔连于远节指骨膜和指腹皮肤间,将指髓内脂肪分隔成许多小叶,内有丰富的血管、神经行于其中。由于指髓是封闭的,故指端感染时,局部肿胀,压力增高,压迫神经引起剧烈疼痛,压迫血管可导致远节指骨缺血坏死。此时应行指端侧方切开引流术,且必须切断所有纤维隔才能引流通畅(图 7-30)。

4. 血管和神经　每个手指的动脉分别有行于掌侧和背侧的指掌侧固有动脉和指背动脉各两条,有同名神经与之伴行。手指的静脉主要位于背侧。

(二)深层结构

1. 指浅、伸屈肌腱　屈拇指的长肌腱只有 1 条,其余各指均有浅、深两条肌腱,行于各指的指腱鞘内。在近节指骨处,指浅屈肌腱位于指深屈肌腱掌侧,继而向远侧分成两股,附着于中节指骨的两侧缘,其中间形成**腱裂孔**,指深屈肌腱通过腱裂孔后继续行向远侧,止于远节指骨底(图 7-30、图 7-31)。指浅屈肌主要屈近侧指间关节,指深屈肌主要屈远侧指间关节。两腱各有独立的活动范围,又互相协同增强肌力。

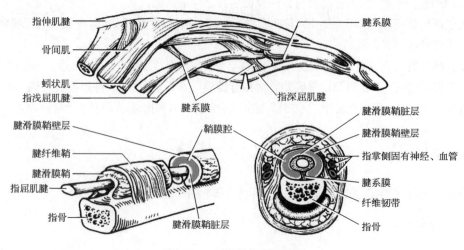

图 7-31　手指屈肌腱及腱鞘

2. 指腱鞘(tendinous sheaths of fingers) 是包绕指浅、深屈肌腱的鞘管,由腱纤维鞘和腱滑膜鞘组成(图7-31)。

(1) **腱纤维鞘**:是手指深筋膜增厚的部分,附着于指骨和指关节囊两侧而形成的一骨纤维性管道,对肌腱起约束、支持和滑车作用,并可增强肌力。

(2) **腱滑膜鞘**:是包绕各指屈肌腱的双层密闭囊管状滑膜结构,位于腱纤维鞘内,分脏、壁两层。脏层紧贴肌腱表面,壁层衬于纤维鞘内面和骨面。脏、壁两层在肌腱与指骨之间的移行处称**腱系膜**,内有出入肌腱的血管、神经。

3. 指伸肌腱 越过掌骨头后向两侧扩展,包绕掌骨头和近节指骨背面,形成**指背腱膜**,又称腱帽。该腱膜向远侧分成3束,中间束止于中节指骨底,两条侧束在中节指骨背面合并后,止于远节指骨底。

第八节 上肢的解剖操作

一、解剖腋区

(一) 皮肤切口与翻皮

从胸骨柄上缘中点沿锁骨作一横切口至肩峰。在胸骨柄上缘中点至剑突间作一纵切口。自剑突至腋前襞与臂转折处作一斜切口,该切口通过乳头时沿乳晕作一环行切口,保留乳头和乳晕。自腋前襞与臂转折处向腋后襞与臂转折处作一切口。从腋后襞沿臂内侧缘纵行切口至肘关节上方(图绪-5)。上述切口完成后,将胸前壁和腋窝底皮肤翻向外侧。

(二) 解剖腋窝

1. 清除腋窝的脂肪组织并观察腋淋巴结群 腋淋巴结排列在血管附近,但要分清5群较困难,故不要求按群追查。

2. 解剖腋动、静脉 从喙突向下清理出喙肱肌和肱二头肌短头腱,在喙肱肌内侧缘解剖出腋动、静脉,清除血管周围的结缔组织。以胸小肌为标志观察腋动脉各段及其分支:腋动脉第1段分支有胸上动脉,胸上动脉位置最深,向第1、第2肋间隙前部走行。腋动脉第2段分支有胸外侧动脉和胸肩峰动脉,与胸外侧动脉伴行有胸长神经;胸肩峰动脉穿锁胸筋膜后分为供应胸大、小肌、三角肌和肩峰的小支。腋动脉第3段分支主要有肩胛下动脉、旋肱前动脉和旋肱后动脉。肩胛下动脉较粗,沿肩胛下肌下缘下行,在三边孔水平发出旋肩胛动脉穿三边孔至肩胛骨后面,主干降入背阔肌深面改名为胸背动脉,与该分支伴行的神经是胸背神经;旋肱前、后动脉在肱骨外科颈水平发出,旋肱后动脉伴腋神经穿经四边孔向后至三角肌深面,在肱骨外科颈外侧与旋肱前动脉吻合。

为方便操作,可将腋静脉的属支结扎后切断,只保留腋静脉主干。

3. 解剖臂丛各束及分支 在喙肱肌和腋动脉之间寻找肌皮神经和正中神经。前者穿喙肱肌后行于肱肌与肱二头肌之间;后者较粗大,由臂丛内、外侧束发出的正中神经内、外侧根组成。在腋动脉内侧找出臂丛内侧束,并解剖出内侧束发出的前臂内侧皮神经、尺神经和臂内侧皮神经。前臂内侧皮神经位于腋动、静脉之间的前方;尺神经较粗,位于前臂内侧皮神经后方;臂内侧皮神经在腋静脉内侧。向外牵开腋动脉,暴露出后方的桡神经和腋神经,前者较粗大,紧贴腋后壁;后者在桡神经外上,伴旋肱后动脉穿四边孔到三角肌深面,支配该肌和小圆肌。注意观察肌皮神经、正中神经、尺神经三者在起始段的位置关系。

4. 观察腋窝各壁　在腋窝前壁已打开的情况下,观察腋窝其他3个壁:腋窝内侧壁由前锯肌和上4个肋间隙构成,有胸外侧动脉和胸长神经下行,注意观察两者的位置关系;腋窝外侧壁为肱骨结节间沟,其前有肱二头肌和喙肱肌;腋窝后壁由肩胛下肌、大圆肌、背阔肌及肩胛骨构成。清理腋窝后壁,观察三边孔和四边孔及其通过结构。三边孔内有旋肩胛动脉通过,四边孔内有旋肱后动脉和腋神经通过。胸背动脉和胸背神经于背阔肌深面前方下行进入肌。

二、解剖臂前区、肘前区和前臂前区

(一) 皮肤切口与翻皮

标本仰卧,上肢外展,手掌向上,沿臂内侧缘纵行切口,下端将切口延至腕关节上方。在肘前区和腕前区分别作一横切口(图绪-5)。将臂前面、前臂前面皮肤翻向外侧。

(二) 层次解剖

1. 解剖浅层结构　臂前区、肘前区和前臂前区的浅筋膜均较薄而疏松,在浅筋膜中解剖出头静脉、贵要静脉、肘正中静脉、肘浅淋巴结和前臂内、外侧皮神经等。贵要静脉和头静脉分别沿前臂两侧上行,它们的深面分别有前臂内、外侧皮神经伴行。贵要静脉在臂中部穿深筋膜,头静脉继续沿肱二头肌外侧沟向上经三角肌胸大肌间沟穿深筋膜。在肘窝,头静脉与贵要静脉间有粗大的吻合支即肘正中静脉,该静脉形态变异较常见。在肱骨内上髁上方、贵要静脉附近寻找肘浅淋巴结。保留解剖出的浅静脉和皮神经,去除浅筋膜。

2. 解剖肱二头肌内侧沟的结构　在臂前正中纵行剪开深筋膜向两侧翻开,暴露出肱二头肌内侧沟内的血管神经束。剖开血管神经束,找到肱动脉,保留伴行的肱静脉,解剖出肱动脉上部发出的肱深动脉,它与桡神经一起潜入肱骨肌管。尺侧上副动脉从臂中部发出,与尺神经一起穿臂内侧肌间隔。尺侧下副动脉在肱骨内上髁上方起始,横向内下参与组成肘关节网。在肱动脉外侧找到正中神经,观察该神经跨过肱动脉前面至其内侧的部位。掀开肱二头肌即可看到肌皮神经,此神经行于肱二头肌与肱肌之间,由肱二头肌腱外侧浅出后,改名为前臂外侧皮神经。

3. 观察臂肌前群　臂肌前群浅层为肱二头肌,深层上部为喙肱肌、下部为肱肌。在臂上部分开肱二头肌短头和喙肱肌,观察肌皮神经穿喙肱肌到达两层肌间的情况;在肱骨外上髁上方分开肱二头肌腱与肱肌可找到前臂外侧皮神经,分开肱肌与肱桡肌可找出桡神经。

4. 解剖肘窝　肘前区的深筋膜被从肱二头肌腱向内下延伸的肱二头肌腱膜加厚。游离肱二头肌腱膜并将其向外侧翻开,暴露出肘窝。清除肘窝内结缔组织,观察肘窝境界。解剖出尺动脉和桡动脉,追查它们发出的尺侧返动脉和桡侧返动脉。在肱动脉内侧解剖正中神经,追踪它从旋前圆肌两头间降入前臂。肘窝内正中神经发出很多支配前臂前群肌的分支。在肱桡肌深面清理桡神经,观察其发出的浅支经肱桡肌深面下行,深支穿旋后肌到臂后区。

5. 观察前臂肌前群　前臂肌前群共4层,第1层由外侧向内侧依次为肱桡肌、旋前圆肌、桡侧腕屈肌、掌长肌和尺侧腕屈肌；第 2 层为指浅屈肌(该肌有 4 个肌腱)；第 3 层由外侧向内侧依次为拇长屈肌和指深屈肌(该肌也有 4 个肌腱)；第 4 层为旋前方肌(在前臂下部)。

6. 解剖前臂前区血管神经束　本区共 4 个血管神经束。

(1) 桡血管神经束：包括桡动、静脉和桡神经浅支。桡动、静脉先位于肱桡肌与旋前圆肌之间，再位于肱桡肌深面，前臂下段位于桡侧腕屈肌腱外缘，最后经拇长展肌腱和拇短伸肌腱深面至手背。在绕至手背前发出掌浅支到手掌。桡神经浅支先与桡动脉相距甚远，继与桡动脉伴行，后又与桡动脉分开经肱桡肌腱深面转向手背。

(2) 尺血管神经束：包括尺动、静脉和尺神经。尺动、静脉经旋前圆肌和指浅屈肌深面至前臂下段，位于指浅屈肌和尺侧腕屈肌之间。尺动脉在肘窝发出骨间总动脉，后者再发出骨间前、后动脉。将尺侧腕屈肌拉向内侧，向上追踪尺神经至尺神经沟处，向下追踪至腕前区，并在腕上 5 cm 剖出手背支。

(3) 正中血管神经束：由正中神经、血管构成。正中神经穿旋前圆肌后行于指浅、深屈肌之间。在前臂下段位于桡侧腕屈肌腱与掌长肌腱之间的深面，最后经腕管入手掌。注意在肘窝附近寻找由正中神经发出的骨间前神经。

(4) 骨间前血管神经束：在拇长屈肌与指深屈肌之间的深方寻找骨间前动、静脉和骨间前神经。

三、解剖腕前区、手掌和手指掌面

(一) 皮肤切口与翻皮

在腕前中点至中指根部作一纵行切口，再在各指根部作一弧行切口，将手部皮肤翻向两侧(图绪-5)。沿中指正中作一纵行切口，将中指皮肤翻向两侧。

(二) 层次解剖

1. 解剖浅筋膜　腕前区浅筋膜薄而松弛，分别有前臂内、外侧皮神经末梢和前臂正中静脉起始部。还有在屈肌支持带上缘浅出的正中神经掌支、尺神经掌皮支。

2. 解剖鱼际肌、小鱼际肌　除去鱼际和小鱼际表面的筋膜，解剖出鱼际肌和小鱼际肌，注意分离各肌时勿损伤血管、神经。

3. 解剖掌腱膜　屈肌支持带下缘与掌长肌腱融合并延伸成三角形的掌腱膜，修洁之。注意近指蹼处有血管、神经和蚓状肌通过。将掌腱膜在尖端处剪断挑起，由近端向远端剥离，注意其深面的血管、神经。

4. 解剖尺神经、尺动脉及其分支　在豌豆骨桡侧找出尺动脉和尺神经，它们都在豌豆骨下方发出深支至手掌深部。尺动脉主干向桡侧弓形弯曲，与桡动脉掌浅支吻合为掌浅弓。掌浅弓凸侧缘发出 4 个分支，尺侧的 1 支为小指尺掌侧固有动脉，其余 3 支为指掌侧总动脉，分别沿屈指肌腱下行至指蹼处，再各分为两条指掌侧固有动脉。尺神经浅支分为两支，1 支为小指尺掌侧固有神经，另 1 支行至第 4 指蹼处再分为分布于第 4、第 5 指相对缘的指掌侧固有神经。

5. 解剖腕管　从正中切开屈肌支持带，剖开腕管，查看腕管中通过的各结构及其关系。

6. 解剖正中神经及其分支　正中神经出腕管后通常向下分为 3 条指掌侧总神经(在掌浅

弓及其分支的深面),第 1 支指掌侧总神经又发出返支至鱼际肌,肌支至第 1、第 2 蚓状肌,然后再分为到拇指两侧和示指桡侧 3 条指掌侧固有神经。另两支各自再分为两条指掌侧固有神经,分布于第 2~4 指相对缘。注意正中神经与尺神经浅支的吻合支。

7. 解剖掌深弓和尺神经深支　切断掌浅弓桡侧端,将正中神经牵向桡侧,指浅、深屈肌腱牵向尺侧,暴露深层结构。在掌心深部、掌骨和骨间肌表面找到尺神经深支和尺动脉掌深支与桡动脉吻合而成的掌深弓。

8. 解剖中指掌侧面　将中指掌侧面的浅筋膜清除,露出指腱纤维鞘,先观察两侧下行的指掌侧固有动脉、神经,再纵行打开腱纤维鞘,观察指浅、深屈指肌腱的关系。

四、解剖肩胛区、臂后区、肘后区和前臂后区

(一) 皮肤切口与翻皮

标本俯卧,上肢外展并固定。自第 7 颈椎棘突到第 12 胸椎棘突作一纵行切口,又自第 7 颈椎棘突到肩峰作一横行切口,再从第 12 胸椎棘突作一斜切口至腋后襞。在肘关节、腕关节上方分别作一横切口,将皮肤由内侧向外侧翻开(图绪-5)。手背正中作一纵行切口,各指根部作一横行切口,将手背皮肤向两侧翻开。

(二) 层次解剖

1. 解剖浅筋膜和皮神经　肩胛区、三角肌区的浅筋膜较致密,在三角肌后缘中点解剖出穿深筋膜并分布于三角肌区和臂上 1/3 外侧皮肤的臂外侧上皮神经。清理前臂背面浅筋膜,寻找出头静脉、贵要静脉远侧段以及桡神经发出的前臂后皮神经。保留解剖出的浅静脉和皮神经,去除浅筋膜。

2. 解剖三角肌区的肌肉、血管和神经　清理三角肌,在其起点处切开翻向外侧,查看从四边孔穿入三角肌深面的腋神经和旋肱后动脉。

3. 解剖肩胛区的肌肉、血管和神经　沿肩胛冈切断斜方肌的附着点,清理冈上肌、冈下肌、小圆肌、大圆肌、背阔肌和肱三头肌长头。在三边孔中找出旋肩胛动脉,它在小圆肌深面进入冈下窝。切除冈上、下肌中段,注意肌下的肩胛上动脉和肩胛上神经。

4. 解剖臂后区的肌肉、血管和神经　清理肱三头肌及其筋膜,找出桡神经和肱深动脉进入肱骨肌管处,将镊子深入肱骨肌管,切断肱三头肌外侧头。寻找桡神经和肱深动脉,追踪桡神经到臂中点以下处,查看穿过臂外侧肌间隔为止。肱深动脉在肱骨肌管内发出桡侧副动脉和中副动脉。在肱骨内上髁上方清理出从臂前区穿来的尺神经和尺侧上副动脉,追踪尺神经到肱骨的尺神经沟,在此尺神经转到前臂前面。

5. 解剖前臂后区的肌肉、血管和神经　切开并清理前臂后区的深筋膜,保留伸肌支持带,辨认前臂后群浅层肌,它们的排列关系由外上向内下方依次为桡侧腕长伸肌、桡侧腕短伸肌、指伸肌、小指伸肌和尺侧腕伸肌。拉开后群浅层肌,辨认前臂后群深层肌,它们的排列关系是,上半为旋后肌,下半由外上向内下方依次为拇长展肌、拇短伸肌、拇长伸肌和示指伸肌。在旋后肌下缘找到骨间后神经和骨间后动脉。

五、解剖腕后区、手背和手指背面

(一) 皮肤切口与翻皮

手背正中作一纵行切口,各指根部作一横行切口,将手背皮肤向两侧翻开。中指背侧作一纵行切口,将指背皮肤向两侧翻开。

(二) 层次解剖

1. 解剖手背静脉网　手背浅筋膜薄而松弛,内含吻合丰富的手背静脉网,该网大部向桡侧吻合为头静脉,小部向尺侧吻合为贵要静脉。

2. 解剖桡神经浅支和尺神经手背支　桡神经浅支和尺神经手背支在手背位于静脉与深筋膜之间,观察两者在手背的吻合及其发出的 5 对指背神经的走行和分布。

3. 解剖伸肌支持带及各伸肌肌腱　清理手背深筋膜,游离出伸肌支持带下缘,在探针引导下逐个打开 6 个伸肌腱的管,追踪各扁腱至止端。注意各管内包裹肌腱的滑液鞘,观察手背诸肌腱间的连结以及在指背的扩展。

4. 观察解剖学"鼻烟窝"　观察其境界:内侧界为拇长伸肌腱,外侧界为拇短伸肌腱和拇长展肌腱。浅面有头静脉和桡神经浅支,底有桡动、静脉经过。

5. 解剖中指背面　指伸肌腱在指背形成指背腱膜,其两侧缘有细小的指背动脉和皮神经。中指近节背侧皮神经为桡神经浅支的分支;中、远节背侧皮神经为指掌侧固有神经的背侧支。

【临床应用】

一、乳腺癌根治术应注意的腋窝结构

乳腺癌根治术时,两条神经易受损伤。① 胸长神经损伤后导致前锯肌瘫痪,表现为患侧手不能高举过头,肩胛骨不能紧贴胸廓,内侧缘和肩胛下角翘起,出现"翼状肩胛"。② 胸背神经损伤后造成背阔肌瘫痪,出现上肢后伸无力。

乳腺根治术时,还要注意勿损伤腋静脉和头静脉末端,因腋静脉管壁薄、压力底,管壁与腋鞘一起附着于锁胸筋膜,损伤后处于开放状态,易发生空气栓塞;头静脉是上肢静脉血回流的重要侧支循环途径,在结扎腋静脉属支时,要注意保护好腋静脉和头静脉末端。

二、臂丛损伤

臂丛完全性损伤可能性较小,通常分别为臂丛上干或下干的损伤。① 臂丛上干损伤:出现臂型麻痹(Erb-Duchenne 麻痹),主要体征为患肢悬垂于躯干侧面,不能屈肘,前臂不能旋后(臂前群肌瘫痪所致),臂不能外展和旋外(三角肌、冈上肌、冈下肌、小圆肌瘫痪所致)。② 臂丛下干损伤:出现前臂型麻痹(Klumpke 麻痹),主要累及尺神经和正中神经。表现为部分手肌、屈腕和屈指肌瘫痪,最常见的是环指和小指的掌指关节过伸、指关节屈曲,呈"爪形手"。这主

要是由于止于指背腱膜尺侧两个蚓状肌和骨间肌瘫痪,致使尺侧两指的掌指关节不能屈曲,而止于中、远节指骨的指浅、深屈肌未受累,故仍可屈指骨间关节。

三、肱骨各段骨折及神经损伤

1. 肱骨外科颈骨折　骨折近端因受冈上肌、冈下肌和小圆肌牵引,呈外展外旋位;骨折远端因受胸大肌、背阔肌和大圆肌牵引,呈内收、内旋位。由于两骨折端严重错位,故易损伤腋神经。

2. 肱骨干中段骨折　如骨折线在三角肌止点以上时,近侧段受胸大肌、背阔肌、大圆肌等牵拉而向前、向内移位;当骨折线在三角肌止点以下时,近侧段受三角肌、喙肱肌和冈上肌的牵引,呈前屈、外展位,远侧段因受肱二头肌和肱三头肌的牵引而向上移位。由于桡神经紧贴肱骨干的桡神经沟行走,故易合并桡神经损伤,出现垂腕症。

3. 肱骨髁上骨折　肱骨内、外上髁稍上方发生骨折时,远侧段常因前臂群肌前群的牵引而向前移位,故易压迫正中神经和肱动脉,而导致前臂肌缺血性挛缩、正中神经分布区域皮肤感觉障碍和肌肉瘫痪。

四、桡骨骨折

桡骨发生在旋前圆肌止点上方骨折时,近侧段因受肱二头肌和旋后肌的牵引而呈旋后位;远侧段因受旋前圆肌和旋前方肌的牵引呈旋前位。若骨折发生在旋前圆肌止点下方时,近侧段因受旋前圆肌和旋后肌的牵引,常保持中立位;远侧段因受旋前方肌的牵引而呈旋前位。

五、手部的正中神经和尺神经损伤

1. 正中神经损伤　正中神经伴9条屈指肌腱经腕管到手部,由于腕管各壁坚硬,空间狭窄,任何因素使腕管缩小或腕骨骨折,均可压迫正中神经,引起腕管综合征,表现为鱼际平坦、拇指对掌功能障碍、外展无力(拇短展肌、拇对掌肌和拇短屈肌瘫痪),拇指常处于内收位(拇收肌未受累)。此外,还有桡侧两条蚓状肌瘫痪和桡侧三个半指掌侧面及背面远侧部的皮肤感觉障碍。

正中神经出腕管后立即发出正中神经返支至鱼际肌,由于该支位置表浅,可因外伤或手术而受损,症状同前所述,但没有蚓状肌瘫痪和皮肤感觉障碍。

正中神经因在前臂下部位置表浅也易受损伤,表现同腕管综合征。

2. 尺神经损伤　尺神经经腕尺侧管入手掌,在此受损可产生腕尺侧管综合征,表现为尺神经深、浅支支配的肌肉瘫痪(小鱼际肌瘫痪致小鱼际平坦,拇收肌瘫痪致拇指不能内收、骨间肌瘫痪、萎缩致各指不能相互靠拢、各掌指关节过伸和第4、第5指的指关节屈曲,称为"爪形手")和管理的皮肤区域感觉障碍(手掌尺侧1/3、尺侧一个半指掌侧面、手背尺侧1/2和二个半指背的皮肤感觉障碍)。

若尺神经在尺神经沟内损伤,除上述手部症状外,还有尺侧腕屈肌、指深屈肌尺侧半瘫痪。

【课程思政】

不负医者初心——骨科先贤殷培璞教授

殷培璞(1923—2004 年),西安交通大学第一附属医院骨科教授。他从 20 世纪 50 年代后期开始潜心研究大骨节病。大骨节病是一种慢性、畸形性骨关节疾病,以关节软骨和骺软骨的变形与坏死为基本特征,被老百姓称为"瘟神";轻则关节肿大、僵硬、疼痛、运动障碍,重则四肢短小畸形、手不能握、腿不能蹬,甚至完全失去劳动能力。他在大骨节病的临床诊断与防治、流行病学等方面进行了比较全面、系统和深入的研究;首创了大骨节病临床检查法,首先提出了"吃杂、改水、讲卫生"的综合防治理论和学术思想,综合防治措施取得了显著效果。为了解除大骨节病患者的痛苦,无论严寒酷暑,他总是风尘仆仆,翻山越岭,走庄串户,奔波在大骨节病区,送医送药上门,为群众防病治病。他几十年如一日忘我工作,仅做晚期大骨节病患者手术就 300 多例,挽救了许多丧失劳动能力和生活不能自理的患者。

本书配套数字教学资源

微信扫描二维码,加入局部解剖学读者交流圈,获取配套教学视频、学习课件、课后习题和沟通交流平台等板块内容,夯实基础知识

第八章
下　肢

导学

1. **掌握**　肌腔隙、血管腔隙的境界及内容；梨状肌上孔、梨状肌下孔、股三角、收肌管、腘窝、踝管的构成、内容物及其临床意义；大隐静脉的行程及属支；坐骨神经的行程及分支分布。

2. **熟悉**　下肢的境界与分区，表面解剖；髋周围动脉网、膝关节动脉网的组成及意义；臀部皮神经来源及其分布，坐骨神经与梨状肌的关系；阔筋膜、髂胫束、隐静脉裂孔的形态特点；小隐静脉的行程；足背皮神经的来源及分支分布；踝关节的韧带。

第一节　概　述

下肢的主要功能是支持体重、直立行走和运动，故下肢骨骼较上肢粗大，骨连结的结构较上肢复杂，稳固性强而灵活性小，肌肉也较上肢发达。

一、境界与分区

下肢与躯干部直接相连，前方以腹股沟与腹部分界，外后方以髂嵴与腰部分界，以骶、尾骨外侧缘与骶部分界，内侧以阴股沟与会阴部分界。下肢可分为臀部、股部、膝部、小腿部、踝和足部。除臀部外，各部又可分为若干区。

二、表面解剖

（一）体表标志

1. 臀部与股部

（1）**髂嵴**：全长于皮下均可触及，两侧髂嵴最高点的连线通过第4腰椎棘突（图8-1）。

（2）**髂前上棘**：为髂嵴的前端，是测量下肢长度的重要标志（图8-1）。

（3）**髂结节**：在髂前上棘后上方5~7 cm处，为髂嵴向外突出的隆起。

（4）**耻骨结节**：在耻骨联合上缘外侧约2.5 cm处可触及。

（5）**坐骨结节**：屈髋时，在臀大肌下缘可触及，是坐骨的最低点。

（6）**股骨大转子**：在股外侧于髂结节下方约10 cm处可触及。股骨大转子的尖端位于髂

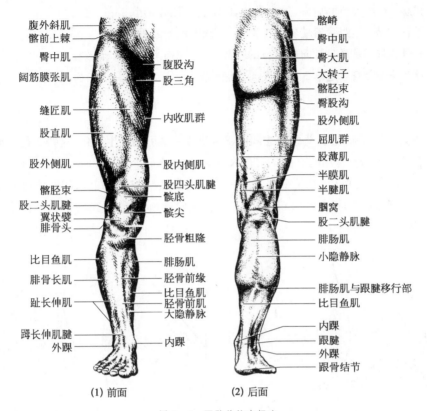

腹外斜肌
髂前上棘
臀中肌
阔筋膜张肌
缝匠肌
股直肌
股外侧肌
髂胫束
股二头肌腱
翼状襞
腓骨头
比目鱼肌
腓骨长肌
趾长伸肌
踇长伸肌腱
外踝

腹股沟
股三角
内收肌群
股内侧肌
股四头肌腱
髌底
髌尖
胫骨粗隆
腓肠肌
胫骨前缘
比目鱼肌
胫骨前肌
大隐静脉
内踝

髂嵴
臀中肌
臀大肌
大转子
髂胫束
臀股沟
股外侧肌
屈肌群
股薄肌
半膜肌
半腱肌
腘窝
股二头肌腱
腓肠肌
小隐静脉
腓肠肌与跟腱移行部
比目鱼肌
内踝
跟腱
外踝
跟骨结节

(1) 前面　　　　　(2) 后面

图 8-1　下肢的体表标志

前上棘和坐骨结节连线的中点处(图 8-1)。

2. 膝部

(1) **髌骨**：位于膝关节前方,常作为测量标志(图 8-1)。

(2) **髌韧带**：为连于髌骨与胫骨粗隆之间的韧带。

(3) **胫骨粗隆**：为髌韧带下端止点处的骨性隆起(图 8-1)。

(4) **股骨内、外侧髁**：为股骨远侧端向两侧的膨大处,外侧髁较宽大,内侧髁较突出。内、外侧髁侧面最突出部为**股骨内、外上髁**。在股骨内上髁上方还可触及**收肌结节**,为大收肌腱附着处。

(5) **胫骨内、外侧髁**：屈膝时,可在髌韧带两侧触及。

(6) **腓骨头**：在小腿上方外侧,平胫骨粗隆水平可摸到腓骨头,其下方为腓骨颈(图 8-1)。

(7) **半腱肌腱、半膜肌腱和股二头肌腱**：屈膝时,在膝关节后方,内侧可摸到半腱肌腱和半膜肌腱,外侧可摸到股二头肌腱。

3. 小腿部

(1) **胫骨前缘**：胫骨粗隆向下延续为胫骨前缘,是 1 条较锐的骨嵴,全长均可触及(图 8-1)。

(2) **胫骨内侧面**：在胫骨前缘的内侧,浅居皮下,易触及。

4. 踝与足部

(1) **内踝与外踝**：位于踝关节的内、外侧。外踝尖较内踝低,内踝是测量下肢长度的标志点(图 8-1)。

（2）**跟腱**：在踝关节的后方，呈粗索状，向下止于跟骨结节。

（3）**跟骨结节**：是跟骨后端的突出部分，为跟腱的附着处。

（4）**舟骨粗隆**：是足舟骨向内下方的隆起，在内踝前下方约 3 cm 处。

（5）**第 5 跖骨粗隆**：是第 5 跖骨底向外侧的突起，位于足外侧缘中份，易触及。

（二）对比关系

下肢骨折或关节脱位时，骨性标志间的正常位置关系可能发生变化，这些变化有助于对病理改变进行临床诊治。常用的对比关系有 Nelaton 线和 Kaplan 点。

1. Nelaton 线　侧卧位，髋关节屈 90°～120°，坐骨结节与髂前上棘的连线称 Nelaton 线。正常时此线恰通过股骨大转子尖。当髋关节脱位或股骨颈骨折时，大转子尖可移位于此线上方（图 8 - 2）。

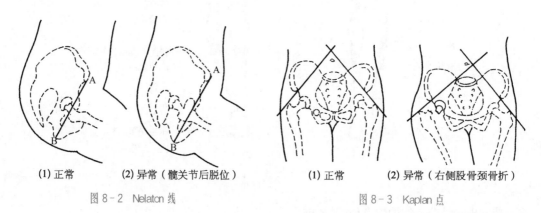

| (1) 正常 | (2) 异常（髋关节后脱位） | (1) 正常 | (2) 异常（右侧股骨颈骨折） |

图 8 - 2　Nelaton 线　　　　　　　　　　　　　图 8 - 3　Kaplan 点

2. Kaplan 点　仰卧位，下肢并拢伸直，两侧髂前上棘处在同一水平面时，由两侧大转子尖经同侧髂前上棘作延长线，两侧延长线的交点称 Kaplan 点（图 8 - 3）。正常时此点在前正中线上、脐或脐以上。当髋关节脱位或股骨颈骨折时，此点下移至脐下并偏向健侧。

（三）颈干角和膝外翻角

1. 颈干角　股骨颈与股骨体长轴之间向内的夹角称颈干角。成人正常约 127°（125°～130°），＞130°为髋外翻，＜125°为髋内翻（图 8 - 4）。

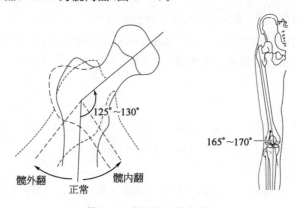

髋外翻　　　正常　　　髋内翻

125°～130°

165°～170°

图 8 - 4　颈干角和膝外翻角

2. 膝外翻角 股骨体长轴与胫骨体长轴在膝关节处相交形成向外的夹角,正常为165°~170°,其补角称膝外翻角。若外侧夹角<165°为膝外翻("X"形腿),>170°为膝内翻("O"形腿)。

(四) 体表投影

1. 坐骨神经 坐骨神经出盆腔的投影点在髂后上棘与坐骨结节连线中点外侧2~3 cm处。坐骨结节与股骨大转子连线的中、内1/3交点至腘窝的上角的连线为坐骨神经干的体表投影。

2. 臀上血管、神经 自髂后上棘至股骨大转子尖作一连线,此线的中、内1/3交点即为臀上动、静脉及神经出盆处的投影点。

3. 臀下血管、神经 髂后上棘至坐骨结节连线的中点,为臀下动、静脉及神经出盆处的投影点。

4. 股动脉 大腿微屈、稍外展、外旋时,由髂前上棘与耻骨联合连线的中点至收肌结节连线的上2/3段,即为股动脉的投影。

5. 胫前动脉 胫骨粗隆与腓骨头连线中点至内、外踝前面连线中点的连线。

6. 胫后动脉 腘窝下角至内踝与跟腱之间中点的连线。

7. 足背动脉 内、外踝经足背连线的中点与第1、第2跖骨底之间的连线。

第二节 臀 部

臀部上接脊柱区腰区,下连股后区,为髋骨外面呈四边形的区域。上界为髂嵴,下界为臀沟,内侧界为髂后上棘与尾骨尖的连线,外侧界为髂前上棘至股骨大转子的连线。

一、浅层结构

(一) 皮肤

臀区皮肤较厚,有丰富的皮脂腺和汗腺,有较好的弹性且耐摩擦。

(二) 浅筋膜

臀区浅筋膜发达,皮下脂肪多,但个体差异较大。在坐骨结节的浅面形成较致密的脂肪垫,以缓冲坐位时的压力。在骶骨后面及髂后上棘附近则很薄,长期卧床时此处易受压形成褥疮。

浅筋膜内的皮神经有3组:① **臀上皮神经**由第1~3腰神经后支的外侧支组成,在髂嵴上方竖脊肌的外侧缘穿出胸腰筋膜,越过髂嵴,分布于臀上部的皮肤。臀上皮神经跨越髂嵴处位置较固定,转体扭腰时易受到牵拉而损伤,产生腰腿痛。② **臀中皮神经**由第1~3骶神经后支组成,较细小,在髂后上棘与尾骨尖连线的中段穿出筋膜行向外,分布于臀内侧部皮肤。③ **臀下皮神经**为股后皮神经臀支,在臀大肌下缘中点附近穿出深筋膜,绕臀大肌下缘返折上行,分布于臀下部的皮肤。

二、深层结构

(一) 深筋膜

臀部的深筋膜又称**臀筋膜**(gluteal fascia),十分坚韧,分浅、深两层包裹臀大肌,它发出许多纤维隔伸入臀大肌的肌束内,故臀筋膜不易从肌肉表面剥离下来。臀筋膜上部附着于髂嵴,向外下方移行于大腿的阔筋膜,并参与组成髂胫束,内侧部愈着于骶骨背面的骨膜。臀筋膜损伤是腰腿痛的常见原因之一。

(二) 肌层

臀肌为髋肌的后群;阔筋膜张肌虽属髋肌前群,因其也位于臀部,故列入臀肌论述。臀区的肌肉分为 3 层(表 8-1)。

表 8-1 髋 肌

名 称		起 点	止 点	作 用	神经支配
后群	臀大肌	髂骨翼外面、骶骨背面、骶结节韧带	臀肌粗隆和髂胫束	后伸、外旋髋关节	臀下神经($L_5 \sim S_2$)
	阔筋膜张肌	髂前上棘、髂嵴的一部分	经髂胫束至胫骨外侧髁	紧张阔筋膜,并屈和外展髋关节	臀上神经($L_4 \sim S_1$)
	臀中肌	髂骨翼外面	股骨大转子	主要外展髋关节	
	梨状肌	骶骨盆面、第 2~4 骶前孔外侧		外展、外旋髋关节	梨状肌神经($S_{1,2}$)
	上孖肌	坐骨小切迹附近骨面			骶丛分支($L_4 \sim S_1$)
	闭孔内肌	闭孔膜内面及其周围骨面	股骨转子窝	外旋髋关节	闭孔内肌神经($L_5 \sim S_2$)
	下孖肌	坐骨小切迹附近骨面			骶丛分支($L_4 \sim S_1$)
	股方肌	坐骨结节	转子间嵴		
	臀小肌	髂骨翼外面	股骨大转子前缘	外展髋关节	臀上神经($L_4 \sim S_1$)
	闭孔外肌	闭孔膜外面及其周围骨面	股骨转子窝	外旋髋关节	闭孔神经及骶丛分支($L_2 \sim S_5$)
前群(髂腰肌)	髂肌	髂窝	股骨小转子	前屈、外旋髋关节	腰丛分支($L_{1\sim4}$)
	腰大肌	腰椎体侧面和横突			

1. **浅层肌** 有**臀大肌**(gluteus maximus)和**阔筋膜张肌**(tensor fascia lata)。臀大肌略呈方形,可维持身体直立和伸髋关节。在臀大肌与坐骨结节之间有**臀大肌坐骨囊**(maximus),在臀大肌腱膜与大转子之间有**臀大肌转子囊**,两囊皆为滑膜囊,可减少肌与骨面之间的摩擦。臀大肌的深面有**臀大肌下筋膜间隙**,此间隙借血管神经束与盆筋膜间隙相通,故盆内、外感染可以相互蔓延。

2. **中层肌** 自上而下有**臀中肌**(gluteus medius)、**梨状肌**(piriformis)、**上孖肌**(gemellus superior)、**闭孔内肌腱**、**下孖肌**(gemellus inferior)和**股方肌**(quadratus femoris)。其中,梨状肌是具有标志性的重要结构,该肌的上、下缘均有许多血管、神经出入。

3. **深层肌** 有**臀小肌**（gluteus minimus）和**闭孔外肌**（obturator externus）。

（三）梨状肌上、下孔及其通过的结构

梨状肌起自骶骨盆面第 2～4 骶前孔的外侧，向外穿**坐骨大孔**（greater sciatic foramen）出盆腔至臀部，止于股骨大转子尖端。梨状肌与坐骨大孔上、下缘之间各有一间隙，分别称**梨状肌上孔**和**梨状肌下孔**，均有神经、血管穿过（图 8-5）。

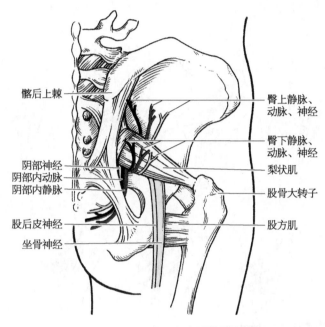

图 8-5 梨状肌上、下孔及通过其的结构

1. **通过梨状肌上孔的结构** 由外侧向内侧依次为：臀上神经、臀上动脉和臀上静脉（图 8-5）。

（1）**臀上神经**（superior gluteal nerve）：为骶丛的分支，分为上、下两支，支配臀中肌、臀小肌和阔筋膜张肌后部。

（2）**臀上动脉、静脉**（superior gluteal artery and vein）：臀上动脉为髂内动脉后干的直接延续，从梨状肌上孔出盆腔至臀区分为浅、深两支，浅支主要营养臀大肌，深支营养臀中、小肌和髋关节。臀上静脉与动脉伴行，注入髂内静脉，收集同名动脉营养区的静脉血。

2. **通过梨状肌下孔的结构** 由外侧向内侧依次为：坐骨神经、股后皮神经、臀下神经、臀下动脉、臀下静脉、阴部内动脉、阴部内静脉和阴部神经（图 8-5）。

（1）**坐骨神经**（sciatic nerve）：由梨状肌下孔穿出盆腔至臀大肌深面，经坐骨结节与大转子之间中点稍内侧下降入股后区。在臀区肌内注射时，应在臀区的外上 1/4 处进针，以避免损伤坐骨神经。

（2）**股后皮神经**（posterior femoral cutaneous nerve）：为骶丛的分支，自臀大肌下缘沿股后正中线下行，在臀大肌下缘处发出臀下皮神经，分布于臀区下部的皮肤。

（3）**臀下神经和臀下动脉、静脉**：**臀下神经**（inferior gluteal nerve）发自骶丛，支配臀大肌。**臀下动脉**（inferior gluteal artery）为髂内动脉的分支，营养臀大肌和髋关节，有吻合支参与臀部十字吻合。**臀下静脉**(inferior gluteal vein)与同名动脉伴行,穿梨状肌下孔入盆腔,与阴部内静脉会合后注入髂内静脉,收集同名动脉营养区域的静脉血。

(4) 阴部内动、静脉和阴部神经:**阴部内动脉**(internal pudendal artery)起自髂内动脉前干,**阴部神经**(pudendal nerve)起自骶丛,**阴部内静脉**(internal pudendal vein)注入髂内静脉。阴部内动、静脉和阴部神经穿梨状肌下孔出盆腔,绕坐骨棘,穿坐骨小孔入坐骨肛门窝。

3. 坐骨神经与梨状肌的关系 坐骨神经出盆腔时与梨状肌的位置关系常有变异,可归纳为 3 种情况 7 种类型(图 8 - 6)。

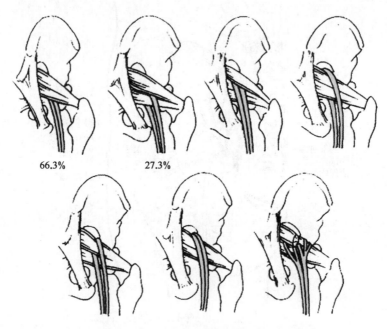

图 8- 6 坐骨神经与梨状肌的位置关系

(1) 常见型:坐骨神经以一总干从梨状肌下孔出盆腔,约占 66.3%。

(2) 常见变异型:坐骨神经在盆腔内即分为胫神经和腓总神经,前者穿出梨状肌下孔,后者从梨状肌中间穿出,约占 27.3%。

(3) 其他变异型:有 5 种,包括坐骨神经总干从梨状肌中间或梨状肌上孔出盆腔;坐骨神经在盆内已分支,但分支穿出盆腔的位置不典型;骶丛根穿出梨状肌后吻合成坐骨神经等。

因为坐骨神经与梨状肌的关系十分密切,当梨状肌损伤、出血肿胀时,易压迫坐骨神经而引起腰腿痛,称梨状肌综合征。

(四) 坐骨小孔及其通过的结构

坐骨小孔(lesser sciatic foramen)由骶棘韧带、坐骨小切迹和骶结节韧带共同围成。通过坐骨小孔的结构由外侧到内侧依次为阴部内动、静脉和阴部神经(图 8 - 5),还有闭孔内肌腱通过。

三、髋周围动脉网

在髋关节周围,髂内动脉、髂外动脉和股动脉的分支组成吻合丰富的动脉网,称髋周围动脉网。此网可分为盆内和盆外两部分,两者相互沟通,对髋关节的血供有极其重要的作用(图 8-7)。

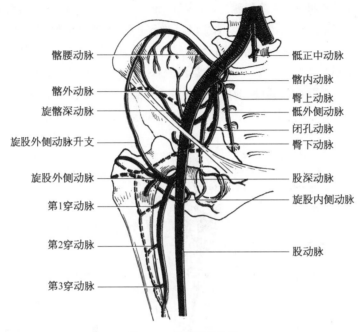

髂腰动脉

髂外动脉

旋髂深动脉

旋股外侧动脉升支

旋股外侧动脉

第1穿动脉

第2穿动脉

第3穿动脉

骶正中动脉

髂内动脉

臀上动脉

骶外侧动脉

闭孔动脉

臀下动脉

股深动脉

旋股内侧动脉

股动脉

图 8-7　髋周围动脉网

盆外部分主要为**"臀部十字吻合"**,位于臀大肌深面、股方肌和大转子附近。参与"臀部十字吻合"的动脉有:两侧的旋股内、外侧动脉,上部的臀上、下动脉和下部的股深动脉的第 1 穿动脉等。盆内部分位于近髋关节的盆腔侧壁,是旋髂深动脉、髂腰动脉、闭孔动脉、腹壁下动脉、骶外侧动脉和骶正中动脉之间的吻合支。

此外,盆内脏器左、右侧之间的动脉吻合支也很丰富。故当临床上一侧髂内动脉或其分支被结扎时,可借髋周围动脉网建立侧支循环,以代偿被结扎动脉分布区的血液供应。

第三节　股　　部

股部上界,前为腹股沟,后为臀沟,内侧为阴股沟;下界为经髌骨上方两横指处的环行线。经股骨内、外上髁的垂线,将股部分为股前内侧区和股后区。

一、股前内侧区

（一）浅层结构

1. 皮肤　皮肤厚薄不均,内侧份较薄而柔软,移动性大;外侧份较厚而移动性小。

2. 浅筋膜　浅筋膜在近腹股沟处分为两层,即浅部的脂肪层和深部的膜性层,分别与腹前壁下部的脂肪层（Camper 筋膜）和膜性层（Scarpa 筋膜）相延续。其中膜性层在腹股沟韧带下方约 1 cm 处与股部深筋膜(阔筋膜)相融合。浅筋膜内富含脂肪,有浅动脉、浅静脉、腹股沟浅淋巴结和皮神经等。

(1) **大隐静脉及其属支**:**大隐静脉**(great saphenous vein)为全身最长的浅静脉,起自足背静脉弓的内侧端,经内踝前方,沿小腿内侧缘伴隐神经上行,经股骨内侧髁后方约 2 cm 处进入大腿内侧部,逐渐走向前上,在耻骨结节外下方穿隐静脉裂孔汇入股静脉,其汇入点称**隐股点**(图 8-8)。大隐静脉根部有 5 条属支:即**旋髂浅静脉、腹壁浅静脉、阴部外静脉、股内侧浅静脉和股外侧浅静脉**;它们汇入大隐静脉的形式变异较多,相互间吻合丰富(图 8-9)。大隐静脉曲张行高位结扎术时,必须结扎上述 5 条属支才能防止复发。

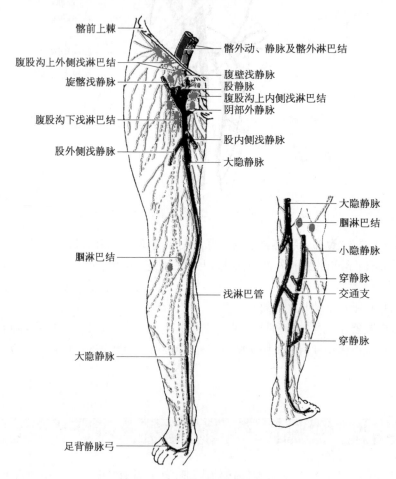

图 8-8 大、小隐静脉和下肢淋巴

(2) **浅动脉**:股部浅动脉的起始、行径、口径大小与临床上的皮瓣移植有密切关系。

1) **旋髂浅动脉**(superficial iliac circumflex artery):发自股动脉,向外上行,穿出阔筋膜后沿腹股沟韧带走向髂前上棘,分布于腹前壁下外侧部。

2) **腹壁浅动脉**(superficial epigastric artery):发自股动脉,于腹股沟韧带内侧半下方约 1 cm 处穿出阔筋膜,越腹股沟韧带至腹前壁,分布于腹前壁下部。

3) **阴部外动脉**(external pudendal artery):发自股动脉,分布于外生殖器。

此外,还可有发自旋股外侧动脉的**股外侧浅动脉**和发自股动脉的**股内侧浅动脉**。

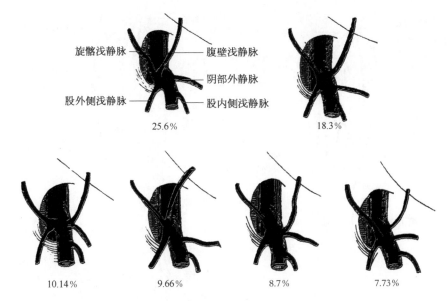

旋髂浅静脉 —— 腹壁浅静脉

阴部外静脉

股外侧浅静脉 —— 股内侧浅静脉

25.6%　　18.3%

10.14%　　9.66%　　8.7%　　7.73%

图 8-9 大隐静脉根部属支与类型

(3) **腹股沟浅淋巴结**(superficial inguinal lymph nodes)：股部的浅淋巴结集中于股前内侧区上部，称**腹股沟浅淋巴结**，可分为上、下两群(图 8-8)。上群又称近侧群，有 2～6 个淋巴结，斜行排列于腹股沟韧带下方，又可分为内、外侧两组，主要接收腹前外侧壁下部、外生殖器、会阴、臀区及肛管和子宫的淋巴。下群又称远侧群，有 2～7 个淋巴结，沿大隐静脉末端纵行排列，也可分为内、外侧两组，主要接收下肢的浅淋巴管、会阴和外生殖器的部分浅淋巴。腹股沟浅淋巴结的输出管注入腹股沟深淋巴结或髂外淋巴结。

(4) **皮神经**：股前外侧区的皮神经有不同的来源和分布(图 8-10)，主要有：

1) **股外侧皮神经**(lateral femoral cutaneous nerve)：发自腰丛，在髂前上棘内侧、腹股沟韧带深面入股部，于髂前上棘下方 5～10 cm 处穿阔筋膜至皮下，分前、后两支。前支较长，分布于股外侧面皮肤；后支分布于臀区外侧皮肤。

2) **股神经前皮支**(anterior cutaneous branches of femoral nerve)：由股神经发出，可分为两部分，即股中间皮神经和股内侧皮神经。股中间皮神经约在大腿前面中部穿缝匠肌和深筋膜至皮下，分布于大腿前面中间部的皮肤。股内侧皮神经在大腿下 1/3 穿缝匠肌内侧缘和深筋膜至皮下，分布于大腿内侧中、下部的皮肤。

3) **闭孔神经皮支**(cutaneous branches of obturator nerve)：发自闭孔神经前支，多数穿股薄肌或长收肌，分布于大腿内侧中、上部的皮肤。

此外，尚有生殖股神经、髂腹股沟神经的分支，分布于股前区上部中部、内侧的皮肤。

(二) 深层结构

1. 深筋膜　股部的深筋膜宽阔而坚韧致密，呈腱膜状包裹股部，是全身面积最大、最厚的深筋膜，故称**阔筋膜**(fascia lata)。上方附着于腹股沟韧带和髂嵴，与臀筋膜和会阴筋膜相续，下方与小腿的深筋膜和腘筋膜相续。阔筋膜形成的结构主要有髂胫束和隐静脉裂孔。

(1) **髂胫束**(iliotibial tract)：在大腿外侧，阔筋膜显著增厚呈带状，称髂胫束。髂胫束起自髂嵴前份，上部分为两层，包括阔筋膜张肌并与之紧密结合，不易分离，其后缘与臀大肌肌腱相

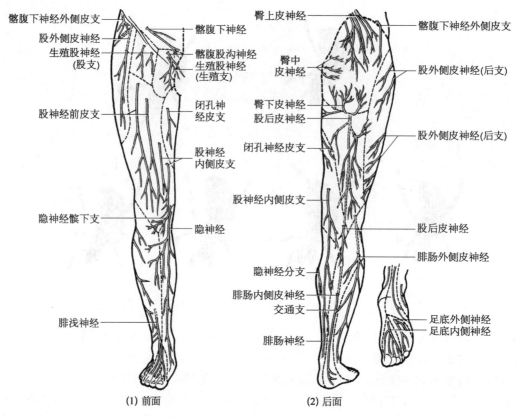

髂腹下神经外侧皮支
股外侧皮神经
生殖股神经
(股支)

股神经前皮支

隐神经髌下支

腓浅神经

髂腹下神经
髂腹股沟神经
生殖股神经
(生殖支)
闭孔神经皮支

股神经
内侧皮支

隐神经

臀上皮神经

臀中
皮神经

臀下皮神经
股后皮神经
闭孔神经皮支

股神经内侧皮支

隐神经分支
腓肠内侧皮神经
交通支

腓肠神经

髂腹下神经外侧皮支

股外侧皮神经(后支)

股外侧皮神经(后支)

股后皮神经

腓肠外侧皮神经

足底外侧神经
足底内侧神经

(1) 前面　　　　　　　　(2) 后面

图 8-10　下肢皮神经

续;下端附着于胫骨外侧髁、腓骨头和膝关节囊下部。临床上常用髂胫束作为体壁缺损、薄弱部位或膝关节交叉韧带修补重建的材料。

(2) 隐静脉裂孔(saphenous hiatus):在耻骨结节外下方 3~4 cm 处,阔筋膜上有一卵圆形的薄弱区,称隐静脉裂孔(卵圆窝)。其表面覆盖着一层多孔的疏松结缔组织膜,称筛筋膜,有大隐静脉、小血管和淋巴管等结构穿过。隐静脉裂孔外缘锐利呈镰刀状,称镰状缘,其上端止于耻骨结节并与腹股沟韧带和腔隙韧带相续,下端与耻骨肌筋膜相续。

2. 骨筋膜鞘　阔筋膜向深部发出股内侧、股外侧和股后 3 个肌间隔,深入肌群之间并附着于股骨粗线,与骨膜及阔筋膜共同形成 3 个骨筋膜鞘,即前、内侧和后骨筋膜鞘(图 8-11),并容纳相应的肌群(表 8-2)、血管、神经和淋巴结等。

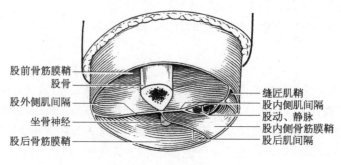

股前骨筋膜鞘
股骨
股外侧肌间隔
坐骨神经
股后骨筋膜鞘

缝匠肌鞘
股内侧肌间隔
股动、静脉
股内侧骨筋膜鞘
股后肌间隔

图 8-11　股中部骨筋膜鞘

表 8-2　大腿肌

分群	名　称	起　点	止　点	作　用	神经支配
前群	缝匠肌	髂前上棘	胫骨上端内侧面	屈髋关节 屈、内旋膝关节	股神经 (L$_{2\sim4}$)
	股四头肌　股直肌 股中间肌 股内侧肌 股外侧肌	髂前下棘及髋臼缘 股骨体前面上3/4部 股骨粗线外侧唇 股骨粗线内侧唇	4 个头向下共同形成一个肌腱，包绕髌骨后形成髌韧带，止于胫骨粗隆	伸膝关节 股直肌协助屈髋关节	股神经 (L$_{2\sim4}$)
内侧群	耻骨肌	耻骨梳附近	股骨体耻骨肌线		股神经、闭孔神经(L$_{2\sim4}$)
	长收肌	耻骨肌前面 耻骨结节下方	股骨粗线内侧唇中1/3部	内收、外旋、微屈髋关节	
	短收肌	耻骨体与耻骨支	股骨粗线内侧唇上1/3部		闭孔神经(L$_{2\sim4}$) (大收肌的坐骨部为坐骨神经的内侧支支配)
	大收肌	闭孔前下缘 坐骨结节	股骨粗线内侧唇上2/3部、收肌结节	内收、微屈髋关节	
	股薄肌	耻骨体与耻骨支	胫骨上端的内侧面	内收髋关节 内旋膝关节	
后群	股二头肌	长头：坐骨结节 短头：股骨粗线	腓骨头	屈膝关节、伸髋关节，并使小腿微外旋	坐骨神经 (L$_4\sim$S$_3$)
	半腱肌	坐骨结节	胫骨粗隆内侧	屈膝关节、伸髋关节，并使小腿微内旋	
	半膜肌	坐骨结节	胫骨内侧髁下缘		

（1）**前骨筋膜鞘**：包绕大腿肌前群、股动脉、股静脉、股神经和腹股沟淋巴结等。

（2）**内侧骨筋膜鞘**：包绕大腿肌内侧群、闭孔动脉、闭孔静脉和闭孔神经等。

（3）**后骨筋膜鞘**：见股后区。

3. 肌腔隙与血管腔隙　位于腹股沟韧带与髋骨之间的间隙，被髂耻弓（iliopectineal arch）分隔成内、外侧两部，即外侧的肌腔隙和内侧的血管腔隙，两者是腹、盆腔与股前区的重要通道（图 8-12）。髂耻弓连于腹股沟韧带中点与髂耻隆起之间，为髂腰筋膜增厚而成的韧带。

（1）**肌腔隙**（lacuna musculorum）：前界是腹股沟韧带外侧部，后外侧界是髂骨，内侧界是髂耻弓。腔隙内有髂腰肌、股神经和股外侧皮神经通过。当腰椎结核形成脓肿时，脓液可沿腰大肌及其筋膜经此隙蔓延至大腿根部，并可刺激股神经。

（2）**血管腔隙**（lacuna vasorum）：前界是腹股沟韧带内侧部，后界是耻骨梳韧带；外侧界是髂耻弓，内侧界是腔隙韧带（陷窝韧带）。腔隙内有股鞘及其内容（股动脉、股静脉、股管）、生殖股神经股支、淋巴管等通过。

4. 股三角（femoral triangle）　位于股前内侧区上 1/3 部，为底朝上、尖朝下的三角形凹陷区，下续收肌管。

（1）**境界**：上界为腹股沟韧带，外下界为缝匠肌内侧缘，内下界为长收肌内侧缘，前壁为阔筋膜，后壁凹陷，由外侧向内侧为髂腰肌、耻骨肌和长收肌及其筋膜。

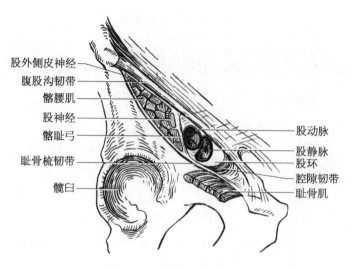

图 8-12 肌腔隙与血管腔隙

（2）内容：股三角内的结构由外侧向内侧依次为：股神经、股鞘及其内容（股动脉、股静脉、股管）、股深淋巴结等（图 8-13）。这些结构以股动脉为标志，股动脉位于腹股沟韧带中点的下方，其外侧为股神经，内侧依次为股静脉、股管。根据上述的解剖关系，临床上可进行股动脉压迫止血、插管造影、股动脉穿刺、股静脉穿刺及股神经阻滞麻醉等。

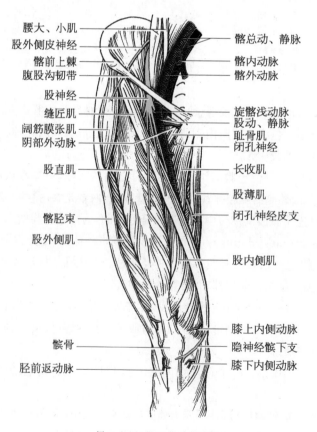

图 8-13 股三角及其内容

1) **股鞘**(femoral sheath)：为腹横筋膜与髂筋膜向下延伸并包绕股动、静脉上段的筋膜鞘，呈漏斗形，长 3～4 cm，向下与股血管的外膜融合为血管鞘。股鞘内有两条纵形的纤维隔将鞘腔分为 3 部分，外侧部容纳股动脉，中间部容纳股静脉，内侧部形成股管(图 8 - 14)。

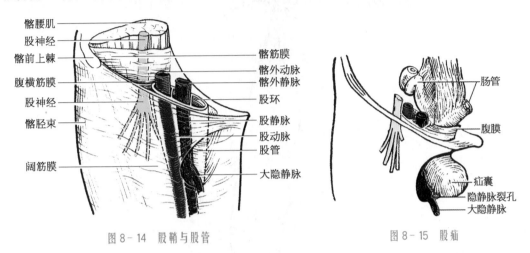

图 8 - 14 股鞘与股管 ⠀⠀⠀⠀⠀ 图 8 - 15 股疝

2) **股管**(femoral canal)：为股鞘内侧份的一个漏斗状的筋膜间隙，长 1～2 cm。股管的前壁自上向下依次为腹股沟韧带、隐静脉裂孔镰状缘的上端和筛筋膜，后壁为髂腰筋膜、耻骨梳韧带、耻骨肌及其筋膜；内侧壁为腔隙韧带和股鞘内侧壁，外侧壁为股静脉内侧的纤维隔。股管的上口称**股环**(femoral ring)，呈卵圆形，其前界为腹股沟韧带，后界为耻骨梳韧带；内侧界为腔隙韧带，外侧界为股静脉内侧的纤维隔。从腹腔面观察，股环处壁腹膜呈一小凹陷，称股凹。股管下端为盲端，正对着隐静脉裂孔的内上份。股管内有 1～2 个腹股沟深淋巴结和脂肪组织。股管的存在有两种功能：第一有利于股静脉扩张，第二作为从下肢到髂外淋巴结的一个淋巴回流通路。

当腹压增高时，腹、盆腔脏器(主要是肠管)可被推向股凹，经股环突至股管，最后经隐静脉裂孔处突出而形成股疝(图 8 - 15)。因为女性骨盆宽阔，相应地股环略宽大，故易发生股疝，尤以老年女性更多见。由于股环的前、后和内侧界皆为韧带，不易伸展，因此股疝易嵌顿和绞窄。

在股疝手术时，要注意疝与血管的关系，股疝疝囊外侧有股静脉，手术中慎防损伤。此外，股环外上方常有腹壁下动脉的闭孔支或变异的闭孔动脉行经腔隙韧带上方，故行股疝手术时，宜从腹部入路，在直视下手术可以避免损伤该动脉。

3) **股动脉**(femoral artery)：由髂外动脉经腹股沟韧带中点深面向下延续而来，在股三角内，下行到股三角尖端处进入收肌管，后经收肌腱裂孔至腘窝，移行为腘动脉。股动脉在腹股沟处位置表浅，易触及其搏动。

股动脉在起始处发出 3 条浅动脉，即旋髂浅动脉、腹壁浅动脉及阴部外动脉，前两者为带蒂游离皮瓣移植的重要血管。股动脉在腹股沟韧带下方 3～5 cm 处发出粗大的**股深动脉**(deep femoral artery)。股深动脉起始后行向内下，行于长收肌与大收肌之间，沿途发出旋股内侧动脉、旋股外侧动脉、穿动脉及肌支(图 8 - 16)，同时参与构成髋周围动脉网和膝关节动脉网。**旋股内侧动脉**经耻骨肌与髂腰肌之间向后达股后区，沿途分支供应附近诸肌及股骨头和股骨颈。**旋股外侧动脉**经缝匠肌和股直肌深面行向外侧，供应附近诸肌，并有分支至股后区。4 条**穿动脉**贴股骨内侧穿过大收肌行向大腿后面，营养股后肌群及短收肌和大收肌。

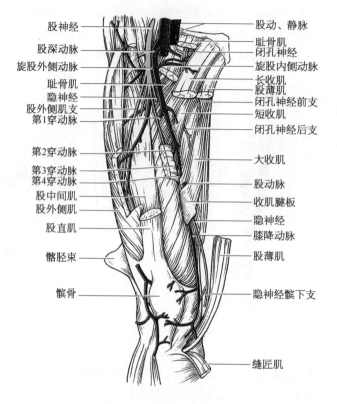

股神经 —— 股动、静脉
股深动脉 —— 耻骨肌
　 —— 闭孔神经
旋股外侧动脉 —— 旋股内侧动脉
耻骨肌 —— 长收肌
隐神经 —— 股薄肌
股外侧肌支 —— 闭孔神经前支
第1穿动脉 —— 短收肌
　 —— 闭孔神经后支
第2穿动脉 —— 大收肌
第3穿动脉 ——
第4穿动脉 ——
股中间肌 —— 股动脉
股外侧肌 —— 收肌腱板
股直肌 —— 隐神经
　 —— 膝降动脉
髂胫束 —— 股薄肌
髌骨 —— 隐神经髌下支
　 —— 缝匠肌

图 8-16　股动脉与股神经

4)**股静脉**(femoral vein)：是腘静脉向上的延续,经收肌管到股三角,穿血管腔隙移行为髂外静脉。在收肌管内,股静脉位于股动脉的后方;至股三角,股静脉则转至股动脉的内侧。股静脉除收纳大腿深静脉外,还收纳大隐静脉。

5)**腹股沟深淋巴结**(deep inguinal lymph node)：在股静脉上部附近及股管内有 3~4 个腹股沟深淋巴结,收纳下肢的深淋巴、会阴的淋巴和腹股沟浅淋巴结的输出管。其输出管注入髂外淋巴结。

6)**股神经**(femoral nerve)：起自腰丛,经髂筋膜深面、肌腔隙的内侧份进入股三角(图 8-14)。在股三角内,股神经的主干粗短,随即发出许多肌支、关节支和皮支。其肌支分布于股四头肌、缝匠肌和耻骨肌;关节支至髋关节和膝关节;皮支有股神经前皮支,分布于股前内侧区的皮肤,其中有一条细长的**隐神经**,在股三角内伴股动脉外侧下行,进入收肌管,然后穿过收肌管的前壁与大隐静脉伴行,分布于膝、小腿内侧和足背内侧缘皮肤。

5. **收肌管**(adductor canal)　又名**股腘管**或 **Hunter 管**,该管位于股前内侧中 1/3 段、缝匠肌的深面,长约 15 cm,呈三菱形。其前壁为张于股内侧肌与长收肌、大收肌间的收肌腱板,腱板的前方被缝匠肌所覆盖;外侧壁为股内侧肌,后内侧壁为长收肌及大收肌。管的上口与股三角的尖端相连,其下口为**收肌腱裂孔**(adductor tendinous opening),通向腘窝,故股三角和腘窝的炎症或脓肿可通过此管互相蔓延。在收肌管内的结构：前为股神经的股内侧肌支和隐神经,中间为股动脉,后为股静脉及淋巴管。在收肌管的下段,股动脉发出**膝降动脉**(descending genicular artery)(又称**膝最上动脉**)。

6. 闭孔血管和神经　经闭膜管出入盆腔与股部。

（1）**闭孔动脉**（obturator artery）和**闭孔静脉**（obturator vein）：闭孔动脉起于髂内动脉，与同名静脉、神经伴行，经闭膜管出盆后分前、后两支，分别位于短收肌前、后方。前支分布于大腿肌内侧群，并与旋股内侧动脉的分支吻合；后支分布于髋关节与股方肌等。闭孔静脉与同名动脉伴行，回流至髂内静脉。

（2）**闭孔神经**（obturator nerve）：起自腰丛，经闭膜管出盆后分为前、后两支。前支行于短收肌浅面，分支至长收肌、股薄肌、耻骨肌及髋、膝关节；后支行于短收肌深面，分支支配闭孔外肌和大收肌。其皮支由前支发出，分布于股前内侧区上部的皮肤。

二、股后区

（一）浅层结构

皮肤较薄，有一定的移动性。浅筋膜比股前区的浅筋膜厚，脂肪丰富。**股后皮神经**自臀大肌下缘中点深面至股后区，沿股后正中线下行于阔筋膜与股二头肌之间，其末支常在腘窝上角处穿阔筋膜至皮下。沿途分支穿阔筋膜至皮下，分布于股后区、腘窝及小腿后面上部的皮肤（图 8 - 10）。

（二）深层结构

1. 深筋膜及股后骨筋膜鞘　股后区的阔筋膜与股外侧肌间隔、股后肌间隔和股骨粗线处的骨膜共同围成股后骨筋膜鞘。鞘内容纳大腿肌后群、坐骨神经、深淋巴结及深淋巴管等。此鞘内的结缔组织间隙上通臀大肌下间隙，向下连腘窝，炎症可沿此间隙内的血管神经束互相蔓延。

2. 大腿后群肌　有股二头肌、半腱肌和半膜肌（表 8 - 2）。

3. 坐骨神经（sciatic nerve）　由梨状肌下孔出盆腔至臀大肌深面，经坐骨结节与股骨大转子之间至股后区，行于股二头肌长头与大收肌之间，下行至腘窝上角处，即分为胫神经和腓总神经（图 8 - 17）。坐骨神经常有一发自臀下动脉的营养动脉与之伴行，称**坐骨神经伴行动脉**，当股部截肢时，有时需先结扎此动脉，然后再切断神经。

坐骨神经在臀大肌下缘与股二头肌之间的一段位置十分表浅，没有肌肉覆盖，临床手术较易暴露。坐骨神经在行程中，自内侧发出肌支至股二头肌长头、半腱肌、半膜肌与大收肌的坐骨部，而股二头肌短头则由腓总神经支配。坐骨神经在股后区发出的肌支，大多起自其内侧，因此手术时其外侧可视为安全区。

三、股部中 1/3 横断面

横断面表层为皮肤，浅筋膜内的前内侧有大隐静脉。浅筋膜深面为阔筋膜及其向深部发出的股后、内侧和外侧肌间隔。股前骨筋膜鞘内为大腿肌前群，股骨大部分由股四头肌包绕。缝匠肌、长收肌与股内侧肌之间为收肌管，内有隐神经和股动、静脉。股内侧骨筋膜鞘内有股薄肌、长收肌和大收肌。股后骨筋膜鞘内有半膜肌、半腱肌和股二头肌。大腿肌后群与大收肌之间有坐骨神经穿行，阔筋膜的深面尚有股后皮神经（图 8 - 18）。

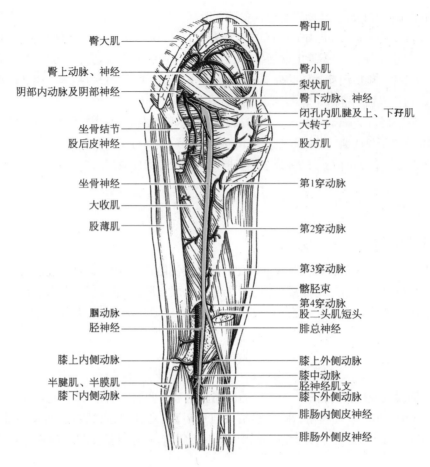

臀中肌
臀大肌
臀上动脉、神经
阴部内动脉及阴部神经
臀小肌
梨状肌
臀下动脉、神经
闭孔内肌腱及上、下孖肌
坐骨结节
股后皮神经
大转子
股方肌
坐骨神经
大收肌
股薄肌
第1穿动脉
第2穿动脉
第3穿动脉
髂胫束
第4穿动脉
股二头肌短头
腘动脉
胫神经
腓总神经
膝上内侧动脉
膝上外侧动脉
膝中动脉
胫神经肌支
半腱肌、半膜肌
膝下内侧动脉
膝下外侧动脉
腓肠内侧皮神经
腓肠外侧皮神经

图 8-17　臀部与股后区的血管、神经

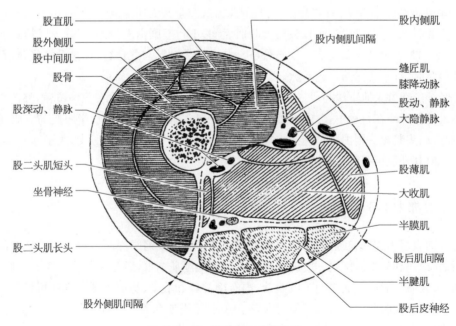

股直肌
股外侧肌
股中间肌
股骨
股深动、静脉
股二头肌短头
坐骨神经
股二头肌长头
股内侧肌
股内侧肌间隔
缝匠肌
膝降动脉
股动、静脉
大隐静脉
股薄肌
大收肌
半膜肌
股后肌间隔
半腱肌
股外侧肌间隔
股后皮神经

图 8-18　股部中 1/3 横断面

第四节　膝　　部

膝部介于股部与小腿之间,其上界为经髌底上方两横指处的环行线,下界为平胫骨粗隆的环行线,通过股骨内、外上髁的纵行线,可将膝部分为膝前区和膝后区。

一、膝前区

伸膝时,可见股四头肌腱、髌骨和髌韧带的轮廓。髌韧带两侧隆起的深面有髌下脂垫(infrapatellar fat pad)。屈膝时该处呈浅凹,是膝关节腔穿刺的常用部位。

(一) 浅层结构

皮肤薄而松弛,皮下脂肪少,移动性大。在皮肤与髌韧带之间有**髌前皮下囊**(subcutaneous prepatellar bursa)。在膝内侧有隐神经自深筋膜穿出,并发出髌下支,膝外上方和内上方有股外侧皮神经、股神经前皮支的终末支分布,膝外下方有腓肠外侧皮神经分布。浅静脉为大隐静脉行经膝部的属支及其与小隐静脉的交通支。

(二) 深层结构

膝前区的深筋膜是阔筋膜的延续,并与其深部的肌腱融合。膝外侧部有髂胫束,内侧部有缝匠肌腱和股薄肌腱,中间部有股四头肌腱附着于髌骨底及两侧缘。股四头肌肌腱中份纤维向下延伸,止于胫骨粗隆,形成**髌韧带**(patellar ligament);两侧纤维向下斜行,与阔筋膜一起附着于髌骨、髌韧带及胫骨内、外侧髁的前面,形成**髌支持带**(retinaculum patellae)。在股四头肌腱与股骨之间,有一大的滑膜囊称**髌上囊**(suprapatellar bursa),此囊常与关节腔相通,当膝关节腔积液时,可出现浮髌感。髌韧带两侧的凹陷处,向后可扪及膝关节间隙,此处相当于半月板的前端,当半月板损伤时,该处可有压痛。

二、膝后区

膝后区主要为**腘窝**(popliteal fossa),伸膝时,此部深筋膜紧张,使腘窝界限不明显。屈膝时,此部深筋膜松弛,腘窝界限清晰可见。

(一) 浅层结构

皮肤松弛薄弱,移动性较大。浅筋膜内有小隐静脉的末端,穿深筋膜上行至腘窝汇入腘静脉,其周围有腘浅淋巴结。此区皮肤由股后皮神经的末支、隐神经和腓肠外侧皮神经的分支分布。

(二) 深层结构

1. 腘窝的境界　腘窝为膝关节后方的菱形凹陷,其上外侧界为股二头肌腱,上内侧界主要为半腱肌、半膜肌，下内侧界和下外侧界分别为腓肠肌内、外侧头。腘窝顶（浅面）为腘筋膜，是阔筋膜的延续，向下移行为小腿深筋膜。腘窝底自上而下为股骨腘面、膝关节囊后部、腘斜韧带、腘肌及其筋膜。

2. 腘窝的内容　由浅至深依次为胫神经、腘静脉、腘动脉以及位于上外侧界的腓总神经（图8-19），血管周围有腘深淋巴结。

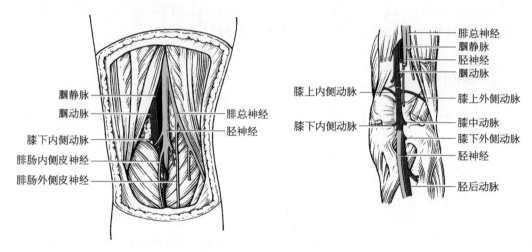

左侧标注（自上而下）：腘静脉、腘动脉、膝下内侧动脉、腓肠内侧皮神经、腓肠外侧皮神经
右侧标注（自上而下）：腓总神经、胫神经

右图标注（左侧自上而下）：膝上内侧动脉、膝下内侧动脉
右图标注（右侧自上而下）：腓总神经、腘静脉、胫神经、腘动脉、膝上外侧动脉、膝中动脉、膝下外侧动脉、胫神经、胫后动脉

图8-19　腘窝及其内容

（1）**胫神经**（tibial nerve）：位于腘窝的最浅面，为坐骨神经的直接延续，沿腘窝中线下行，经腓肠肌两个头之间向下进入小腿后区深部。胫神经在腘窝内发出肌支、关节支至附近的肌和膝关节。另外发出腓肠内侧皮神经（medial sural cutaneous nerve）穿腘筋膜至浅层，与小隐静脉伴行至小腿后面加入腓肠神经（sural nerve）。

（2）**腘静脉**（popliteal vein）：由胫前、后静脉在腘窝下角处汇合而成，并有小隐静脉注入。在腘窝内伴胫神经和腘动脉上行，位于两者之间，并与腘动脉包于同一筋膜鞘内。

（3）**腘动脉**（popliteal artery）：位置最深，与股骨腘面和膝关节囊后部紧贴，是股动脉的直接延续。自收肌腱裂孔处入腘窝，斜行向外下方，其上部位于胫神经内侧，中部位于胫神经前方，下部转至胫神经外侧。在腘窝下角处分为胫前动脉和胫后动脉两个终支。腘动脉在腘窝发出膝上内侧动脉、膝上外侧动脉、膝中动脉、膝下内侧动脉和膝下外侧动脉5条分支，供应膝关节并参与膝关节动脉网的组成，其他分支营养膝部的肌。

（4）**腓总神经**（common peroneal nerve）：在腘窝上角自坐骨神经分出，沿股二头肌腱内侧缘行向外下，越腓肠肌外侧头表面至腓骨头下方绕腓骨颈，在此分为腓浅神经和腓深神经。腓总神经在腘窝发出关节支和腓肠外侧皮神经（lateral sural cutaneous nerve）和腓神经交通支。

（5）**腘深淋巴结**（deep popliteal lymph nodes）：位于腘血管周围，有4～5个，收纳小腿以下的深淋巴及小腿后、外侧和足外侧部的浅淋巴，其输出淋巴管注入腹股沟深淋巴结。

三、膝关节动脉网

膝关节的血液供应十分丰富，主要来自膝关节周围的动脉网。该网由股动脉发出的旋股外侧动脉降支、膝降动脉,腘动脉发出的膝上内侧动脉、膝上外侧动脉、膝中动脉、膝下内侧动脉、膝下外侧动脉,股深动脉的第3、第4穿动脉和胫前返动脉,在膝关节周围吻合而成。不仅能保证供给膝关节的营养,而且在腘动脉损伤或栓塞时,可通过膝关节动脉网建立侧支循环,以代偿肢体远端的血液供应(图8-20)。

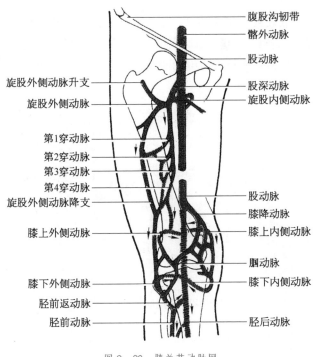

图8-20 膝关节动脉网

第五节 小 腿 部

小腿部上界为平胫骨粗隆的环形线,下界为内、外踝基部的环形连线。经内、外踝最突出点所作的2条纵行线将小腿部分为小腿前外侧区和小腿后区。

一、小腿前外侧区

(一) 浅层结构

皮肤较厚而且紧张,移动性小,毛发多,血液供应较差,损伤后愈合较慢。浅筋膜疏松,含少量脂肪;轻度水肿时,内踝上方易出现压痕。

浅静脉为大隐静脉及其属支,大隐静脉起于足背静脉弓的内侧端,经内踝前方约1 cm处上行达小腿前内侧。大隐静脉及其属支在此区与小隐静脉、深静脉有广泛的交通和吻合。

皮神经主要有两条:① 隐神经(saphenous nerve)伴大隐静脉行至足内侧缘;在小腿上部,隐神经居静脉后方,在小腿中下部绕至静脉前方;分布于小腿内侧面和足背内侧缘的皮肤。② **腓浅神经**(superficial peroneal nerve)由腓总神经分出,于小腿外侧中、下 1/3 交界处穿深筋膜至皮下,随即分为足背内侧皮神经和足背中间皮神经,行至足背,分布于小腿外侧和足背的皮肤。

(二) 深层结构

小腿前外侧区深筋膜较致密,在胫侧,与胫骨体内侧面的骨膜相融合;在腓侧,发出前、后肌间隔止于腓骨骨膜。深筋膜、小腿前肌间隔、小腿后肌间隔、胫骨骨膜、腓骨骨膜与小腿骨间膜共同围成小腿前、后、外侧骨筋膜鞘,容纳相应肌群及血管和神经(图 8-21)。

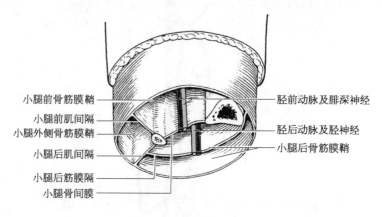

图 8-21 小腿中部骨筋膜鞘

1. **小腿前骨筋膜鞘** 有小腿前群肌(表 8-3)、腓深神经和胫前血管等。

(1) **胫前动脉**(anterior tibial artery):在腘肌下缘处起自腘动脉,向前穿骨间膜进入前骨筋膜鞘,紧贴骨间膜前面伴腓深神经下行(图 8-20)。上 1/3 段位于胫骨前肌与趾长伸肌之间,下 2/3 段位于胫骨前肌与踇长伸肌之间。该动脉向下行至伸肌上支持带下缘处移行为足背动脉。胫前动脉起始部发出胫前返动脉加入膝关节动脉网;中部发出肌支营养前群肌及胫、腓骨;下部在踝关节附近发出内、外踝前动脉,分别与跗内、外侧动脉吻合,参与构成踝关节动脉网。

表 8-3 小 腿 肌

分群	名 称	起 点	止 点	作 用	神经支配
前群	胫骨前肌	胫骨上半外侧面	内侧楔骨和第 1 跖骨的足底面	伸踝关节、足内翻	腓深神经 (L₄~S₂)
	趾长伸肌	胫骨前面、骨间膜	第 2~5 趾的中节和远节趾骨底	伸踝关节、伸第 2~5 趾	
	踇长伸肌	腓骨内侧面中份、骨间膜	踇趾远节趾骨底	伸踝关节、伸踇趾	
	第 3 腓骨肌	腓骨下 1/3 前面、骨间膜	第 4、第 5 跖骨底背面	协助伸踝、趾关节及足外翻	
外侧群	腓骨长肌	腓骨外侧面上 2/3 部	内侧楔骨及第 1 跖骨底	屈踝关节、足外翻	腓浅神经 (L₄~S₂)
	腓骨短肌	腓骨外侧面下 1/3 部	第 5 跖骨粗隆		

分群	名 称	起 点	止 点	作 用	神经支配
后 群	小腿三头肌 腓肠肌	内侧头：股骨内上髁及附近骨面 外侧头：股骨外上髁	跟骨结节	屈踝、膝关节（比目鱼肌除外）	胫神经 $(L_4 \sim S_3)$
	比目鱼肌	腓骨上部后面、胫骨比目鱼肌线及比目鱼肌腱弓			
	跖肌	腘面外下部及膝关节囊后面			
	腘肌	股骨外侧髁的外侧面上缘	胫骨比目鱼肌线以上的骨面	屈和内旋膝关节	
	趾长屈肌	腓骨后面中 1/3 部	第 2～5 趾远节趾骨底	屈踝关节、屈第 2～5 趾、足内翻	
	踇长屈肌	腓骨后面下 2/3 部	踇趾远节趾骨底	屈踝关节、屈踇趾	
	胫骨后肌	胫、腓骨及骨间膜后面	舟骨粗隆和第 1～3 楔骨跖面	屈踝关节、足内翻	

(2) **胫前静脉**(anterior tibial veins)：有两条，与同名动脉伴行。

(3) **腓深神经**(deep peroneal nerve)：在腓骨颈高度发自腓总神经，穿腓骨长肌起始部及小腿前肌间隔进入小腿前骨筋膜鞘与胫前血管伴行。肌支支配小腿前群肌和足背肌，皮支分布于第 1、第 2 趾相对缘的背侧皮肤（图 8-21）。该神经损伤可导致足下垂和不能伸趾。

2. 小腿外侧骨筋膜鞘　有小腿外侧群肌（表 8-3）、腓血管和腓浅神经等。

腓浅神经(superficial peroneal nerve)于腓骨颈高度发自腓总神经，下行于腓骨长、短肌之间，发出肌支支配此两肌。其末支于小腿中、下 1/3 交界处穿出深筋膜至皮下，分布于小腿外侧及足背皮肤。腓浅神经损伤时，常导致足不能外翻及分布区皮肤感觉缺失。

二、小腿后区

(一) 浅层结构

小腿后区皮肤柔软，弹性好，血液供应丰富，是临床上常用的带血管蒂皮瓣的供皮区。浅筋膜较薄，内有小隐静脉及其属支、腓肠内侧皮神经、腓肠外侧皮神经和腓肠神经。

1. 小隐静脉(small saphenous vein)　起于足背静脉弓的外侧端，经外踝后方至小腿后面，伴腓肠神经沿小腿后区正中线上行，至腘窝下角处穿腘筋膜入腘窝，汇入腘静脉。小隐静脉沿途收集小腿后面的浅静脉，并有交通支与大隐静脉和深静脉相吻合（图 8-8）。如静脉瓣发育不良或深静脉回流受阻，可导致小隐静脉和大隐静脉淤血或曲张。

2. 腓肠内侧皮神经　在腘窝由胫神经发出，与小隐静脉伴行于腓肠肌内、外侧头之间，多数在小腿中份穿深筋膜浅出，随后与腓肠外侧皮神经发出的交通支吻合成腓肠神经。

3. 腓肠外侧皮神经　由腓总神经发出，于腘窝外侧角穿出深筋膜，向下分布于小腿后外上部的皮肤，并发出一条交通支与腓肠内侧皮神经吻合。

4. 腓肠神经(sural nerve)　多由腓肠内侧皮神经和腓肠外侧皮神经发出的交通支于小腿

后区下部吻合而成,穿出深筋膜后,经外踝后方达足背外侧缘,改名为**足背外侧皮神经**,分布于小腿后区下部及足背外侧的皮肤(图8-10)。

(二)深层结构

小腿后区深筋膜较为致密,与小腿后肌间隔、骨间膜、胫骨及腓骨的后面围成小腿后骨筋膜鞘(图8-21),鞘内有小腿后群肌和血管神经束。

1. 小腿后骨筋膜鞘　分为浅、深两部。浅部容纳小腿三头肌,向下逐渐缩窄,包绕跟腱及周围脂肪;深部容纳小腿后区血管神经束和小腿后群深层肌,在小腿上部,由外侧向内侧依次为蹈长屈肌、胫骨后肌和趾长屈肌(表8-3)。在内踝后上方,趾长屈肌腱越胫骨后肌腱浅面向外形成"腱交叉"。

2. 血管神经束(图8-22)

(1)**胫后动脉**(posterior tibial artery):为腘动脉的直接延续,在小腿后区浅、深层肌之间下行,沿途分支营养邻近肌肉,主干经内踝后方进入足底。胫后动脉起始处稍下方发出**腓动脉**,越胫骨后肌浅面斜向外下,在蹈长屈肌与腓骨内侧之间下行至外踝后方,终于外踝支,并参与构成踝关节动脉网。腓动脉主要营养邻近肌肉和胫、腓骨。

(2)**胫后静脉**(posterior tibial veins):有两条,伴行于胫后动脉两侧。

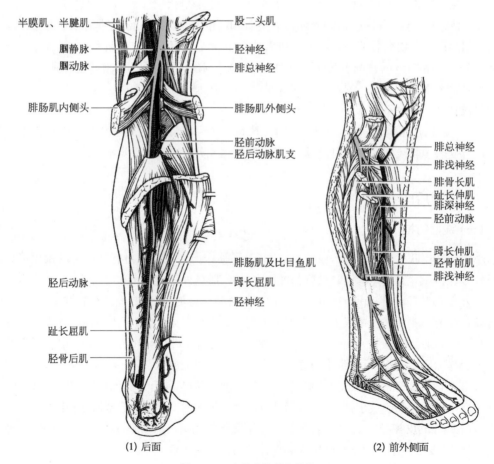

图8-22　小腿的血管和神经

(3) **胫神经**(tibial nerve)：为坐骨神经本干的直接延续,伴胫后血管行于小腿后群浅、深层肌之间,最后经内踝后方进入足底。该神经主要发出肌支支配小腿后群肌,皮支为腓肠内侧皮神经,与小隐静脉上段伴行分布于小腿后面的皮肤。

三、小腿中 1/3 横断面

横断面的表层为皮肤及浅筋膜。浅筋膜中,在小腿内侧有大隐静脉及伴行的隐神经,在后面的中份有小隐静脉及位于其两侧的腓肠内侧皮神经和腓肠外侧皮神经。深筋膜与胫、腓骨及小腿骨间膜共同围成前、后和外侧 3 个骨筋膜鞘,分别容纳前、后和外侧群肌及相应的血管和神经(图 8 – 23)。

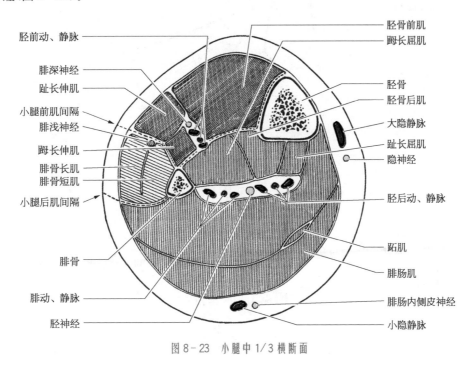

图 8 – 23　小腿中 1/3 横断面

第六节　踝 和 足 部

踝部上界为内、外踝基部的环形连线,下界为经内、外踝尖的环形线,其远侧为足部。踝部以内、外踝为界分为踝前区和踝后区。足部又可分为足背和足底。

一、踝前区和足背

(一) 浅层结构

踝前区和足背的皮肤较薄,浅筋膜疏松,缺少脂肪,浅静脉及肌腱等结构清晰可见。浅筋膜内有**足背静脉弓**及其属支,此弓内、外侧端向后分别延续为大、小隐静脉。皮神经为足背内侧的隐神经和外侧的腓肠神经终支(足背外侧皮神经),两者之间有腓浅神经终支(足背内侧皮神经和足背中间皮神经),在第1、第2趾相对缘背侧有腓深神经的皮支分布。

(二)深层结构

踝前区深筋膜为小腿深筋膜的延续,在此增厚形成两条支持带(图8-24、图8-25)。

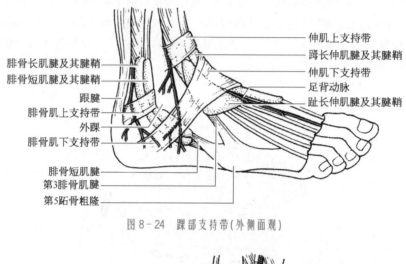

图8-24 踝部支持带(外侧面观)

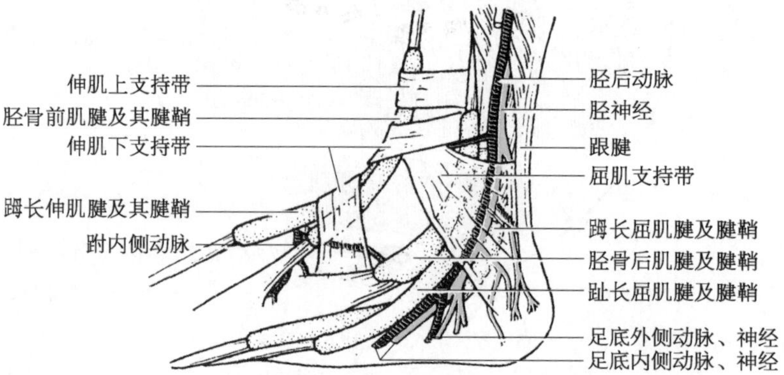

图8-25 踝部支持带及腱鞘(内侧面观)

1. 伸肌上支持带(superior extensor retinaculum) 又称**小腿横韧带**,呈宽带状位于踝关节上方,连于胫、腓骨下端之间。其深面有两个间隙:内侧间隙有胫骨前肌腱、胫前血管和腓深神经;外侧间隙有踇长伸肌腱、趾长伸肌腱和第3腓骨肌。

2. 伸肌下支持带(inferior extensor retinaculum) 又称**小腿十字韧带**,呈横置的"Y"字形,位于踝关节前方的足背区。其外侧端附于跟骨外侧面的前份,内侧端分叉附于内踝和足内侧缘。此支持带向深面发出纤维隔,形成3个骨纤维管。其内侧管内有胫骨前肌腱,中间管内有踇长伸肌腱、足背动脉、足背静脉和腓深神经,外侧管内有趾长伸肌的4条肌腱和第3腓骨肌腱,以上各肌腱表面均有腱鞘包绕。

3. 足背动脉(dorsal artery of foot) 于伸肌上支持带下缘续于胫前动脉。在踝关节前方行于踇长伸肌腱与趾长伸肌腱之间,位置表浅,易于摸及其搏动。主干沿踇短伸肌内侧缘和深面前行。沿途发出**跗外侧动脉**,行向足背外侧;1～3支**跗内侧动脉**,行向足背内侧及足底;**弓状动脉**向足背外侧弓状弯行,与跗外侧动脉吻合,并发出 3 支跖背动脉;**足底深支**穿第 1 跖骨间隙至足底,与足底动脉吻合;**第 1 跖背动脉**为足背动脉主干的终末,分布于踇趾两侧缘和第 2 趾内侧缘背面的皮肤(图 8-26)。

4. **腓深神经**　行于足背动脉的内侧,分为两终支,分布于足背肌、足关节及第 1、第 2 趾相对面的背侧皮肤。

5. **足背筋膜间隙**　足背深筋膜分两层:浅层为伸肌下支持带的延续,附着于足内、外侧缘;深层紧贴骨间背侧肌和跖骨骨膜。两层间为足背筋膜间隙,容纳趾长伸肌腱及腱鞘、趾短伸肌及腱鞘、足背动脉及其分支、足背静脉及其属支、腓深神经、踇长伸肌腱及腱鞘。

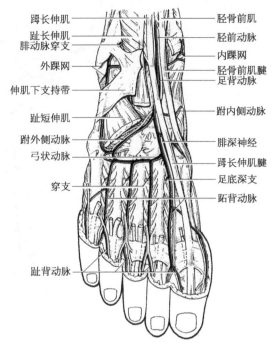

图 8-26　踝前区及足背的血管、神经

二、踝后区

上界为内、外踝尖在后面的连线,下界为足跟下缘。此区中线深面有跟腱,附着于跟骨结节。跟腱与内、外踝之间各有一浅沟,内侧浅沟深部有小腿屈肌腱和小腿后区血管、神经穿入足底,外侧浅沟内有小隐静脉、腓肠神经和腓骨长、短肌腱通过。

(一) 浅层结构

踝后区上部皮肤移动性大,足跟皮肤较厚。浅筋膜较疏松,跟腱两侧有较多脂肪。跟腱与皮肤之间有**跟皮下囊**,跟腱止端与跟骨骨面之间有**跟腱囊**。

(二) 深层结构

1. **踝管**(malleolar canal)　踝后区的深筋膜在内踝与跟结节内侧面之间的部分增厚,形成**屈肌支持带**(flexor retinaculum),又称**分裂韧带**。此韧带与跟骨内侧面和内踝之间围成**踝管**。支持带向深面发出 3 个纤维隔,将踝管分成 4 个骨纤维性管。踝管内通过的结构由前向后依次为:① 胫骨后肌腱及其腱鞘;② 趾长屈肌腱及其腱鞘;③ 胫后动、静脉和胫神经;④ 踇长屈肌腱及其腱鞘(图 8-25、图 8-27)。

踝管是小腿后区与足底之间的一个重要通道,管内疏松结缔组织较多,小腿或足底感染时,可经踝管互相蔓延。当踝管变狭窄时,可压迫其内容物,引起踝管综合征。

2. **腓骨肌上、下支持带**(superior and inferior peroneal retinaculum)　由外踝后下方的深筋膜增厚形成。上支持带连于外踝后缘与跟骨外侧面上部之间,固定腓骨长、短肌腱于外踝后下方;下支持带前端续于伸肌下支持带,后端止于跟骨外侧面前部,有限制腓骨长、短肌腱于跟骨

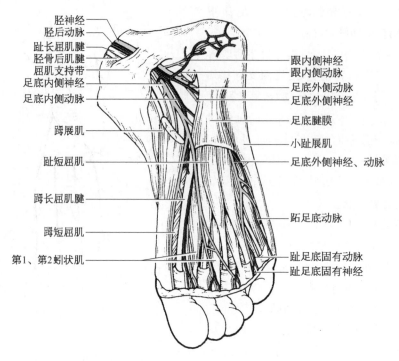

图 8-27　踝后区内侧面及足底的血管、神经

外侧面的作用。两肌腱在穿经支持带深面时,被一总腱鞘包绕(图 8-24)。

3. **踝关节的韧带**　踝关节内、外侧各有一些韧带加强。内侧主要有**内侧韧带**(medial ligament),又称**三角韧带**,厚而坚韧,起自内踝下缘,呈扇形,止于舟骨、距骨和跟骨前内侧面。**外侧韧带**(lateral ligament)较薄弱,分成 3 部:① **距腓前韧带**位于外踝前缘与距骨前外侧面之间;② **距腓后韧带**位于外踝后缘与距骨后突之间;③ **跟腓韧带**位于外踝尖与跟骨外侧面中部之间。外侧韧带较内侧韧带薄弱,故易损伤(图 8-28、图 8-29)。

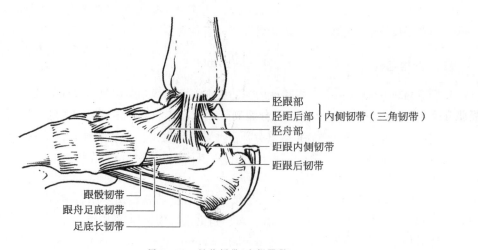

图 8-28　足的韧带(内侧面观)

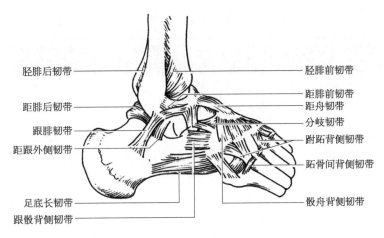

胫腓后韧带
距腓后韧带
跟腓韧带
距跟外侧韧带
足底长韧带
跟骰背侧韧带

胫腓前韧带
距腓前韧带
距舟韧带
分歧韧带
跗跖背侧韧带
跖骨间背侧韧带
骰舟背侧韧带

图 8 - 29　足的韧带(外侧面观)

三、足底

(一) 浅层结构

足底皮肤致密坚厚,移动性差,尤以足跟、足外侧缘和趾基底部等承重部位更为显著。浅筋膜内致密的纤维束将皮肤与足底深筋膜紧密相连。

(二) 深层结构

足底深筋膜分两层:浅层覆于足底肌表面,中间部增厚称**足底腱膜**,相当于手掌的掌腱膜,两侧部较薄;深层覆于骨间肌的跖侧,又称**骨间跖侧筋膜**。

1. 足底腱膜(plantar aponeurosis)　又称**跖腱膜**(plantar fascia),呈三角形,含有较多的纵行纤维。后端稍窄,附着于跟结节前缘内侧部,其两侧向深面发出肌间隔,止于第 1、第 5 跖骨,在足底形成足底内侧、中间、外侧骨筋膜鞘 3 个骨筋膜鞘。足底腱膜具有保护足底血管、神经和加强足纵弓的作用。

(1) 足底内侧骨筋膜鞘:容纳踇展肌、踇短屈肌、踇长屈肌腱及血管和神经。

(2) 足底中间骨筋膜鞘:容纳趾短屈肌、足底方肌、踇收肌、趾长屈肌腱、蚓状肌、足底动脉弓及其分支、足底外侧神经及其分支等。

(3) 足底外侧骨筋膜鞘:容纳小趾展肌、小趾短屈肌及血管和神经等。

2. 足底肌　足底肌的起止、作用及神经支配见表 8 - 4。

3. 足底的血管和神经　胫后动脉和胫神经穿踝管至足底,分为足底内、外侧动脉和足底内、外侧神经(图 8 - 27)。

(1) **足底内、外侧动脉:足底内侧动脉**(medial plantar artery)较细小,与同名静脉在踇展肌与趾短屈肌之间的沟内前行,分布于邻近的组织,末端与第 1～3 跖足底动脉吻合。足底外侧**动脉**(lateral plantar artery)较粗大,与同名静脉在足底方肌与趾短屈肌之间斜向外行,至趾短屈肌外侧继续前行,在第 5 跖骨底附近弯向内侧入踇收肌斜头的深面,至第 1 跖骨间隙近端与足背动脉的足底深支吻合成**足底弓**。由弓上发出 4 支跖足底动脉,每一动脉至跖趾关节附近分为两支趾足底固有动脉分布于足趾。

表 8-4 足 肌

名 称	起 点	止 点	作 用	神经支配
鉧短伸肌 趾短伸肌	跟骨前端的上面和外侧面	鉧趾近节趾骨底 第 2~4 趾近节趾骨底	伸鉧趾 伸第 2~4 趾	腓深神经(L_4~S_2)
鉧展肌 鉧短屈肌 鉧收肌	跟骨结节、舟骨粗隆 内侧楔骨跖面 第 2~4 跖骨底	鉧趾近节趾骨底	外展鉧趾 屈鉧趾 内收和屈鉧趾	足底内侧神经($S_{1,2}$) 足底外侧神经($S_{2,3}$)
趾短屈肌 足底方肌	跟骨	第 2~5 趾中节趾骨底 趾长屈肌腱	屈第 2~5 趾	足底内侧神经($S_{1,2}$) 足底外侧神经($S_{2,3}$)
蚓状肌	趾长屈肌腱	趾被腱膜	屈跖趾关节、伸趾关节	足底内、外侧神经 (L_4~S_2)
骨间足底肌	第 3~5 跖骨内侧	第 3~5 趾近节趾骨底和趾背腱膜	内收第 3~5 趾	足底外侧神经($S_{2,3}$)
骨间背侧肌	跖骨的相对面	第 2~4 趾骨近节趾骨底和趾背腱膜	外展第 2~4 趾	
小趾展肌 小趾短屈肌	跟骨 第 5 跖骨底	小趾近节趾骨底	外展和屈小趾 屈小趾	

（2）**足底内、外侧神经**：行程与足底内、外侧动脉相同。**足底内侧神经**（medial plantar nerve）发出肌支支配足底内侧部的肌肉和关节，皮支分布于足底内侧半和内侧三个半趾足底面的皮肤。**足底外侧神经**（lateral plantar nerve）发出肌支支配足底外侧部的肌肉和关节，皮支分布于足底外侧半和外侧一个半趾足底面的皮肤。

4. **足弓**（arch of foot） 由跗骨与跖骨借韧带和关节连结而成，可分为内、外侧纵弓及横弓（图 8-30）。

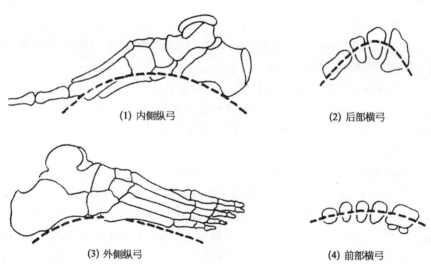

(1) 内侧纵弓　　　　　　　　　(2) 后部横弓

(3) 外侧纵弓　　　　　　　　　(4) 前部横弓

图 8-30 足弓

（1）内侧纵弓：较高，由跟骨、距骨、足舟骨、3 块楔骨和第 1～3 跖骨及其连结共同构成，主要由胫骨后肌腱、趾长屈肌腱、蹬长屈肌腱、足底方肌、足底腱膜及跟舟足底韧带等结构维持。

（2）外侧纵弓：较低，由跟骨、骰骨、第 4～5 跖骨及其连结构成，主要由腓骨长肌腱、足底长韧带及跟骰足底韧带等结构维持。

（3）横弓：由骰骨、3 块楔骨、第 1～5 跖骨基底部及其连结构成，主要由腓骨长肌腱、胫骨前肌腱及蹬收肌横头等结构维持。

足弓具有弹性支撑作用，能缓冲人体直立行走或跳跃着地时地面对身体产生的冲击，同时还能保护足底的血管和神经免受压迫。足弓的结构发育不良或受损，可引起足弓塌陷，称扁平足。

第七节　下肢的解剖操作

一、解剖股前内侧区

（一）皮肤切口与翻皮

标本仰卧，从髂前上棘至耻骨结节作一斜切口，从此切口的内侧端沿外阴根部作一弧形切口至于股内侧缘近端，再沿股内侧缘向远端作一纵形切口，经股骨内侧髁至胫骨内侧髁的下方，由此向外侧经胫骨粗隆稍下方作一横行切口，将皮片向外侧翻起（图绪-5）。

（二）层次解剖

1. 解剖浅筋膜内的结构　在股骨内侧髁后缘的浅筋膜内找到大隐静脉，向上追踪至耻骨结节外下方，可见该静脉在隐静脉裂孔处穿深筋膜注入股静脉，然后找出大隐静脉的 5 条主要属支（在股前部有股内侧浅静脉、股外侧浅静脉，在腹股沟韧带下方有阴部外静脉、旋髂浅静脉和腹壁浅静脉）。

在腹股沟韧带的稍下方及大隐静脉近侧端的两侧，查找腹股沟浅淋巴结，查看后可清除。然后，在浅筋膜内寻找皮神经。在髂前上棘下方 6～8 cm 处找到穿出深筋膜的股外侧皮神经，并向上在髂前上棘内侧约 1 cm 处找出其本干。在股前部中线上、中 1/3 交界处，大隐静脉与股外侧皮神经之间找出股神经的前皮支。

2. 解剖阔筋膜和隐静脉裂孔　清除浅筋膜，注意在清除大隐静脉两旁的浅筋膜时不宜过深，以免损伤深层结构。然后，观察阔筋膜，观察阔筋膜在股外侧形成的髂胫束，观察隐静脉裂孔位置、形状、境界及与此孔有关的筛筋膜。

观察完毕，用镊子提起隐静脉裂孔外上缘，沿腹股沟韧带下缘 1 cm 处，斜向外将阔筋膜切至髂前上棘处，再于隐静脉裂孔外缘直向下，将阔筋膜切至髌骨上缘内侧，并在此横行切开阔筋膜至股骨外侧髁，将阔筋膜翻向外侧。由于阔筋膜还包裹缝匠肌前、后面，故在翻起的过程中，须在肌的边缘小心剥离。此时，其深面的股前肌群已经显露。于髂胫束上端内侧，纵行切开 5～10 cm 的切口，翻开髂胫束，可见其内的阔筋膜张肌。

3. 观察血管腔隙　于腹股沟韧带下方，纵行切开股鞘前壁，可见其中的股动脉，然后环行剥开股动脉的血管鞘。沿大隐静脉末端向上,剥至腹股沟韧带下方,即可见其中的股静脉。然后,环行剥开股静脉的血管鞘(注意静脉壁薄,易切破)。于股静脉内侧,紧贴腹股沟韧带下方,纵切长约 1 cm 的切口,可见内含有 1 个腹股沟深淋巴结的间隙,此即股管。观察股管上口(股环)的四界及股管前后壁和下端。

4. 解剖股三角及其内容 观察股三角的境界、内容(股动脉、股静脉、股神经)。初步观察后在缝匠肌上端切断该肌,翻向下方,清理股动脉及其分支。自腹股沟韧带中点深面至股三角尖端清理股动脉主干,该动脉上端发出 3 条浅动脉(腹壁浅动脉、旋髂浅动脉和阴部外动脉)。在腹股沟韧带下方约 5 cm 处,于股动脉后外侧壁发出股深动脉,股深动脉在股三角内的主要分支有旋股内侧动脉、旋股外侧动脉。在股动脉主干的外侧找到股神经主干,其深面是髂腰肌。清理股神经的分支,皮支多穿缝匠肌分布于股前面的皮肤,肌支分支到股四头肌和缝匠肌,另有一细长的分支隐神经与股动脉伴行进入收肌管。

5. 解剖收肌管及其内容 在缝匠肌下段的深面有一层腱板,横跨于大收肌与股内侧肌之间,其构成收肌管的前壁。切开腱板,用刀柄向外侧推起股内侧肌,观察经过收肌管内的股动脉、股静脉、膝降动脉和隐神经。股动脉从股静脉的外侧逐渐跨至其前内侧,两者经收肌腱裂孔至腘窝。隐神经从外侧跨过股动脉前方至其内侧,最后从股薄肌和缝匠肌之间穿出与大隐静脉伴行至小腿。

6. 观察股四头肌 辨认股四头肌,清理股直肌并在髂前下棘下方将其切断后翻向下,观察其深面的股中间肌,它与股内、外侧肌不易分离。股四头肌向下合成一总腱包绕髌骨的前面和两侧后延续为髌韧带,止于胫骨粗隆。

7. 解剖大腿内侧群肌和闭孔神经 清理大腿肌内侧群,浅层为耻骨肌、长收肌和股薄肌。切断长收肌,检查其深面的短收肌,在前面寻找闭孔神经前支。然后,用刀柄自短收肌的内侧缘紧贴短收肌钝性分离其后方的深筋膜,观察深层的大收肌并寻找出闭孔神经后支,闭孔神经前、后支均有闭孔动脉相应的分支伴行。向下追踪股深动脉,其先走在耻骨肌表面,后潜入长收肌的深面离开股三角,走在短收肌和大收肌的浅面,发出 3～4 支穿动脉,各穿动脉均在大收肌的止点贴近股骨而转向股后区。

二、解剖小腿前外侧区与足背

(一) 皮肤切口与翻皮(图绪-5)

(1) 延长大腿前面的纵切口直达内踝水平。

(2) 在此切口下端作一横切口达外踝部。

(3) 沿趾蹼背侧作一横切口达足背内、外侧缘。

(4) 循上述第2、第3条切口的正中,纵行切开足背皮肤,直达第3趾尖。将皮瓣翻向两侧,注意勿损伤皮神经和浅血管。

(二) 层次解剖

1. 解剖浅筋膜内的结构 在足背远侧份辨认并修洁足背静脉弓。可见弓的内侧端延续为大隐静脉,追踪该静脉经内踝前方向上至膝部,同时找出与之伴行的隐神经。弓的外侧端延续为小隐静脉,追踪它至外踝后方并找出与之伴行的腓肠神经及其终末支足背外侧皮神经。在小腿中、下1/3交界处的前、外侧面,寻找穿深筋膜浅出的腓浅神经皮支,并追踪其分支足背内侧皮神经和足背中间皮神经至足背的远端。在第1、第2趾蹼处切开浅筋膜,寻找腓深神经的终末支。

2. 解剖深筋膜　清除残留浅筋膜,可见小腿及足背深筋膜各部的厚度不同。在小腿下部,踝关节上方,深筋膜横行纤维增厚,形成伸肌上支持带。在踝关节的前下方靠近足背深筋膜又显著增厚,呈横位的"Y"形,此即伸肌下支持带,辨认并修洁它们的境界。

沿胫骨外侧髁前方向下纵行切开深筋膜(保留伸肌上、下支持带),并翻向两侧或切除。可见小腿上部的深筋膜较厚,与深面肌肉紧密附着,不易分离。

3. 解剖小腿前区深层结构　在小腿下1/3处清理并检查通过小腿前区的所有结构,从内侧到外侧依次是:胫骨前肌、𧿹长伸肌、胫前动脉及其伴行静脉、腓深神经、趾长伸肌及其外侧分出的第3腓骨肌。沿正中线切开伸肌上支持带,注意其深面经过的肌腱均有腱鞘。

(1) 解剖胫前动、静脉:在小腿上份,分离胫骨前肌与趾长伸肌,在两肌之间即可找出沿骨间膜前面下行的胫前动脉及其伴行静脉(可除去静脉,但切勿损伤动脉及附近的神经)。在胫骨粗隆水平处横断胫骨前肌,切除胫骨前肌上份残端的肌纤维,沿胫前动脉向上找出胫前返动脉。

(2) 解剖腓浅神经和腓深神经:在腓骨头后方找出腓总神经,沿其走向切开腓骨长肌的起点,可见该神经绕腓骨颈外侧分成腓浅神经和腓深神经。腓浅神经走在腓骨长、短两肌之间,支配两肌,然后于小腿前外侧中、下1/3交界处穿出深筋膜。腓深神经穿趾长伸肌起始处后,伴随胫前动脉下行。

4. 解剖足背的深层结构　清理𧿹长伸肌腱、趾长伸肌腱,并找出其深面的𧿹短伸肌、趾短伸肌。在足趾跟部切断𧿹长、短伸肌腱及趾长、短伸肌腱,翻向近侧。从踝关节前方找出腓深神经,追踪其终支的分布情况。再找出与腓深神经伴行的足背动脉。该动脉在内侧楔骨背面发出向外侧行走的弓状动脉后,前行至第1跖间隙近侧端,分为第1跖背动脉和足底深支。弓状动脉发出第2～4跖背动脉。足底深支穿第1跖骨间隙行向足底。

三、解剖臀区及股后区

(一) 皮肤切口与翻皮

标本俯卧,从髂前上棘起沿髂嵴划至髂后上棘。再作两个横切口:一是由股内侧缘的纵行切口起沿臀沟向外侧切至股外侧缘,二是在膝关节下方作一横切口。最后,把臀部和股后部的皮肤向外翻开(图绪-5)。

(二) 层次解剖

1. 解剖浅筋膜内的结构　翻起臀部皮肤后,在皮下脂肪中寻认臀部皮神经。臀区皮下脂肪较厚,尤其是女性,剥认皮神经较困难,需在皮神经穿出深筋膜的部位寻找:臀上皮神经在竖脊肌外侧缘与髂嵴相交处穿出深筋膜,臀中皮神经在髂后上棘与尾骨尖连线的中1/3处穿出深筋膜,臀下皮神经在臀大肌下缘中点穿出深筋膜向上走行。

2. 解剖深筋膜及股后皮神经　在不损伤皮神经的原则下,自内侧向外侧剥去皮下脂肪。观察臀部深筋膜(臀筋膜),观察完后切除深筋膜,在臀大肌下缘处,深筋膜的深面找出股后皮神经。

3. 解剖臀大肌　观察臀大肌的形态及起止情况,清理臀大肌上缘使之与臀中肌分开,然后沿臀大肌起点处 2 cm 将其切断。为了避免损伤其深面的血管和神经,切断时要一层一层地切,边切边分,能看到此肌深面菲薄的结缔组织时即可。将臀大肌向两侧翻开,同时清理其深面的各神经、血管,勿在翻起过程中拉断分布于该肌的神经、血管。可以观察到臀大肌深面的滑膜囊,位于臀大肌腱膜与大转子之间的称臀大肌转子囊,位于臀大肌与坐骨结节之间的称臀大肌坐骨囊。观察中层肌,由上至下是:臀中肌、梨状肌、上孖肌、闭孔内肌(以一细腱穿坐骨小孔止于转子窝)、下孖肌和股方肌。

4. 解剖通过梨状肌上、下孔的血管和神经　观察梨状肌的形态,从其下孔中由外侧向内侧清理出坐骨神经(注意观察坐骨神经与梨状肌的关系)、股后皮神经、臀下神经、臀下血管、阴部内血管和阴部神经,其中后三者行径隐蔽,它们从梨状肌下孔中穿出后立即绕过坐骨棘进入坐骨小孔,再向前进入会阴部的坐骨肛门窝。切断臀中肌,可见其深面的臀小肌及由梨状肌上孔穿出的臀上神经和臀上动、静脉,观察它们的分布情况。

5. 解剖大腿后群肌　由内侧向外侧翻剥股后区皮肤,在皮下脂肪中沿臀部解剖时已暴露的股后皮神经向远端追踪。清除此区的浅、深筋膜,然后清理内侧的半腱肌、半膜肌和外侧的股二头肌。它们(股二头肌短头除外)都以一共同附着点起于坐骨结节,向下分别达膝关节的两侧。

6. 观察坐骨神经的行径　由梨状肌下孔检查坐骨神经在臀部的情况,并由上向下追踪坐骨神经,将半腱膜、半膜肌与股二头肌钝性分开,坐骨神经即可显露,并观察坐骨神经分支支配这些肌的情况,注意坐骨神经分出胫神经和腓总神经的部位。推移股二头肌,沿大收肌止点自上而下追查清理穿动脉。

四、解剖腘窝及小腿后区

(一) 皮肤切口与翻皮

在内、外踝的后方作一横切口,内侧端与小腿纵切口相交会,然后把皮肤向小腿外侧翻开(图绪-5)。

(二) 层次解剖

1. 解剖浅筋膜内的结构　在外踝后下方的浅筋膜中找到已暴露的小隐静脉及其伴行的腓肠神经,向上追踪该静脉直到它穿进深筋膜为止。检查小隐静脉与大隐静脉之间的交通支,并用镊子轻轻提起小隐静脉,观察其与深静脉的交通支。沿腓肠神经逆行向上追踪,于小腿后正中线、深筋膜的深面,可找到腓肠内侧皮神经。然后,在腓骨头后方 5 cm 处找出由腓总神经发出的腓肠外侧皮神经,该皮神经发出交通支与腓肠内侧皮神经合并,共同形成腓肠神经。清除小腿后面及腘窝残余的浅筋膜。

2. 解剖深筋膜　切开腘筋膜,在小隐静脉末端附近,有时可找到 1~2 个腘淋巴结,观察后除去。然后,修洁组成腘窝境界的肌肉,同时修去小腿后区的深筋膜,注意保留位于内踝后下方的屈肌支持带,它由深筋膜增厚而成,张于内踝与跟骨结节之间。

3. 解剖腘窝
(1) 观察腘窝境界:其内上界为半膜肌和半腱肌,外上界为股二头肌,内、外下界分别为腓肠肌内、外侧头。

（2）解剖腓总神经、胫神经：沿腘窝外上界找到腓总神经，追踪它至腓骨头下方（在小腿前区解剖时已暴露）。在腘窝中清理出胫神经，注意其发出肌支到小腿三头肌及关节支至膝关节。

（3）解剖腘动、静脉：用一木枕垫在踝关节前方，使小腿后面肌肉放松。先清理腓肠肌内、外侧头，并以刀柄插入内、外两头的深面，使之与跖肌、比目鱼肌及腘肌分开。将腓肠肌内、外侧头从其起点下约 5 cm 处（胫神经分支穿入点以下）切断，将该肌翻向下方，然后在腘窝处以刀尖切开包裹着腘动、静脉的筋膜鞘。暴露腘静脉，将它拉向一旁，其深面为腘动脉。仔细寻找腘动脉在腘窝内发出的 5 条关节支：① 膝上内侧动脉绕过股骨内侧髁上方，走向膝关节前方；② 膝上外侧动脉绕过股骨外侧髁上方，转向膝关节前方；③ 膝中动脉起于上述动脉的任何一条，或直接由腘动脉的深面发出，以垂直方向穿入膝关节；④ 膝下外侧动脉起于腘动脉的外侧，穿过腓侧副韧带的深面，水平位绕向前方；⑤ 膝下内侧动脉沿腘肌上缘斜行向下绕过股骨内侧髁的下方，穿往前面。

（4）解剖小腿后区的肌肉和血管、神经：清理腘肌、跖肌和比目鱼肌。注意比目鱼肌上缘有一"U"字形缺口，称比目鱼肌腱弓。仔细解剖穿腱弓的各结构，可见胫神经的位置最表浅，胫后动、静脉的位置较深。将比目鱼肌内侧份的起点全部切断，把肌肉翻向外侧。可见到比目鱼肌深面为小腿后肌间隔，它分隔小腿后面浅、深两群肌肉。观察完毕后将此筋膜清除。

辨认胫骨后肌（位居中间）、趾长屈肌（位于胫侧）、蹋长屈肌（位于腓侧）。注意这 3 块肌在下行过程中位置关系的变化。

腘动脉至腘肌下缘，即分成胫前、后动脉。追踪胫前动脉直到它在骨间膜上缘穿至前骨筋膜鞘为止。再在腘肌下缘胫后动脉起点稍下方寻找腓动脉，它沿着腓骨内侧缘下降，大部分被趾长屈肌所覆盖。胫后动脉在伴胫神经下降途中还发出许多肌支至邻近肌肉。

胫神经在腘窝内位于腘动脉的外侧及浅面，在小腿上份，位于胫后动脉的表面，至小腿下份又偏向胫后动脉的外侧。胫神经沿途中也发出一些肌支和皮支，供应小腿后面的肌肉和皮肤。

（5）解剖踝管及其内容：在内踝与跟骨之间切开屈肌支持带以暴露踝管。该支持带向深面发出 3 个纤维性间隔，将踝管分成 4 个骨性纤维管，从前向后依次容纳胫骨后肌腱、趾长屈肌腱、胫后血管和胫神经、蹋长屈肌腱。

五、解剖足底

（一）皮肤切口与翻皮

在踝前垫一木枕，使足底尽可能朝上，并作如下切口（图绪-5）。

（1）从足跟沿足底的正中线纵切到中趾的趾端。

（2）沿趾蹼近侧从足底的外侧横切至足底内侧。

向两侧剥离足底皮肤。由于足底皮肤坚厚，翻皮时应用有齿镊夹牢皮瓣。

（二）层次解剖

1. 解剖浅筋膜　足底皮下脂肪较厚，且纤维束纵横交错，不易剥除。可从足跟后缘开始向前修去浅筋膜，直至出现发亮的腱性深筋膜。

2. 解剖深筋膜　深筋膜分为中间部、内侧部和外侧部 3 部分。内侧部分最薄，外侧部分较厚,中间部分最厚称足底腱膜。足底腱膜向前分裂成 5 束,止于第 1~5 趾。其两侧缘向足底深部发出内侧肌间隔和外侧肌间隔,分别附于第 1、第 5 跖骨,构成足底内侧、外侧及中间 3 个骨筋膜间隙。

3. 解剖足底浅层肌及血管和神经 在跟骨前方 5 cm 处,横断足底腱膜,向远侧翻开,并割断内、外侧肌间隔。检查足底的第 1 层肌肉,从内侧向外侧依次为踇展肌、趾短屈肌和小趾展肌。在趾短屈肌两侧分别可见足底内、外侧神经及血管。

4. 解剖足底中层肌和血管、神经 在足底的中部切断趾短屈肌,翻向远侧,可见踇长屈肌腱和趾长屈肌腱。观察此两肌腱在足底内侧交叉的情况,并检查起于跟骨、止于趾长屈肌腱的足底方肌以及起于趾长屈腱、止于趾背的 4 条蚓状肌。在足底内侧切断踇展肌的起端,翻向远侧,可见足底内、外侧神经和血管分别来自屈肌支持带深面的胫神经及胫后血管。沿足底内侧神经、动脉起始部向前追踪,修洁其分支。足底外侧神经和动脉斜行于足底方肌浅面,前者在第 5 跖骨底处分为浅、深两支,后者发出浅支后,主干与足底外侧神经深支伴行潜入足底深层。追踪并观察两者浅支的分布。

5. 解剖足底深层肌及血管和神经 在踇展肌深面辨认来自踝管的胫骨后肌腱,于足底的外侧切断小趾展肌的止端并翻向近侧,露出腓骨长肌腱(来自外踝后方),检查两肌腱的止端。切断踇收肌斜头及横头的起端,翻向远侧,露出由足底外侧动脉与足背动脉的足底深支共同构成的足底动脉弓、足底外侧神经的深支,以及附于第 3~5 趾内侧半的 3 块骨间跖侧肌和附着于第 2~4 趾的 3 块骨间背侧肌。

【临床应用】

一、臀部肌内注射的常选部位

盆部的血管、神经多经梨状肌上、下孔出入盆腔,并经臀大肌深面的内侧和下部通过。因此,臀部肌内注射时,一般选择其外上象限进针较为安全。因为此部的血管、神经较少。若在内上象限注射,有可能伤及臀上神经和血管,导致臀中、小肌麻痹,从而发生臀肌麻痹性跛行,严重影响步态及髋关节的运动;若在臀下部注射易损伤坐骨神经,导致更为严重的下肢运动障碍。因婴幼儿身体尚未发育完善,其臀大肌位置相对偏下,故对婴幼儿进行臀部肌内注射时,以选择髂前上棘的下外方为宜。

二、梨状肌综合征

梨状肌于盆腔内起自骶骨前面,穿出坐骨大孔,而将其分成梨状肌上、下孔,止于股骨大转子。梨状肌主要是协同其他肌肉完成大腿的旋外动作。坐骨神经走行恰好经梨状肌下孔穿出盆腔到臀部。梨状肌与坐骨神经的解剖关系非常密切,梨状肌若受损伤或梨状肌与坐骨神经解剖关系发生变异就可能使坐骨神经受到挤压而发生各种症状。梨状肌损伤后,局部充血水肿或痉挛,反复损伤导致梨状肌肥厚,可直接压迫坐骨神经而出现梨状肌综合征。另外,梨状肌与坐骨神经的解剖关系发生变异,也可导致坐骨神经受压迫或刺激而产生梨状肌综合征。

三、股疝

股疝时,腹腔脏器经股环突至股管,直达隐静脉裂孔的上部。由于隐静脉裂孔是阔筋膜上的薄弱区,仅覆一菲薄的筛筋膜,因此当疝进一步发展时,可由此孔突出至皮下,在耻骨结节下外方形成一肿块。这样,股疝疝囊外的组织层次自内向外就有腹膜外筋膜形成的股环隔、股鞘前壁、筛筋膜、股部浅筋膜和皮肤等。股疝在股管内与股血管平行向下,疝至隐静脉裂孔处向前转折时形成一锐角,且股环本身狭小(直径约 1.25 cm),周围又多是坚韧的韧带,不易扩展。因此,股疝容易嵌顿和绞窄。股疝疝囊外侧有股静脉,手术中应严防损伤。由于来自腹壁下动脉的耻骨支或异常闭孔动脉行经腔隙韧带的上方或后方,故在进行嵌顿性股疝松解手术中切开腔隙韧带时,要特别注意避免损伤该动脉,否则可造成大出血。

四、股骨颈骨折

股骨颈骨折是老年人常发生的骨折,按骨折线部位可分为头下骨折(骨折线在股骨头的下方)、经颈骨折(骨折线在股骨颈中部)、基底骨折(骨折线在邻接大、小转子处)。按骨折线与髋关节囊后部外侧附着部位的关系可分为囊内骨折和囊外骨折。头下骨折、经颈骨折属于囊内骨折,基底骨折属囊外骨折。

股骨头和股骨颈的血液供应来源较多:① 股骨头韧带内的小动脉,营养股骨头凹附近。② 股骨干滋养动脉升支,沿股骨颈进入股骨头。③ 旋股内、外侧动脉的分支,是股骨头和股骨颈的最主要的血供来源,在股骨颈基底部髋关节囊附着部位穿入骨质,于骨质内行向股骨头。

因髋关节囊在股骨颈后部附着于股骨颈中、外 1/3 交界处,故股骨颈囊内骨折时,旋股内、外侧动脉分支被折断,近折段严重缺血,导致骨折愈合慢,甚至不愈合或股骨头缺血坏死。而股骨颈囊外骨折时,旋股内、外侧动脉分支未被折断,近折段血供良好,骨折愈合良好。

五、腓总神经损伤

由于腓总神经紧贴腓骨颈,且此处神经位置表浅,无肌肉覆盖,故骨折和外伤时易受损伤。损伤后可引起小腿前群和外侧群肌瘫痪,致使踝关节背屈、足外翻和伸趾运动障碍,出现足下垂和内翻畸形(马蹄内翻足)。患者迈步时足尖下垂,为了避免足尖触地,患者往往用力使髋、膝关节屈曲以提高下肢,结果行走时呈"跨阈步态"。腓总神经损伤时,小腿外侧面和足背的皮肤可同时出现感觉障碍。

六、下肢静脉曲张

下肢静脉曲张是常见病之一,主要发生在大隐静脉。有些人大隐静脉有先天性管壁薄弱,加之该静脉为全身最长的浅静脉,在皮下缺乏肌肉的支持,血液回流缓慢,因而在长期直立工作或慢性腹压增高时,易导致静脉淤血、扩张,瓣膜关闭不全,浅、深静脉血液逆流,继而管壁伸长、迂曲,形成静脉曲张。在行大隐静脉高位结扎和切除术时,必须同时结扎和切断 5 条属支,以防复发。

　　大、小隐静脉内都有静脉瓣,以防止静脉血逆流;从而保证血液向心回流。一般大隐静脉有9~10对瓣膜,小隐静脉有7~8对瓣膜。大、小隐静脉属支间不仅有交通支,而且与深静脉之间也借穿静脉吻合,小腿部穿静脉的数目较大腿部多。穿静脉内亦有瓣膜保证血液由浅部向深部流动,阻止血液从深静脉倒流入浅静脉。穿静脉的静脉瓣一般均靠近深静脉端。当瓣膜功能不全或深静脉血流受阻时,便可产生下肢静脉曲张。显然,小腿静脉曲张的机会多于大腿部。由于曲张静脉的长期淤血,患侧小腿,特别是小腿下1/3及踝部的皮肤及皮下组织多发生营养不良,导致慢性溃疡等病变。此外,也可因静脉本身的损伤而破裂出血,更甚者可致血栓性静脉炎。外科处理曲张的静脉和溃疡病变时,勿伤及与之伴行的皮神经。

【课程思政】

治学严谨,护佑健康(臀肌注射)

　　患儿,男,4岁,因中耳炎在乡卫生院臀肌注射抗生素治疗。因患儿身体虚弱,肌内注射时,护士选择了臀中部肌内最厚的区域注射药物。注射时,患儿因局部剧痛而大哭不止,注射后该侧下肢疼痛,不能站立、行走,并出现足尖下垂的表现。

　　在臀中部区域有大量的血管、神经穿出盆腔到达臀区,分布于臀区、下肢的肌、皮肤和关节。尤其是人体最粗大的坐骨神经,在臀大肌的深面,经梨状肌下孔穿出分布于大腿后部、小腿和足的肌和皮肤。掌握了这些相关的解剖学知识,在选择臀肌注射部位时就要远离这些重要的血管、神经,需在臀区的外上1/4象限进行肌内注射。该护士违反了操作规范,在臀中部注射,将药物注入了患儿的坐骨神经周围(针刺物理损伤、注射后局部压力及药物刺激都是引起疼痛的原因),引起剧烈疼痛,继而出现足下垂等神经损伤表现。

　　作为医学生,要掌握扎实的人体解剖学知识,为后续医学课程的学习和临床工作打下坚实的基础,严格执行操作规范和治疗流程,养成科学严谨的学习和工作态度,这是治疗疾病、护佑健康的基本保证。

本书配套数字教学资源

微信扫描二维码,加入局部解剖学
读者交流圈,获取配套教学视频、
学习课件、课后习题和沟通交流平
台等板块内容,夯实基础知识

主要参考文献

［1］聂绪发.局部解剖学［M］.北京：中国中医药出版社，2006.

［2］张朝佑.人体解剖学［M］.3 版.北京：人民卫生出版社，2009.

［3］柏树令，应大君.系统解剖学［M］.北京：人民卫生出版社，2013.

［4］人体解剖学与组织胚胎学名词审定委员会.人体解剖学名词［M］.2 版.北京：科学出版社，2014.

［5］张绍样，张雅芳.局部解剖学［M］.北京：人民卫生出版社，2016.

［6］丁文龙，刘学政.系统解剖学［M］.北京：人民卫生出版社，2018.

［7］崔慧先，李瑞锡.局部解剖学［M］.北京：人民卫生出版社，2018.

［8］杨茂友，邵水金.正常人体解剖学［M］.3 版.上海：上海科学技术出版社，2018.

［9］邵水金，牛晓军.局部解剖学［M］.2 版.上海：上海科学技术出版社，2018.

［10］邵水金.腧穴解剖学［M］.2 版.上海：上海科学技术出版社，2018.

［11］邵水金.人体解剖学［M］.北京：中国中医药出版社，2021.

［12］姜国华，李义凯.局部解剖学［M］.北京：中国中医药出版社，2021.